基层医院妇产科手术学

主　　编	彭　鹏	杨淑华	杨俊艺	徐　彬	程建军
副 主 编	胡秀华	余祖华	胡查明	周春荣	陈国平
编写人员	刘南保	谭秀萍	胡玲妹	徐东寿	张碧莲
	陈小玲	于　云	陈玉霞	熊衍珂	程梅兰
	张隆庆	黄海林	余何之	彭艳云	彭小华
	吴迎春	余正友	陈雪珍	刘小妹	王智芳
	彭海瑛	蒋香莲	徐建民	郑建新	张　伟
	吴少清	王桂荣	谢　宇	陈　平	熊成榜
	吴玉华	应红青	王松泉	柏胜梅	

第二军医大学出版社

Second Military Medical University Press

内 容 提 要

作者们集多年丰富的临床经验,编撰了本书。该书系统地介绍了妇科、产科及计划生育的临床常用手术操作 100 余种,内容上图文并茂、临床实用性强,读者能一目了然。

本书适于妇产科的住院医师、主治医师和基层医院妇产科的工作人员参考。

图书在版编目(CIP)数据

基层医院妇产科手术学/彭鹏,杨淑华,杨俊艺,徐彬,程建军主编. 上海:第二军医大学出版社,2011.9
ISBN 978 - 7 - 5481 - 0268 - 7

I. ①基… Ⅱ. ①彭… ②杨… ③杨… ④徐… ⑤程…
Ⅲ. ①妇科外科手术②产科外科手术 Ⅳ. ①R 713 ②R 719

中国版本图书馆 CIP 数据核字(2011)第 148497 号

出 版 人 陆小新
责任编辑 刘 向 高 标

基层医院妇产科手术学

主编 彭 鹏 杨淑华 杨俊艺 徐 彬 程建军
第二军医大学出版社出版发行
上海市翔殷路 800 号 邮政编码:200433
发行科电话/传真:021-65493093
http://www.smmup.cn
全国各地新华书店经销
上海华教印务有限公司印刷
开本:787×1092 1/16 印张:20 字数:487 千字
2011 年 9 月第 1 版 2014 年 8 月第 2 次印刷
ISBN 978 - 7 -5481 - 0268 - 7/R·1065
定价:58.00 元

序

　　我国妇女占全国总人口的一半,妇产科手术学在临床治疗中有着重要的、不可替代的作用。彭鹏主任医师系江西籍在宁波工作的教授、专家,因其学术造诣和影响,出版社邀请彭鹏教授撰写一本适用于基层医院妇产科的手术学。彭教授组织了一批工作在临床一线的、经验丰富的专家和医师,参阅了大量的国内外相关文献,结合临床经验与体会完成了这部《基层医院妇产科手术学》。可以预测,本书的出版,必将会对我国广大基层医院妇产科的临床医师起到切实地帮助作用,并成为他们的良师益友。

　　彭鹏主任医师、教授从医已经 50 余年,退休后一心思故乡——鄱阳,不受上海、杭州、宁波、广州、深圳和鹰谭等医疗机构的高薪诱惑,毅然回到家乡工作。2003 年起任肝胆医院业务院长,开展"腹膜外剖宫产"专科手术,后又在饶河医院、鄱阳县工业园区医院任顾问、专家组组长、妇产科名誉主任等。彭鹏教授是浙江、江西,乃至全国知名的妇产科专家,其妇产科功底深厚,知识渊博,技术全面,工作敬业、勤勉,为人真诚、亲切、守信。至今,共发表医学论文 50 余篇,曾独创"手指分离法腹膜外剖宫产",参与编写《妇产科重症的抢救》,主编了《妇产科解剖学和腹膜外手指分离法剖宫产》、《腹膜外剖宫产》等著作。此次推出《基层医院妇产科手术学》,可见其用意良苦,壮志不已。

　　鄱阳是彭鹏教授的故乡,出于一个资深医生的社会责任感,彭鹏教授在施教时耐心、细心,诊治患者时热心、周到。如今,他的学生遍布全国,鄱阳的城乡也都有其弟子辛勤地耕耘在妇产科一线。在此,我们便会忘记了彭鹏教授"老之将至",而如印度诗人泰戈尔所说"上帝期待着我们在智慧中重获童年"!

江西省鄱阳县人民政府副县长

2011 年 8 月 18 日

前　言

　　随着科学技术的迅猛进展，知识更新的加快，为满足我国广阔的基层(特别是偏远农村、山区、边区)医院的妇产科医师们对妇产科手术技术的需求，我们在第二军医大学出版社协助下，组织了多位临床经验丰富的妇产科专家们编写本书。本书除介绍了常规的妇产科手术外，还介绍了近年来涌现出的一些比较安全稳定的新术式，以及一些常用的腔镜手术，阅读本书对提高手术成功率和降低手术伤残率均能有所帮助。本书内容力求简明，可靠有效，突出手术中要点及手术操作技巧，内容涉及产科、妇科及计划生育手术三篇。全书内容较系统全面，图文并茂，适应我国基层医院的条件能开展的手术进行阐述。

　　由于作者专业水平及作者写作风格不可能统一，内容之瑕疵在所难免，希望同道们提出批评指正。

编　者

2011 年 8 月

目　录

第一篇　产科手术

第三篇　计划生育手术

第一篇　产科手术

孕期、分娩期及产褥期进行的女性生殖系统的手术称为产科手术。

第一章　催引产相关手术

妊娠已达 28 周以后,因孕妇患某些疾病或胎儿原因,不宜继续妊娠,用人工方法诱发子宫收缩而分娩,终止妊娠,称人工引产术。正式临产后以人工方法促进宫缩,从而加速分娩,称催产术。

第一节　手法扩张宫颈术

徒手扩张宫颈术是指术者用手指扩张宫颈的方法,是一种十分古老的手术方法,主要用于引产和临产后第一产程进展缓慢者以催产。目前人工宫颈扩张术在临床上已经很少单独使用,因为单纯使用时引产效果较差,一般多与人工破膜术联合应用。

一、适应证

(1) 引产　主要用于胎儿畸形、过期妊娠以及胎盘功能不良等需要结束分娩。

(2) 促进产程　临产后主要用于第一产程进展缓慢、胎儿宫内窘迫、妊娠高血压疾病,为缩短第一产程时间,尽快结束分娩者。

(3) 临产过程　宫颈被压于耻骨联合后,扩张受阻者。

二、禁忌证

1) 头盆不称。

2) 宫颈管尚未完全消失,宫颈不成熟,宫颈评分≤4 分。

3) 不具备经阴道分娩条件者。

4) 瘢痕子宫。

5) 怀疑或确诊前置胎盘者。

三、术前准备

外阴消毒,检查排除阴道分娩禁忌证。

1) 引产时宫口应开大,宫颈口>1 cm。

2) 临产后宫颈开大,宫颈口>3 cm。

3) 产妇取膀胱截石位,消毒,铺巾。

四、手术步骤

1) 取膀胱截石位,常规消毒外阴和阴道。

2) 术前常规听胎心。

3) 术者右手进入阴道内,以示指、中指进入宫颈前唇与胎头之间、在宫缩时顺时针或逆时针绕宫颈内口反复做圆周扩张。

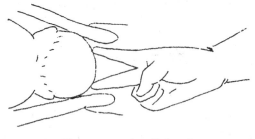

4）临产后可以在子宫收缩时，尽量将子宫颈向上推，并向两侧扩张。

5）宫口开大4 cm以上时，应用手向各个方向扩张，以促进宫口扩张的速度。宫口近开全时，则变为上推宫颈(图1-1-1)。

图1-1-1　人工扩宫颈术

五、手术要点

1）扩张宫颈应尽量避免与破膜同时进行，以免因宫颈管内小的裂伤暴露，引发羊水栓塞。

2）术中避免暴力，要缓慢用力，逐渐扩张。扩张手法要轻巧，以免引起颈管内裂伤。

3）术后应给予口服抗生素预防感染。

第二节　人工剥膜术

人工剥膜术是引产手术中最常用的一种引产方法。施术者用手指将接近子宫颈口的部分胎膜与宫壁分离。人工剥离胎膜可刺激子宫颈及子宫下段引起反射性的子宫收缩，使宫口开大可加速产程进度。但常与其他引产方法配合使用。人工剥膜术可损伤宫颈黏膜血管，诱发羊水栓塞，同时增加感染机会，由于各种促宫颈成熟药物的广泛应用，人工胎膜剥离术已经很少在临床上单独使用。

一、适应证

1）凡是妊娠晚期需要在产兆发动前终止妊娠者均可实行，多用于正常妊娠、过期妊娠，宫颈尚不完全成熟，胎头未入盆。

2）或有妊娠合并症、并发症，继续妊娠对母体健康有严重威胁者。

3）死胎或无存活能力的畸形胎儿、双胎或羊水过多等。

二、禁忌证

1）有明显头盆不称、胎位不正(如横位和臀位)、产道阻塞，瘢痕子宫及软产道异常者。

2）宫颈不成熟者，产前有阴道出血史者。

3）怀疑或明确边缘性前置胎盘者。

4）外阴、阴道炎症者，胎盘功能严重减退者。

5）宫颈肌瘤、严重宫颈水肿等无阴道分娩条件者。

三、手术步骤

严格无菌操作。

1）术者右手呈圆锥形伸入阴道内，再将示、中二指伸入宫颈口内。

2）稍扩张宫颈管。

3）将示、中二指沿子宫下段，将紧贴于子宫下段宫壁的胎膜轻轻与子宫壁呈环状分离

(剥离)数圈,剥离的深度在5 cm以上(图1-1-2、图1-1-3)。

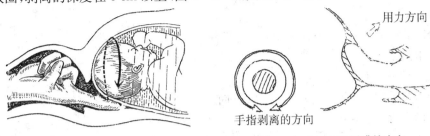

图1-1-2　人工剥膜　　　　　　图1-1-3　人工剥膜的方向

四、手术技巧与要点

1) 先扩张宫颈,然后再用手指沿子宫下段宫壁轻轻剥离胎膜数圈,深度达4~6 cm。
2) 操作中应动作轻柔,防止粗暴造成宫颈损伤或胎膜破裂。

五、术后处理

1) 剥膜后一般24 h之内可发动产兆。
2) 应严格无菌操作,防止感染发生,术后最好加用抗生素。
3) 剥膜后注意观察胎心变化及宫缩情况。禁止剥膜与人工破膜同时进行。
4) 注意观察生命体征的变化,注意有无羊水栓塞的先兆。

六、常见并发症及处理

(1) 出血　动作粗鲁,容易导致宫颈损伤,尤其是宫颈在时钟3、6点处的损伤出血较多。出血时可予以压迫止血,出血部位表浅时可以收效,必要时行宫颈缝合。
(2) 感染　消毒不严密,细菌逆行感染,可导致羊膜炎的发生。严格无菌操作,术后预防性地使用抗生素,可防止感染发生。
(3) 胎盘早剥　略。
(4) 羊水栓塞　略。

七、常见的手术失误

1) 动作粗鲁,导致宫颈损伤。
2) 宫缩时行人工剥膜,导致羊水栓塞。

第三节　人工破膜术

人工破膜术是用人工的方法钳破或刺破胎膜,排出羊水,使先露下降,刺激宫颈,以诱发或促进宫缩、加速宫口的扩张,缩短产程,减少滞产的发生,并且可以观察羊水量和性状,及时判断胎儿在宫内是否安全,及时决定分娩方式。是临床广泛应用的有效催产方法之一。

一、适应证

1) 人工破膜术有引产作用,可用于终止异常妊娠。胎儿宫内生长受限、胎儿畸形、死胎及羊水过少等。

2）过期妊娠。

3）妊娠合并高血压、肾脏疾病等,需引产者。

4）羊水过多。

5）人工破膜术有催产作用。

6）产程进展缓慢,宫口开大至 3～4 cm 时,可以加速产程。

7）宫口开大至 8～10 cm,胎膜迟破者。

8）胎儿胎盘单位功能不全,继续妊娠对胎儿有危险者。

9）试产时,观察产程进展。

二、禁忌证

1）明显的头盆不称不可能经阴道分娩,有剖宫产指征者,如头盆不称、胎位不正、先露浮动、横位或臀位不宜试产。

2）明显影响先露入盆的产道梗阻。

A. 阴道肿瘤影响先露下降。

B. 严重的宫颈水肿。

C. 子宫肌瘤阻塞产道。

D. 卵巢肿瘤前置。

3）胎儿未成熟、胎盘功能严重低下,胎儿不能耐受阴道分娩。

4）孕妇合并或并发严重疾病,瘢痕子宫。不宜阴道分娩。

5）脐带先露或脐带隐性脱垂者。

三、手术步骤

产妇取膀胱截石位,消毒,铺巾,导尿。

1）阴道检查了解骨产道及宫口情况,有无脐带前置及先露高低等。

2）扩宫与剥膜:宫口径<4 cm 时,可先扩宫口,剥膜。

3）术者左手示指、中指通过宫颈管触及前胎膜囊,右手持有齿钳,钳端在左手示、中指护盖下,送入阴道,置于羊膜囊表面,在子宫不收缩时钳破或戳破胎膜(图 1-1-4),以免宫缩时宫腔压力过大羊水流出过速。也可用窥器暴露宫颈,直视下用针刺破胎膜(图 1-1-5)。

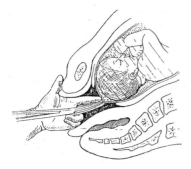

图 1-1-4 有齿钳破膜

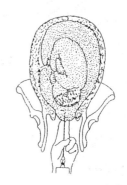

图 1-1-5 针头破膜

4)如羊水流出不多,可用手指扩大破口或将先露部稍向上推,使羊水流出。

羊水过多者,应以羊膜穿刺针或长针头伸入宫颈内刺破胎膜,穿刺点应略高于子宫口水平,使羊水沿针头流出。羊水大量涌出时,应将手堵住宫口,使羊水缓慢流出,防止急骤流出而引起腹压骤降性休克、胎盘早期剥离、脐带脱垂或胎儿小部分娩出。

四、操作技巧

1)操作时用手引导,以免造成周围组织损伤。

2)最好在无宫缩时破膜,以使羊水缓慢流出,避免脐带脱垂及羊水栓塞。

3)羊水过多时,应用长针高位穿破胎膜,使羊水缓慢流出,羊水流出过快、过急会因宫腔内压力骤降而引起胎盘早剥、脐带脱垂。

五、术式特点

方法简单,有利于产程进展;对母婴一般没有影响;在人工破膜同时采用,以提高破膜引产、催产的效果。

第四节　低位水囊引产术

低位水囊引产是将水囊置于宫颈内口上,子宫壁与胎膜之间,起人工剥离胎膜和对子宫下段及宫颈机械性压迫作用,使宫颈成熟和诱发子宫收缩达到引产的目的。是一种安全有效、操作简单的引产方法。

一、水囊制备

用一根新的 18 号橡皮导尿管及 2 只或 1 只男用避孕套,将导尿管插入双层或单层避孕套内直达避孕套顶端下 2 cm 左右。用手捏挤(或旋转捏挤)排出避孕套内气体,再用粗线将囊口缚于导尿管上。结扎过紧使导尿管腔阻塞,影响液体入囊内;过松液体易外溢,影响引产效果。继之,用注射器从导尿管口抽出残余空气再用粗线将导尿管外端折叠结扎消毒备用(图 1-1-6)。

二、适应证

1)妊娠在 13~27 周要求终止妊娠。

2)因患某种疾病,不宜继续妊娠者。

3)3 d 内无性生活。

4)体温不超过 37.5℃。

5)无生殖器官炎症。

6)可适用于患有肝肾疾病孕妇。

三、禁忌证

1)各种全身性疾病的急性期。

2)慢性炎症急性发作期,如阴道炎、慢性宫颈炎、

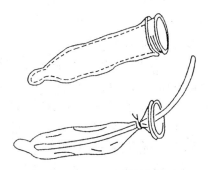

图 1-1-6　水囊的制作

盆腔炎。

3）妊娠期间有反复阴道出血或 B 超提示有前置胎盘者。

4）瘢痕子宫。

5）死胎或过期流产。

四、术前准备

1）B 超检查了解胎盘位置。

2）术前 3 d 阴道灌洗,每天用 1∶5 000 高锰酸钾液冲洗阴道。

五、手术步骤

1）用阴道窥器暴露宫颈,拭净阴道及宫颈分泌物,宫颈用碘酒、乙醇或碘伏消毒,以宫颈钳挟持宫颈前唇,将小水囊涂以无菌滑润剂,以卵圆钳或无齿弯钳夹住小水囊送入宫腔侧壁,待第 2 个线结进入宫颈外口即停止,此时表示已放入 8 cm,注入生理盐水 100 ml 加庆大霉素 8 万 U 形成小水囊,其下缘已达宫颈内口上方(图 1-1-7)。最后用线结扎导尿管末端。

2）取下宫颈钳,用无菌纱布包裹导尿管末端放入阴道后穹隆内。

3）取出阴道窥器。

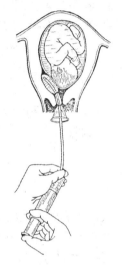

图 1-1-7 水囊的放入

六、术中注意要点

1）小水囊放入时切勿碰触阴道壁,并避免反复操作。

2）放入时如有出血,应立即取出,再在另一侧放入。

七、术后处理

1）水囊插入后测量并记录子宫底高度。

2）注意孕妇自觉症状,定时测体温、脉搏、血压。

3）严密观察宫缩。

4）放置 24 h,先放出囊液,然后取出水囊。

5）若放置水囊过程中,出现宫缩过强,阴道出血较多,宫底升高,或有感染,体温高于 38℃时,应提前取出水囊。

6）如水囊取出后,宫缩乏力,可加用缩宫素 10 U,溶于 10% 葡萄糖液 500 ml 内,静滴。以后根据宫缩情况适当增减,缩宫素每日量应少于 80 U。

A. 静滴中,专人守护,密切观察血压、脉搏、宫缩、宫底高度及阴道出血量。

B. 避免宫缩过强,以防宫缩过强宫颈不能及时扩张,或胎儿娩出过快,导致宫颈或穹隆破裂,甚至胎儿从穹隆排出。

C. 胎儿、胎盘娩出后,继续静点缩宫素 1 h 以防子宫收缩欠佳,引起子宫出血。

D. 若胎儿排出后,胎盘剥离不全或胎膜残留,半小时仍不能自动排出,或出血量多,应行刮宫术。

E. 胎儿、胎盘娩出后,应常规仔细检查软产道有无损伤,如有损伤应及时修补。

F. 取出水囊及阴道内纱布,应认真清点,并记录之。

G. 第1次水囊引产失败后,再观察3～5 d,无破膜及感染时,可第2次放水囊,最多放2次,并给予抗生素预防感染。

八、注意事项与并发症

1)感染是水囊引产最常见的并发症,必须严格引产禁忌证与无菌操作。

2)首次引产失败,72 h后如孕妇体温、脉搏、白细胞计数正常,子宫无压痛、阴道无脓性分泌物及流血,可再次水囊引产,但不宜超过两次,以免引起宫腔感染。再次引产时,应给抗生素预防感染。

3)水囊引产后如孕妇出现体温超过38℃、畏寒或寒战等不适,立即取出水囊,并给足量抗生素预防与控制感染。

4)放置水囊后出现阴道流血,可能为胎盘早剥,应取出水囊,一般取出水囊后不再流血。

5)水囊引产过程中,有引起子宫壁损伤甚至穿孔的可能,故安放水囊时操作要轻,不能强行将水囊塞入宫腔。

6)胎盘、胎膜残留是中期引产常见的并发症,如有残留则及时清宫。

7)当药物引起宫缩过强而宫颈口不能相应扩张时或临产横位致产道梗阻,可能引起宫颈裂伤、阴道穹隆裂伤、子宫破裂。

8)其他如羊水栓塞、血凝障碍等也偶有发生,应注意防治。

第五节 头皮牵引术

头皮钳牵引术是用头皮钳钳夹胎儿头皮,并向外持续牵引,使先露部下降压迫胎盘,起到止血作用,并能诱发或加强宫缩,促使宫颈扩张。但这种方法可危及胎儿,有时可引起宫颈撕裂。随着剖宫产技术及安全性的提高,此类操作目前已极少采用。只在无剖宫产条件、又急需止血时施行。

一、适应证

1)用于低置胎盘以及经产妇边缘性或部分性前置胎盘,头先露,有阴道流血,但量不多,产妇一般情况尚好,宫口已开大3 cm以上。

2)头先露,脐带脱垂还纳成功后,宫口开大3 cm以上,防止脐带再次脱出。

3)胎儿已死亡,宫口扩张较慢。

二、禁忌证

1)产妇出血量较多,患者病情严重。

2)胎儿珍贵。

3)若在短期内分娩不能终止,胎儿存活的可能性较小。

三、术前准备

1）术前常规备血，必要时补液、输血。

2）做好剖宫产的准备。

3）准备头皮钳 1 把（图 1-1-8）也可用宫颈钳替代，2 m 长的绷带及 0.5 kg 的重物（如沙袋）。

4）产妇排空膀胱。

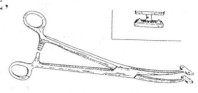

图 1-1-8　头皮钳

四、手术时机

1）宫口已开大 3 cm 以上。

2）产妇一般情况尚好。

3）头先露，脐带脱垂还纳成功后。

五、手术条件

1）有血液来源，输血条件。

2）具备剖宫产手术条件。

3）有急救的设备和器材。

六、麻醉和体位

不需麻醉。取膀胱截石位。

七、手术范围

宫颈、宫口；胎儿头皮。

八、手术步骤

（1）阴道检查　宫口是否开大 3 cm 以上，是否头先露，先露的部位，胎膜未破裂先行人工破膜术。

（2）放置头皮钳　有助手在腹部压宫底，并在耻骨上部协助下推胎头。然后术者左手示、中指抵住胎头，右手握住闭合钳叶的头皮钳，在左手的引导下，伸入宫颈内达胎头头顶的皮肤处（图 1-1-9），紧贴头皮充分张开钳叶（图 1-1-10）再钳夹头皮（图 1-1-8）合拢钳叶钳夹头皮。

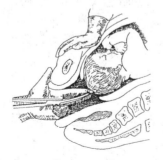

图 1-1-9　放入头皮钳达胎儿头顶部

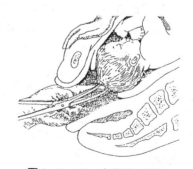

图 1-1-10　充分张开钳叶

（3）牵引　钳夹后先用手向下试牵,无滑脱现象时,则用绷带连接重物(0.5 kg)进行持续牵引(图1-1-11)。应注意按正常分娩机转调整牵引方向,即调整滑轮的位置由低位渐升高。如发生滑脱需重新放置。

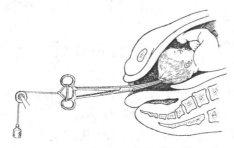

图 1-1-11　重物持续牵引

（4）取下头皮钳　当胎头下降至阴道口时,可取下头皮钳。

九、术后处理

1）牵引中应注意观察,维持良好宫缩。牵引过程中应严密观察产程,进展顺利可按正常分娩处理;如有宫缩乏力,应加用缩宫素静脉点滴;一旦阴道出血增多,甚至有出血性休克,应立即停止牵引,取下头皮钳,施行剖宫产术。

2）阴道流血增多,血压异常者,应立即停止牵引,改为剖宫产结束分娩。

3）取钳后,按正常分娩机转继续处理。

4）仔细检查宫颈、胎头皮是否有损伤,进行相应处理。

5）新生儿头皮如有撕裂伤,应将周围头发剪去,给予消毒、缝合。对钳夹的创伤,应密切观察,以防感染。

十、常见的手术失误

1）误夹囟门和颅骨缝,造成胎儿脑膜的损伤

2）夹钳滑脱,胎儿头皮撕伤,甚至胎儿死亡。

3）宫颈撕伤,产后大出血。

十一、常见并发症及处理

1）宫颈撕伤,产后大出血。产后应仔细检查产道,宫颈裂伤在 3 cm 以上或有活动性出血者应当缝合。

2）胎儿头皮撕伤。应请相关科室医生予以缝合,术后加强抗感染。

3）阴道反复操作,可造成产后感染。故产程中应减少阴道操作的次数,产后应用广谱的抗生素。

十二、术式评价

胎儿头皮钳钳夹持续牵引,使胎头下降压迫低置胎盘以止血,并刺激宫颈促宫口扩张,部分产妇可以避免剖宫产,多用于死胎的引产,对于活胎,目前已很少使用。

第二章　外阴阴道手术

第一节　外阴切开缝合术

会阴切开及缝合是产科常用的手术,常用于初产妇阴式分娩。会阴侧切适用于正常分娩。切开组织为小阴唇皮肤、球海绵体肌、会阴深横肌和肛提肌的内侧纤维。会阴切开缝合后要比会阴裂伤修补后组织愈合快,同时可以缩短第二产程,从而减轻产妇的痛苦,保护胎儿免受产伤,母亲免于阴道撕裂伤。

一、适应证

1) 初产头位分娩时可能引起会阴严重裂伤者,如会阴组织坚韧、过紧、会阴体长、会阴体高或发育不良、炎症、水肿或有瘢痕形成,耻骨弓狭窄,或急产时会阴体未能充分扩张,估计胎头娩出时将发生Ⅱ度以上裂伤者。

2) 初产妇行阴道助产术,如产钳术、胎头吸引术、臀位助产术、活胎横位内倒转术等。

3) 第2产程延长宫缩乏力,或为缩短第2产程,如妊娠期高血压疾病、孕妇合并心脏病、胎儿窘迫等需减轻胎头受压或胎头滞留于阴道口超过1小时,为使胎儿尽快娩出。

4) 初产妇早产,为预防早产儿颅内出血。

5) 各种原因所致头盆不称。初产妇胎位不正,例如臀位、复杂先露等或胎头过大和巨大胎儿。

6) 曾作会阴切开缝合的产妇,或修补后会阴体瘢痕大,会阴组织弹性差,影响会阴扩张者或继发性宫缩乏力等。

7) 胎头娩出前阴道流血,持续性枕后位等。

二、禁忌证

1) 不能经阴道分娩时。

2) 拒绝接受手术干预者。

3) 出血倾向难以控制时。

4) 胎儿较小,前次分娩会阴完整的产妇。死胎、胎儿畸形严重,无存活可能。

三、术前准备

1) 会阴部备皮。常规外阴消毒。

2) 普鲁卡因及选用的抗生素皮试。

3) 导尿。

4) 阴道检查。

5) 麻醉准备:根据不同需要可以选择局部浸润麻醉、会阴部神经阻滞麻醉。

四、手术方式

(1) 会阴正中切开术 适用于会阴体较长的自然分娩。被切开的组织有阴唇系带、舟状窝、处女膜环及阴道黏膜、会阴皮肤、球海绵体肌及会阴体。此术式出血少,易缝合,术后局部反应小,愈合好。缺点为易延裂而使肛门括约肌断裂。

(2) 会阴侧切开术 用于正常分娩。切开的组织为小阴唇皮肤、球海绵体肌、会阴深横肌,可包括肛提肌的内侧纤维。此种术式切口小,易延裂,出血稍多,术后稍有疼痛,目前少用。

(3) 会阴左(右)中侧切开术(mediolateral episiotomy) 小切口切开的肌肉包括球海绵体肌,会阴浅、深横肌,适用于正常分娩;大切口除切开上述肌肉外,尚包括肛提肌的耻骨直肠肌甚至耻骨尾骨肌部分,主要用于阴道手术产。出血常较多,术后伤口可有不同程度的水肿和疼痛。若无血肿或感染,3 d后即可自然消退。

图1-2-1示3种会阴切开术式切开的肌肉。

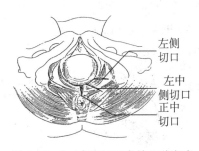

左侧切口

左中侧切口

正中切口

图1-2-1 会阴切开术的3种方式及其切开的肌肉

五、手术步骤

1. 会阴侧切开术

会阴侧切开法可以作左侧切开和右侧切开。一般采用会阴左侧斜切开术。

会阴左(右)中侧切开术(mediolateral episiotomy):外阴准备和麻醉见前。正常分娩者做小切口,时机同正中切开;产钳或吸引器助产或臀产者则在即将分娩前进行,做较大切口。

(1) 切开 在宫缩开始前将左手中、食指伸入阴道内,置胎先露与阴道后侧壁之间,待胎头着冠的宫缩间歇期时撑起预定切开部位的左侧阴道壁,放入会阴剪,以保护胎儿并指示即将切口的部位。助手向外推开以拉紧皮肤,右手持剪刀,剪刀两叶张开置于预定切口处,当宫缩时,小切口自阴唇后联合中线开始左或右斜向45°一次剪开其角度大小应视会阴体的膨胀程度决定;向左旁侧45°(即坐骨结节方向)方向剪开会阴(图1-2-2)。长4~5 cm,会阴体高度膨隆时则略向上呈60°~70°,娩出胎儿后可自然恢复为45°。

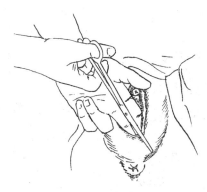

图1-2-2 侧斜切开

剪刀刃必须与皮肤垂直紧贴阴道黏膜,会阴皮肤一致与黏膜切口内外大小应相等。皮肤切口长约3 cm,黏膜切口不够长者应予延长至与皮肤切口等长(图1-2-2)。大切口皮肤长达4~5 cm,常需分两次剪开。注意剪断肛提肌,使切口中部无阻力,以免胎儿娩出时切口沿肛提肌内缘延裂至直肠。

一手保护会阴,另一手辅助儿头俯屈,便于胎儿以最小径线娩出。

产钳助产或臀产常使阴道伤口向上延至穹隆,向后深及直肠前、侧壁,有时除侧切伤口外,会阴体亦裂开,甚至累及肛门括约肌和直肠。这种伤口不整齐,出血多。

切开时间不宜过早,估计在切开后 5～10 min 内胎儿即可自然娩出。若为阴道手术产应在术前核实手术的指征和条件后进行切开。切口预定侧斜的角度应根据会阴扩张的程度而定,会阴高度膨隆时,角度应大于 45°,切忌角度过小误伤直肠。应注意皮肤切口的长度和切开的阴道黏膜的长度一致,若切口出血较多,可用止血钳钳夹、结扎出血处。

(2)止血 切开会阴后立刻用盐水纱布压伤口止血,有活动出血点,有动脉性出血需立即缝扎止血。待胎儿娩出后羊水流经伤口,其中促凝物质可使渗血立即停止。

(3)缝合 胎儿及胎盘娩出后,阴道内放入一带尾纱布,以防止宫腔血液外流影响手术视野,检查产道其他部位无裂伤后,开始逐层缝合(图 1-2-3)。

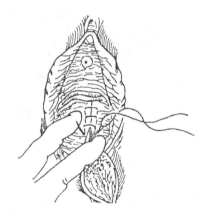

图 1-2-3 缝合阴道黏膜

由于缝针位置较深,因此需要注意提防断针情况,一旦发生,不要慌张,首先明确断针的位置,断端是在组织内还是在别处,未能找到时立即划定范围,沿组织分开,由于针是弧形的,可能手指感觉不到,患者更没感觉。因此在操作的时候,操作者特别注意用力方向角度、持针位置、针的质量。有时不可避免要夹在 2/3 之外。

2.会阴左(右)中侧切伤口的缝合

(1)缝合阴道黏膜 用 2-0 或 3-0 快薇荞或薇荞线自切口顶端间断或连续缝合阴道黏膜,深度应包括部分黏膜下组织,直到处女膜环处缝合时应注意多带一些黏膜下组织。对齐处女膜环创缘,在舟状窝处打结。

(2)缝合肛提肌 会阴切开后,切口下部组织往往向下错开,缝合时用同样线间断缝合肌层,注意恢复解剖关系。

达到止血和关闭死腔的目的。

(3)缝合皮下组织 用同样线缝合皮下脂肪层,或"8"字缝合(图 1-2-4)。

(4)缝合皮肤 可用 1 号丝线间断缝合,也可用 4/0 薇荞线做皮内缝合。不必拆线(图 1-2-5)。

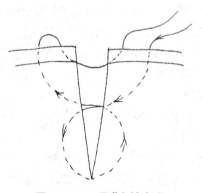

图 1-2-4 "8"字缝合法

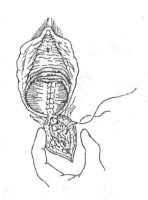

图 1-2-5 间断缝合肌层

缝合结束时,应做指肛检查确诊缝合未穿透肠壁,阴道内未留有纱布。

缝合时应注意层次清楚,对合整齐,严密止血,不留无效腔,以恢复正常解剖关系。

(5)缝合完毕 取出带尾纱布,检查阴道切口顶端有无空隙,阴道内有无纱布遗留。然后按常规作肛门检查,如果发现有缝线穿过肠壁,必须拆除,重新缝合。

因切口由阴道至外阴/会阴逐层增厚,阴道内易伸入剪刀,多数容易形成阴道切口长,外面切口小,而不对称,为克服此缺点,切开时应在外阴处将皮肤向下外方向牵(压)拉,术者的剪刀尽量使内外一致为妥,形成一个四点不同在同一平面上的菱形,组织深浅不一致,为达到愈合良好,切口亦无胀痛,应注意:

1)彻底止血后再缝合,以免术后形成血肿。

2)应从阴道内顶端开始缝合切口,作连续或间断缝合方法,将阴道及处女膜修复。

3)再分别间断缝合筋膜与肛提肌,应注意恢复原有解剖层次,关闭死腔。

4)间断、对称、均匀地缝合皮下、皮肤层。不可过于密集,对合为原则,缝线结扎不可过紧,以免肿胀和疼痛。缝完后再作肛查,有否血肿或肠线穿过直肠壁,以免日后形成直肠瘘切口缝线4～5 d拆线。如用薇乔线缝合,则不需拆线。新生儿生后少搬动,并给予维生素 K$_1$ 10 mg 肌注,每天 1 次,共 3 次。检查并处理新生儿头皮损伤、头部血肿或颅内出血。

3.会阴正中切开法

1)以左手食指和中指伸入阴道撑起会阴体,置入一叶剪刀,剪开会阴体直达肛门括约肌前 1 cm 处(图 1-2-6)。

2)一手保护会阴,另一手辅助儿头俯屈,便于胎儿以最小径线娩出。

3)胎儿和胎盘娩出后应常规检查切口有无延裂和直肠损伤。

4)常规缝合黏膜层并深缝球海绵体肌断端,用丝线间断缝合皮下组织和皮肤,或用细肠线间断缝合皮下,作皮内连续埋藏缝合(图 1-2-7～图 1-2-10)。

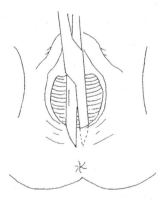
图 1-2-6 会阴正中切开

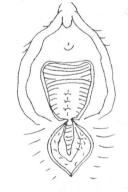
图 1-2-7 间断或连续缝合阴道黏膜层

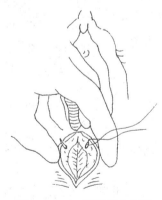
图 1-2-8 间断缝合肌层

5)术后应常规检查阴道黏膜下是否有血肿形成,并检查直肠内是否有缝线穿透。

4.会阴正中侧切开法

由于会阴正中侧切开法剪开一部分的会阴浅横肌及肛提肌,所以出血较多,术后的疼痛较重,但十分适用于胎头吸引术和产钳助娩术。

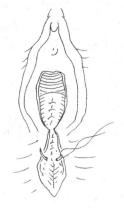

图 1-2-9 间断缝合皮下

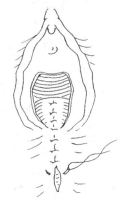

图 1-2-10 缝合皮肤

1）将左手示指和中指伸入阴道内撑起会阴体,置入一叶剪刀,在下一次宫缩高峰后自阴唇交汇的最下端、中心腱的最上方向坐骨结节方向剪开,长度为 5~6 cm。

2）胎儿和胎盘娩出后常规检查切口有无延裂和直肠损伤。

3）仔细结扎皮下出血点。

4）清洗伤口后用 2/0 肠线或无创伤缝合线缝合黏膜层,第一针应在切口顶端上方0.5 cm处以结扎回缩的血管防止血肿形成。

5）间断缝合会阴浅横肌和部分肛提肌。

6）术后应常规检查阴道黏膜下是否有血肿形成,并检查直肠内是否有缝线穿透。

5. 正中"J"形切开法

正中"J"形切开法是沿着正中切开法的方向绕过肛门括约肌切开皮肤和皮下组织的一种延长方法,其优点是可以有效避免对肛门和直肠的损伤,但临床较少应用,只是在作正中切开后胎儿娩出困难或需产钳助娩时的一种补救方法。

6. Schuchardt 深部阴道会阴切开法

Schuchardt 深部阴道会阴切开法基本就是会阴侧切法的延长和延伸,此方法损伤的肌肉群较多,出血多,多用于产钳助娩困难以及巨大胎儿发生肩难产后的补救。

六、手术技巧

1. 选择好手术时机

切开过早会由于会阴部扩张不充分,容易造成出血过多,而切开过晚容易造成会阴部的撕裂。

2. 切开整齐

切开时应尽量保持阴道黏膜和皮肤的一致,便于缝合。缝合阴道黏膜时注意应多带一些黏膜。缝合肛提肌时应间断缝合,注意恢复其解剖层次。

七、注意事项

1）缝合肛提肌应间断缝合,注意恢复其解剖层次。

2）缝合时注意不要穿透直肠,术后一定要检查阴道和直肠。

3) 分娩时注意保护会阴,防止切口裂伤和延长。

八、术后并发症

1) 会阴切口出血、阴道血肿。
2) 会阴切口裂伤和延长。
3) 直肠损伤。
4) 会阴伤口感染。

第二节　子宫颈切开缝合术

子宫颈切开缝合术是产程中子宫颈管完全消失,宫口扩张停滞到 7 cm 以上,经过多种处理后,宫颈仍不能开全,而儿头很低,已深入骨盆,已经到达坐骨棘水平以下 1 cm,儿头无明显变形、无明显头盆不称者,且已具备阴道助产条件(如产钳术)可以实施宫颈切开缝合术。目前在分娩中子宫颈切开术大多已经被剖宫产所替代,仅在个别特殊情况下,如缺少剖宫产手术条件或腹壁伴有严重感染不能实施剖宫产情况下应急使用。宫颈切开后,应接着行胎头吸引术或产钳术助产。

宫颈切开的主要危险(缺点)是切口向上、向外撕裂,延及阴道穹隆,严重者可达到阔韧带底部,甚至阔韧带下段并可累及子宫动脉分支,发生大出血或形成阔韧带内血肿。而且有时切口缝合后也可能会有瘢痕愈合不良而形成子宫颈永久性撕裂,对以后的妊娠和分娩有不良的影响。

一、适应证

产程中,宫颈管完全消失,宫口扩张至 6~7 cm 以上,经人工破膜、缩宫素点滴或安定静注等处理无效,停滞 2 h 仍无进展,儿头先露部已达棘下 1 cm 以下,无头盆不称者,或臀位分娩宫口未开全使后出头位困难时,可酌行宫颈切开术。

近年子宫颈切开术已被剖宫产代替,仅在缺少剖宫产条件、腹壁严重感染或后出头被宫颈紧包等个别情况下施行。若条件掌握适当,胎儿娩出顺利,缝合后一般不致影响下次分娩。①宫颈硬韧或黏连。②子宫颈口尚未开全而有胎儿宫内窘迫或产妇有合并症继续等待分娩有危险者。③臀位因宫颈未全后出头不能娩出者。产程中,宫颈管已消逝,宫口扩张 6~7 cm 以上停滞,经人工破膜,加强宫缩、宫颈封闭等处理无效,先露达 S^{+1} 以下,无头盆不称者。

二、术前准备

1) 消毒外阴同接产,导尿,一般不施麻醉。
2) 体位膀胱截石位。

三、手术步骤

(1) 暴露宫颈　以两把单叶阴道拉钩暴露宫颈及穹隆。
(2) 剪开宫颈　为避开子宫动脉分支一般在宫颈时钟 4、6、8 点(图 1-2-11),或 2、6、

10 点(图 1 - 2 - 11)处做放射状切口剪开宫颈,深约 1 cm。

先用两把海绵钳夹住宫颈至穹隆部,于两钳间剪开宫颈组织(图 1 - 2 - 12)。

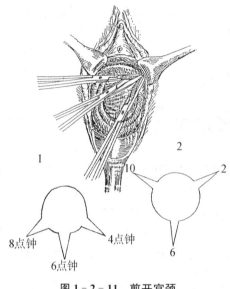
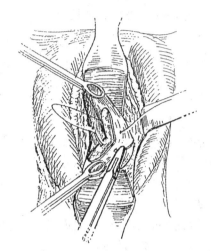

图 1 - 2 - 11　剪开宫颈　　　　图 1 - 2 - 12　缝合宫颈

(3) 取出海绵钳　加强子宫收缩,并适时作会阴切开,自然分娩有困难时可以行阴道助娩手术。

(4) 胎盘娩出　进行切口的检查,用 2 号无创伤缝合线自切口顶端上 1 cm 处进行连续缝合,也可间断缝合。

四、术后处理

1) 予以抗生素预防感染。

2) 再次分娩时,宫颈仍可自行扩张。

第三节　会阴裂伤修补术

一、阴道裂伤修补术

阴道裂伤除产时损伤造成会阴阴道裂伤外,主要由于外力损伤所致。其中大多数系性交不当造成,妊娠期、哺乳期阴道组织变软,脆性增加,绝经后阴道萎缩,阴道手术后瘢痕,阴道畸形狭窄,以及幼女或阴道发育不良者,性交易造成阴道裂伤,严重者可同时伤及膀胱或直肠。强力粗暴性交或性交姿势不当也易裂伤阴道。青春期前性交多为处女膜裂伤,重者可伤及阴道。跌倒、骑跨时尖锐物体插入阴道,车祸骨盆骨折骨片穿破阴道等都可造成阴道裂伤,后者往往有全身多处重要部位损伤,甚至危及生命。

阴道裂伤时因阴道血运丰富,多有活动性出血,若不及时处理可能导致休克危及生命。阴道右侧穹隆较宽,裂伤多发生在右侧穹隆或后穹隆,形状多为半月形环绕宫颈。若裂伤累及盆腹膜时有腹胀腹痛,累及直肠有粪便从阴道排出,累及膀胱、尿道则有血尿和尿液从阴道流出。检查时应高度重视。

阴道裂伤一经诊断应及时施行裂伤修补,避免出血、感染、休克以及阴道粘连,瘢痕形成、阴道狭窄等不良后果。

1. 禁忌证

若有全身重要脏器损伤或休克时,应先抗休克及处理关键性脏器损伤,阴道裂伤先用纱布压迫止血,暂不处理,待全身情况好转,重要脏器损伤处理之后,才行阴道裂伤修补。

2. 术前准备

1∶5 000 高锰酸钾溶液或过氧化氢冲洗外阴、阴道,以减少厌氧细菌的生长繁殖。阴毛多者应剃去,术前禁食。

3. 麻醉与体位

全麻,硬膜外麻醉,低位腰麻依情况选用。膀胱截石位,若阴道前壁裂伤便于暴露可选用蛙式俯卧位。

4. 手术步骤

1)按外阴手术消毒、铺巾。

2)在麻醉下再仔细检查阴道裂伤部位,深浅、范围,导尿了解膀胱、尿道情况,再戴一双手套,指诊检查肛门、直肠情况。

3)止血:活动性出血点用 1 号细丝线或 3/0 可吸收缝线结扎。

4)缝合:单纯阴道后穹隆裂伤,用 2/0 可吸收缝线连续毯边缝合(图 1-2-13)或间断缝合。

若有膀胱、尿道或直肠裂伤,则用 3/0 可吸收缝线间断缝合膀胱或直肠黏膜,再间断缝合阴道黏膜下组织,最后 2/0 可吸收缝线缝合阴道黏膜,间断或连续毯边缝合均可。其处理原则及术后处理、注意事项与膀胱阴道瘘、直肠阴道瘘相同,此章不赘述。缝合毕、检查伤口无活动性出血或血肿、阴道内留置 75% 乙醇纱布压迫止血。留置气囊硅胶导尿管导尿。

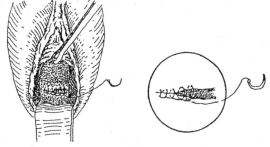

5. 术后处理

1)24 h 内取出阴道内留置的乙醇纱布。

图 1-2-13 连续毯边缝合

2)留置尿管术后 48～72 h 取出。

3)伤口污染严重,术后应注射破伤风抗毒素,常规应用抗生素防治感染。

6. 主要并发症

(1)伤口出血、感染 术中应充分冲洗伤口,缝合对合整齐、不留死腔,术后使用有效广谱抗生素,局部保持清洁。

(2)伤口愈合不良 形成阴道瘢痕,甚至挛缩形成阴道狭窄。防治措施主要是术中缝合要整齐,术后不感染是关键。

二、软产道裂伤修补术

外阴和会阴撕裂是分娩中常见的并发症,根据裂伤的程度分为会阴Ⅰ度裂伤:会阴皮肤、阴道口附近的黏膜撕裂,未累及肌层;会阴Ⅱ度裂伤:撕裂会阴体肌层,但未累及肛门括约肌;会阴Ⅲ度裂伤:撕裂更为广泛,通过了肛门括约肌但未进入直肠;会阴Ⅳ度裂伤:在阴道后侧壁和直肠周围形成"Y"形裂伤。

(一)会阴Ⅰ度裂伤修补术

1. 适应证

1）Ⅰ度裂伤有出血或深及黏膜下或皮下组织。

2）应在产后8 h内,如无感染也应在24 h内缝合。

2. 术前准备

1）明确裂伤部位、深度。

2）多次盐水冲洗伤口,更换手术单。

3）皮肤、黏膜消毒。

3. 手术步骤

用2/0肠线连续或间断缝合黏膜裂伤,或三角针穿中丝线,于裂缘外0.5~1 cm处进针,至伤口底部露针0.2 cm许再刺入对侧组织相应处出针、结扎,二针间距约1 cm,对合皮缘。或1号丝线或2/0薇乔线间断缝合皮肤裂伤(图1-2-14)。如用丝线缝合,要记录针数,以预防折线漏拆。充分止血,不留死腔。防止外阴和阴道旁血肿形成。

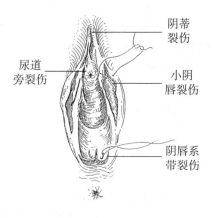

图1-2-14　会阴Ⅰ度裂伤

（图中标注：阴蒂裂伤、小阴唇裂伤、阴唇系带裂伤、尿道旁裂伤）

4. 术后处理

1）会阴擦洗,每天2次。

2）术后2~3 d拆除丝线,查对针数、丝线缝针数。

3）预防感染。

5. 常见并发症

1）血肿形成。

2）感染。

(二)会阴Ⅱ度裂伤修补术

会阴Ⅱ度裂伤主要撕裂会阴体中心腱,不同程度地累及肌层重者累及肛提肌内侧及其筋膜,但肛门括约肌是完整的。裂伤可不规则裂伤常延至阴道两侧沟,使阴道后壁呈舌状掀起,阴道裂伤向上可达穹隆,阴道后壁的侧沟向上撕裂使原解剖部位不易辨识。

1. 适应证

会阴皮肤、黏膜、肌肉裂伤者,而肛门括约肌是完整的。

2. 术前准备

消毒,阴道内塞带尾的盐水纱垫,切忌放置无带纱布,以防遗留。

3. 手术步骤

1）暴露裂伤:术者左手中指置于裂伤部位两侧,向后下压阴道后壁,暴露裂伤顶部。

2）若裂伤顶端较高不易暴露,可于顶端下方先缝1针,向缝线,以协助暴露裂伤顶端(图1-2-15)。

3）一般先缝黏膜,再缝肌肉,最后缝皮肤,裂伤深者可先缝肌

图1-2-15　暴露裂伤顶端

肉,逐层恢复其解剖关系,缝合松紧减少远期疼痛和局部不适为原则。有活动出血点应先用丝线缝扎。阴道裂伤深的,应持扩张器撑起前壁,术者左手示中指压后侧壁,右手持镊子夹盐水纱布拭净伤口血迹,直视下用中或大圆针带 2/0 肠线连续缝合。第一针应在裂口顶端以上 0.5 cm 处,以防漏缝退缩的小动脉断端,引起术后血肿。若顶端太深而难以暴露,可先在顶端以下缝 1 针,留线头向外牵引,使顶端暴露后再缝。并记录下缝针数。

4)取出阴道内带尾纱垫。裂伤较深者,做肛门指诊检查有无缝线穿通直肠,若有,应予拆除,清洗伤口并消毒后重缝。

4. 操作技巧

1)确切止血,缝合不留死腔。

2)不能穿透直肠黏膜,如裂伤较深,可以左手示指置于创底肛诊指示下缝合。

(三)会阴Ⅲ度裂伤修补术

会阴Ⅲ度裂伤多为会阴体裂伤的延伸,使肛门外括约肌断裂,甚至阴道直肠隔严重者向上延伸及直肠前壁有裂伤。

检查见肛门皮肤裂开,裂口两侧皮肤可见 0.5 cm 直径隐窝,即为退缩的肛门外括约肌断端所在,有时可见一侧断端露出于皮下裂口处(图 1-2-16)。裂口常不整齐,致括约肌不易辨认,有时误将会阴浅、深横肌的肌束当做括约肌缝合,使修补失败。

1. 适应证

会阴皮肤、黏膜、会阴体及肛门括约肌完全裂伤者,常伴有直肠壁裂伤。

2. 禁忌证

局部感染严重或病情危重者,可暂做局部处理,先全力抢救等感染控制或病情好转后再予修补。

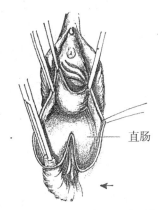

直肠

图 1-2-16　会阴Ⅲ度裂伤

注　箭头所指为肛门括约肌断端所在处的皮肤隐窝。

3. 术前准备

1)检查娩出的胎盘、胎膜、宫缩情况及有无活动性出血。

2)检查裂伤部位及深度,擦净肛门和直肠内的黏液及粪便,彻底消毒。换无菌巾、单,术者换手套,重铺无菌台,换消毒器械。阴道内塞带尾的盐水纱垫。辨清解剖结构。

3)麻醉:阴部神经阻滞或局麻。

4)体位:膀胱截石位。

四、手术步骤

(1)缝合直肠前壁裂伤　裂伤达阴道深处时,可先在裂伤中段缝扎一针,将缝线向下牵引,再向上用 3/0 肠线自裂口顶端间断缝合直肠黏膜下及肌层,针距<1 cm,缘距约 0.5 cm,直至肛门皮肤处(图 1-2-17A),不穿透黏膜。

(2)寻找肛门括约肌断端　肛门括约肌断裂后常常断端回缩,不易辨认,用组织钳沿肛门裂口皮下达隐窝处夹取肛门括约肌断端(图 1-2-17B)。

(3)缝合肛门括约肌　用 7 号丝线距断端 0.5 cm 处贯穿缝扎括约肌两针或"8"字缝合(图 1-2-17C)。

（4）修复会阴体　用组织钳自会阴裂口的两侧深部抓取肛提肌的耻骨直肠肌,用 2-0 肠线间断缝合 2～3 针,修复盆底(图 1-2-17D)。

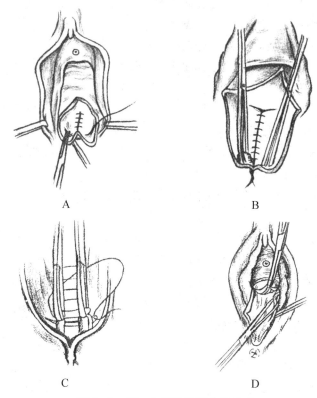

A

B

C

D

图 1-2-17　会阴Ⅲ度裂伤修补术

注　A. 缝合直肠前壁裂伤;B. 寻找肛门括约肌断端;C. 缝合肛门括约肌;D. 修复会阴体。

（5）余缝合　同会阴Ⅱ度裂伤修补术。

（6）肛查　右手示指轻轻伸入肛门,检查肛门有无收缩感,直肠、肛管黏膜有无缝线穿过,有无漏洞或血肿。

五、操作技巧

1) 严格无菌操作,止血彻底。

2) 在会阴中段,阴道和直肠仅有一薄层蜂窝组织分隔,在会阴切开术部位的直肠前壁易发生小块缺损而形成阴道直肠瘘,因此发现和修复很重要。

3) 缝扎肛门括约肌必须确切。

4) 缝合肛提肌时,不要过高或过低,以免造成阴道口狭窄或会阴体功能不良而发生阴道壁膨出。

六、术后处理

1) 保持会阴部清洁卫生,并应用足量抗生素预防感染。

2) 术后持续导尿,直至 5～7 d 后切口拆线。

第四节 宫颈管裂伤缝合修补术

凡产钳助产或臀位牵引术后,正常分娩胎儿娩出后即开始多量鲜血经阴道持续流出,或见环状或不规则组织脱出时,皆应立即检查宫颈有无裂伤。宫颈裂伤十分常见。

一、子宫颈裂伤的检查方法

(1)徒手检查法 外阴消毒,术者换手套,术者以一手伸入阴道,逆时或顺时针用示、中两指夹捏宫颈一周如有捏空感,则表明此处有裂伤或用拇指与示、中指对捏宫颈1周,感觉宫颈如嘴唇状,则表明此处有裂伤,可清楚了解其裂伤情况。

用右手的示指放在宫口内,中指放在宫颈外缘,宫颈组织松松夹在两指之间,顺时针方向从12点起转至6点钟处。然后用右手的中指放在宫口内,示指放在宫颈外缘,从6点钟处顺时针转至12点处,如果发现两指紧贴,表示有宫颈撕裂或不全撕裂,就在直视下复查和缝合。此法比直视法敏感,不易遗漏撕裂处而且操作简单。

(2)直视卵圆钳检查法 直视下宫颈检查,有良好的照明,助手用阴道拉钩扩张阴道,术者两手各持一把卵圆钳,海绵钳或宫颈钳由宫颈前唇开始,顺时或逆时针方向,卵圆钳循序倒替(交替移动)检查宫颈边缘一周(图1-2-18)。

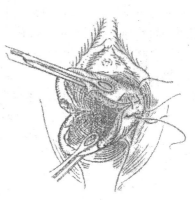

一助手用单叶阴道扩张拉钩将阴道壁及宫颈充分暴露,在宫颈12点处先用一把无齿卵圆钳夹住,一方面作牵引宫颈用,另一方面作开始检查点的标记。然后用两把无齿卵圆钳轮流沿顺时针方向钳夹宫颈,检查一圈,回到原12点钟处(即第一把卵圆钳钳夹点),发现撕裂和出血,立即用卵圆钳钳夹。此法主要看宫颈浆膜面和穹降。

图1-2-18 宫颈裂伤的缝合

两种检查法,均要特别注意宫颈两侧。确诊为宫颈裂伤后,有裂伤>1 cm或有出血处立即缝合(图1-2-19)。

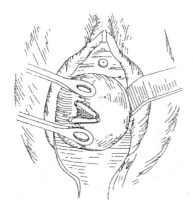

图1-2-19 暴露与检查宫颈裂伤

二、宫颈管裂伤缝合修补术

1.适应证

宫颈裂伤>1 cm。

1)直视下裂伤>1 cm,并有活动性出血。

2)裂伤>3 cm,无活动性出血裂伤位于宫颈管,可经阴道缝合修补者。

3)产钳、臀位抽出术或扎宫颈术后。

4)性交损伤阴道出血多。

2.禁忌证

有裂伤,需要缝合,但患者一般情况差。

23

3. 术前准备

检查宫颈裂伤部位、深度,宫颈裂伤大多为纵行裂伤,多位于宫颈 3、9 点钟处,较轻的裂伤长为 2~3 cm,较重者可延伸至阴道穹隆部、阔韧带,甚至子宫下段,严重者会造成休克或死亡。

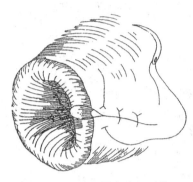

图 1 - 2 - 20 缝合宫颈裂伤

4. 手术步骤

(1)暴露裂口 阴道拉钩扩开阴道,用宫颈钳或两把卵圆钳钳夹子宫颈,并向下牵拉使之充分暴露,两把卵圆钳钳夹顺时针或逆时针交替钳夹检查宫颈一周,于裂口两端轻轻外拉(图 1 - 2 - 19)。把裂伤的全貌暴露在视野下,特别是裂伤的顶端。

(2)缝合 用 2-0 肠线或薇乔线自裂口顶端上 0.5 cm 开始间断或连续全层缝合,针距 0.8 cm 左右,最后 1 针距裂口缘 0.5 cm(图 1 - 2 - 20),如果裂伤较深,不好暴露,可在近顶端先缝第一针,再回缝至顶端。

5. 操作技巧

其最高一针应在裂口顶端以上 0.5 cm 处开始缝合,才能有效结扎回缩断裂的血管,防止出血或血肿形成。最低一针则应在裂口下端之上 0.5 cm 处,以免宫颈复旧后有颈管狭窄。如裂口顶端较高,缝针达不到时,可在裂伤中段先间断缝扎一针,留线作牵引,再以左手食指伸入宫颈管作指引后,继续向上补缝。如果裂伤向上延伸,检查时找不到顶端,尤其是发生了阔韧带血肿,则需剖腹探查,按子宫破裂处理。如检查发现裂伤已延及子宫下段,或疑有内出血致腹膜后血肿时,必须立即剖腹探查。

此外常见的宫颈损伤还有宫颈陈旧性损伤、宫颈阴道瘘。

宫颈陈旧性裂伤所施行的修补术操作简单,只切除宫颈两侧裂伤的瘢痕组织,重新缝合创面即可。但如缝合不当可造成不孕症。此方法不适于深度宫颈裂伤的修补,故对要求生育者较少用。

宫颈阴道瘘的治疗主要是瘘孔修补术,宫颈上部瘘孔累及阴道后穹隆,位置高、暴露差,修补时须将瘘孔周围的瘢痕组织彻底切除后,用 0 号肠线分两层进行缝合,操作比较困难。

必要时可将瘘孔与外口间的正常宫颈组织切开后切除瘢痕,再缝合瘘孔及正常宫颈的切缘。为提高修补术的成功率,不必顾虑对正常宫颈组织的切开。

6. 术后处理

1)预防性使用抗生素。

2)1 个月后复查,判断有无子宫颈管的狭窄。

3)观察产后出血情况。

第五节 产道血肿清除术

依血肿发生部位,临床有外阴血肿,阴道血肿,会阴体旁,坐骨直肠窝,阔韧带血肿及腹膜后血肿,外阴阴道血肿常由于产后会阴伤口止血不彻底,缝线时留有空隙,或分娩时软组织过度伸展,使深层组织的血管断裂,出血所致,亦可手术时阴道壁组织挫伤,阴道旁静脉从部分断裂,向周围组织渗血而形成血肿。血液渗至大阴唇可形成外阴血肿,渗至阴道发生阴道血肿,如渗入阴道旁上方。可使阴道壁向腔内突出,甚至使阴道闭塞。如向上向后可至盆腔腹膜后直达阔韧带内,形成阔韧带血肿,它极大部分是宫颈撕裂直达穹隆部所形成,亦可因子宫下段不全破裂所致,有出血倾向,更易发生。

一、适应证

1) 产道血肿较大或有进行性(或有活动性)阴道出血者。

2) 患者血色素下降,血压下降。

3) 血肿直径>5 cm,经姑息治疗不易吸收者。姑息治疗无效而血肿有继续增大趋势者。

4) 血肿局限,出现波动感或已形成感染化脓倾向者。

5) 不拘血肿大小,血肿内凡有进行性、活动性出血者有继续增大趋势者。

二、禁忌证

在血肿形成的最初 24 h 内,特别是在血肿形成数小时内,切忌穿刺抽吸血肿,因渗出的积血有压迫出血点的作用,抽吸可诱发血肿内再度出血。

三、术前准备

1) 全身检查及配血,建立静脉通道,输液,应用催产素。

2) 常规外阴消毒。

3) 备皮、导尿,准备足够的碘仿纱条。

四、手术时机

产后立即进行。

五、麻醉

根据具体术式选择局部浸润麻醉、阴部神经阻滞麻醉、骶管阻滞麻醉或硬膜外麻醉。

六、体位

一般取膀胱截石位,行阔韧带及腹膜后血肿开腹探查时取仰卧位。

七、手术步骤

1. 外阴血肿的处理

1) 根据血肿部位、范围,在血肿区皮肤与黏膜交界处,或血肿壁波动最明显处做纵切开血肿直达血肿腔(图 1-2-21、图 1-2-22)。

2) 用手指或纱布将血肿内凝血块全部(图 1-2-23),清除血块,寻找出血点,结扎止血,若无法找到出血点,可暴露血肿壁组织,用 1/0 肠线行褥式缝合或以"8"字缝合法缝合闭合腔隙,最后用可吸引线或丝线缝合黏膜或皮肤切口。

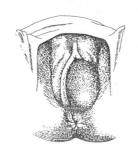 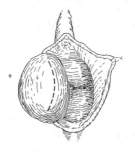 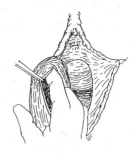

图 1-2-21　外阴血肿　　　图 1-2-22　外阴血肿清创术切口　　　图 1-2-23　取出血块

手术中可以用生理盐水或甲硝唑液冲洗。

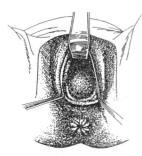

图 1-2-24　阴道血肿

3）充分止血后，自基底部用 2/0 或 3/0 可吸收线间断缝合，彻底关闭血肿腔，缝合时应避免残留无效腔。如血肿腔较大有渗出或疑继发感染者可留置皮片引流（图 1-2-24）。引流管一定要放置于血肿腔的最深部，24～48 h 后取出，然后再加压。

2. 阴道血肿的处理

阴道血肿多为阴道黏膜下较深血管发生破裂造成出血，最常见的是侧切伤口的顶端处发生血肿。其原因多是因缝合不当或未结扎破裂的血管所致，出血一般较多，应注意患者的生命体征变化。切开血肿清除积血后应仔细寻找出血点进行结扎，如果找不到出血点，只是大面积渗血，应用止血物质进行止血，然后再用肠线进行"8"字缝合关闭血肿腔止血，可以用肠线连续缝合阴道黏膜层，缝合后在阴道内放置凡士林油纱卷压迫止血，产后 24 h 取出。注意产后应放置尿管，并应注意血肿情况。

3. 阔韧带及腹膜后血肿清除术

探查血肿来源及部位，如果阴道血肿较大并上延至阔韧带内，可以在一侧的髂窝处形成血肿团块，行 B 超检查可以协助诊断。对病情较稳定者，可以经阴道进行切开，然后清除积血进行引流，术后加用抗生素预防感染（图 1-2-25）。对血压进行性下降、脉搏加快，考虑内出血较多时应及时开腹探查，如为子宫破裂引起，则按子宫破裂处理。如为血管破裂，腹膜后或阔韧带血肿严重时进行血肿清除术，找到出血点，予结扎止血（图 1-2-26）。如缝扎后仍有活动出血时或广泛渗血切忌盲目缝扎，以免损伤邻近器官。可行压迫止血或行一侧髂内动脉结扎或暂阻断腹主动脉，仍不能止血时，可用纱布条局部填塞压迫止血。如果清除血肿困难或患者已经出现凝血机制障碍时，应积极抗休克治疗，纠正 DIC 的同时应结扎相关血管，迅速有效地止血，术后腹腔内应放置引流管，加用有效的抗生素预防感染。

八、术中注意要点

1）动作轻柔，止血要确切。

2）缝合时不留空隙。

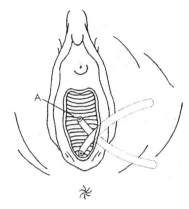 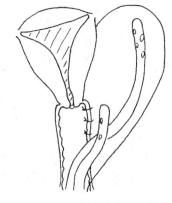

图 1－2－25　会阴血肿切开后引流管的放置　　图 1－2－26　后腹膜血肿经阴道的引流

九、手术技巧与要点

1）操作时动作要轻柔,缝扎止血要准确彻底,忌在同一部位反复缝扎,造成局部组织坏死而再次出血。引流管一端由腹壁引出腹腔。

2）缝合血肿腔隙时,应避免留下无效腔。

3）缝合时注意解剖层次,避免损伤周围器官,如尿道、肠管、输尿管等。

4）血肿腔过大无法缝合时,可于血肿腔内填塞纱条压迫止血,24 h 或 48 h 取出纱条观察出血情况。

十、本术式特点

技术难度不高,易于掌握。但血肿较大,局部解剖层次不清时(如严重的阔韧带血肿),须仔细分辨,避免损伤邻近器官。

十一、术后处理

1）严密观察有无出血,防止再次发生血肿。局部加压包扎冰袋冷敷,防止血肿腔内断裂回缩血管继续出血。

2）应用止血剂维生素 K、安络血等止血药物。

3）给予抗生素预防感染。

4）每日碘伏擦拭外阴,更换敷料。

如有阴道填塞纱布条,术后 12～24 h 取出。放置引流条者,可在术后 24～48 h 取出。

十二、主要并发症

1）再次出血、血肿形成。

2）感染。

A. 慢性尿潴留,由于清创范围大,局部疼痛而拔尿管过早可引起尿潴留。术后应保留尿管 3～5 d,酌情使用镇痛剂。

B. 外阴淤血水肿,由于外阴挫伤形成血肿,腔内小血管断裂或回缩,不易彻底止血所致。淤血部位可冷敷,或硫酸镁湿敷,切忌热敷或理疗。

第三章 人工助娩术

第一节 手转胎头术

手转胎头术是徒手纠正胎方位,为处理头位难产的重要手术,与产钳或胎头吸引器旋转胎头方位相比,手转胎头术更为安全、有效,容易掌握。

一、适应证

1) 因持续性枕横位或枕后位,产程停滞 2 h 以上,阴道检查宫口开大 6~9 cm,或初产妇第 2 产程超过 1.5 h,经产妇宫口开全超过 1 h 者。

2) 因产母合并心脏病、妊娠高血压疾病剖宫产史或胎儿窘迫,需行产钳或胎头吸引器缩短第 2 产程,而胎方位为枕横位或枕后位者。

二、禁忌证

1) 骨盆狭窄或明确头盆不称者。

2) 妊娠合并心脏病,心功能Ⅲ~Ⅳ级者。

3) 前置胎盘、胎盘早剥离者。

4) 子宫病理收缩环或子宫先兆破裂者。

5) 重度胎儿窘迫者。

三、术前准备

1) 注意监测胎心,必要时吸氧。

2) 消毒外阴,导尿。

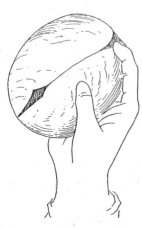

图 1-3-1 触摸胎头骨缝

3) 阴道检查:要由外向里进行检查,首先看外阴发育良好与否,有否炎症、瘢痕和水肿以及组织弹性如何,而后了解宫口大小及宫颈组织质地,有否水肿,同时了解先露骨质部分的高低和胎方位情况,还要明确产瘤大小、颅骨重叠情况及盆腔是否够大,以利判断头盆是否相称。检查及判断胎方位有 2 种:

触摸胎头骨缝法:将右手沿骶凹进入阴道,用示指及中指触摸胎头骨缝胎头矢状缝,然后向两端触摸囟门,如骨缝呈"十"字形,则为大囟门部位。如骨缝呈"人"字形,则为小囟门部位。要注意,当临产时间长,胎头明显塑形、水肿时,骨缝不易查清,需认真体会,正确判断(图 1-3-1)。

触摸胎耳法:术者用右手伸入阴道较高位,以示指及中指向胎头两侧高位触摸胎儿耳郭,用手在耳部前后摆动触摸及拨动

28

胎儿耳郭(图1-3-2),耳郭边缘所指方向,即枕骨之所在。因胎儿耳郭柔软,要摸清耳轮、耳孔及耳根,辨认才能无误。

在检查胎头与骨盆关系时,须特别注意因临产时间长,致胎头塑形、水肿,在阴道口可见到较多的胎儿头皮,常被误认为胎头已深入骨盆,实际上胎头双顶径仍在坐骨棘水平以上,或为单顶入盆,骶骨凹处空虚,腹部检查可触到胎头大径,此为明显头盆不称之表现,应认真识别。

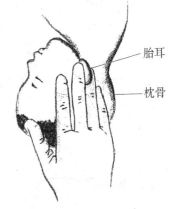

胎耳

枕骨

4)检查胎膜完整者,应行人工破膜术。

5)已静滴缩宫素,宫缩较强时,应减慢滴数,使子宫放松,便于旋转胎头。

6)准备抢救新生儿窒息药物及用品。

四、麻醉与体位

一般不需麻醉,必要时可行阴部神经阻滞麻醉。取膀胱截石位。

图1-3-2　触摸胎耳

五、手术步骤

(1) 旋转胎头:以枕左后位为例,术者右手手心朝上,四指放在胎头的后侧面,拇指放在胎头的前侧面,握住胎头两侧,轻轻上推,使胎头松动的同时,缓缓向逆时针方向旋转180°(图1-3-3、图1-3-4),使胎头前额超过产妇骶骨岬,呈枕右前位即停止旋转,并继续轻握胎头,待有宫缩时引导胎头下降,入盆,然后取出右手,等待自然分娩。若需产钳助娩者,徒手旋转胎头至枕前位,继以产钳固定,并行产钳助娩术。如为枕右后位时,术者右手掌心朝下,四指放在胎头的前侧面,拇指在胎头的后侧面,将胎头向顺时针方向旋转180°,使胎头额骨超过产妇骶骨岬,呈枕左前位即可。如为枕横位,可按枕后位手法旋转135°即可,胎头旋转的度数见图1-3-5。术者一手在阴道内旋转胎头时,另一手可在腹壁外耻骨联合上方帮助胎头旋转。或由助手在产妇侧方,双手放在产妇腹壁上,帮助胎肩及胎背向前旋转(图1-3-6)。

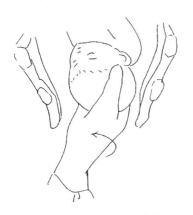

图1-3-3　手转胎头前

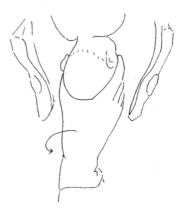

图1-3-4　手转胎头后

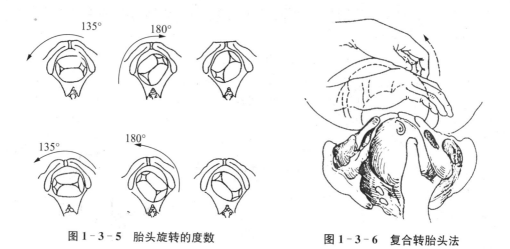

图 1-3-5　胎头旋转的度数　　　　　图 1-3-6　复合转胎头法

六、术中注意要点

1) 操作前必需略抬高床尾,操作中胎头不能上推过高,以防止羊水排出过多或脐带脱垂。

2) 在宫缩间隙期方能旋转胎头。

3) 如为枕后位,应旋转 180°,如为枕横位,应旋转 135°,使胎儿额部越过产母骶骨岬,可以有效的防止胎头转回原位。若立即上产钳,旋转 45°或 90°亦可。

4) 胎头转正后,应同时用右手示指及中指将水肿的宫颈前唇上推,宫口即迅速开全。

5) 有轻度胎儿窘迫时,必须纠正胎心后再手转胎头,以防转后胎儿窘迫加重。

6) 重度妊高征、羊水过少、巨大胎儿及高张型宫缩乏力行手转胎头时,应谨慎小心,如遇困难,应立即停止旋转。

7) 手转胎头失败 2 次以上,则停止操作,改用剖宫产或枕后位产钳,不宜用胎头吸引器再进行旋转,以防止颅内损伤或再次旋转失败,延误抢救时机。

8) 严密观察胎心,发现问题及时处理。

9) 在旋转胎头时,如发现脐带位于胎头侧方,应立即停止操作,并摇高床尾,帮助脐带回缩,并改用其他方式,立即结束分娩。

七、术后处理

1) 新生儿出生后立即给维生素 K_1 2 mg 肌内注射一次。
2) 必要时预防感染。

八、主要并发症

1) 胎儿窘迫。
2) 脐带脱垂。

九、述评

手转胎头术是用手经阴道或入宫口旋转胎方位,纠正胎位异常的手术。

产妇在待产中,常因胎头位置异常致产程进展缓慢,甚至停滞,同时也影响先露下降。因此,在排除头盆不称及脐带位置异常时,可徒手旋转胎头,纠正异常胎位,有可能使难产转为顺产。尽管产钳和吸引器同样也可以旋转胎头,纠正异常胎位,但仅能用于第二产程结束分娩前,而手转胎头不仅适用于宫口开大 6 cm 及以上的第一产程,同样也适用于第二产程和因枕后位剖宫产娩出胎头前的旋转。因此,手转胎头术比产钳和吸引器旋转胎头更简单、方便、安全、有效,且容易掌握。

第二节 胎头吸引术

胎头吸引术是利用特别的吸引器置于胎头上,形成一定负压吸在胎头上面,通过牵引协助胎头娩出的阴道助产术,在一定条件下可替代低位产钳术。

胎头吸引器大体由吸头器、橡皮导管和抽吸器三部分组成。吸头器,根据吸头器的外型和材质而分类。材质多为金属和硅胶类。常用的胎头吸引器有 3 种类型。

(1) 硅胶喇叭形胎头吸引器 略(图 1-3-7)。

(2) 扁圆形吸头器 为金属(图 1-3-8)及杯心"护板"构成(图 1-3-9)。

(3) 喇叭形吸头器 分别为锥形吸头器和牛角形吸头器(图 1-3-10、图 1-3-11)。

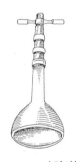

图 1-3-7 硅胶喇叭形

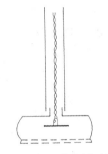

图 1-3-8 杯心底部活动"护板"

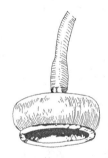

图 1-3-9 扁圆形吸头器

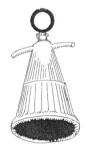

图 1-3-10 锥形吸头器

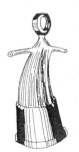

图 1-3-11 牛角形吸头器

一、适应证

1) 宫缩乏力,第二产程延长者,初产妇宫口开全已达 2 h,经产妇胎头露于阴道口达 1 h 而未能娩出者。

2) 前置胎盘、胎盘早剥、脐带脱垂及胎儿宫内窒息等,需缩短第二产程者。

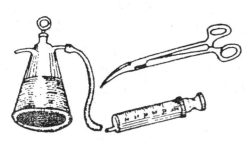

图 1 - 3 - 12　橡皮管与抽气针管相连接

3）缩短第 2 产程。产妇有各种妊娠并发症和合并症，心脏病、高血压、妊娠高血压疾病严重哮喘等，胎儿宫内窘迫等宫口已开全，产妇不宜屏气用力，需尽快结束分娩者。

4）第 2 产程延长者，宫缩乏力，持续性枕横位或枕后位，胎头内旋转受阻，徒手旋转不成功，需要旋转牵出胎头者。

5）有前次剖宫产史或子宫有瘢痕者，不宜在分娩时用力（图 1 - 3 - 12）。

二、禁忌证

1）明显头盆不称，骨盆狭窄。胎位异常（颜面位、额位、高直位或其他异常胎位。横位、臀位）。严重胎儿窘迫。

2）产道畸形、阻塞，子宫颈癌。

3）子宫脱垂手术后，尿瘘修补术后。

三、术前准备

1）家属签字，先向家属讲明患者情况，可能出现的并发症。

2）检查有无骨盆狭窄及头盆不称，未破膜者予以破膜。

3）监测胎心，保持良好宫缩。

4）排空膀胱，行会阴侧切。

5）检查胎头吸引器及负压装置。准备好新生儿急救的器材和药物。

四、手术时机

1）宫口已开全，头先露，已达＋3 位以下。

2）胎膜已破。

3）胎心正常。

五、手术条件

1）胎儿存活。

2）无明显头盆不称，胎头已入盆。

3）宫口已开全。

4）胎头双顶径已达坐骨棘平面，先露骨质部已达坐骨棘下 3 cm 或以下。

5）胎膜已破，胎膜未破应先行人工破膜术。

只能用于顶先露，而不适用于面先露、额先露、臀位或横位。

六、麻醉与体位

行单侧或双侧阴部神经阻滞麻醉。取膀胱截石位。

七、手术步骤

1）操作前常规消毒、导尿。

2）患者取膀胱截石位。

3）阴道检查确定胎头方位、先露高度、宫口大小、头盆情况及其他条件是否具备。

4）初产妇或会阴较紧张者应作会阴侧切。进一步核实是否具备实施胎头吸引术的条件。

转胎位（可先徒手转胎头）：如为枕后位，先行手转胎头术使成枕前位或枕横位（详见手转胎头术）。

5）放置胎头吸引器。将吸引器大端外面涂以润滑剂，手分开两侧小阴唇，暴露阴道外口，术者以左手示指及中指掌侧向下撑开阴道后壁，向下压阴道后壁，右手持吸引器，将大端后下缘自阴道后壁送入阴道内待左手撑开阴道后，依次送入侧缘及前缘，并使其与胎儿头部紧贴（图1-3-13）。使大端完全滑入阴道内并与胎头顶部紧贴将吸引器紧贴胎头，沿吸引器大端边缘触摸，了解有无阴道壁或宫颈组织夹入。

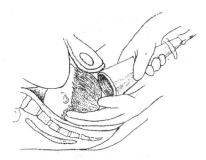

图1-3-13 放置胎头吸引器示意图

检查胎头吸引器紧贴情况，一手固定吸引器，另一只手示指伸入阴道内，沿吸引器大端边缘触摸以了解是否有阴道壁、宫颈组织夹入吸引器与胎头之间，同时调整吸引器小端拉柄使之与胎头矢状缝一致，作为旋转胎头的标记。

6）抽吸负压：可用两种方法形成负压：

A. 注射器抽气法：术者将胎头吸引器顶住胎头，助手用50～100 ml空注射器抽出吸引器内空气，一般抽出150～200 ml。压力大小应根据胎头部位、产力大小进行调整，抽吸后用止血钳夹住橡皮管，等待2～3 min，使胎头产瘤形成，吸引器即可牢固地吸附在胎头上（图1-3-14）。

B. 电动吸引器抽气法：开动电动吸引器，形成375～400 mmHg的负压。胎头位置低可用40 kPa（3 mmHg）负压，胎头位置较高或胎儿较大，估计分娩困难者可用60 kPa（450 mmHg）负压，一般情况可选用50.7 kPa（380 mmHg）负压。

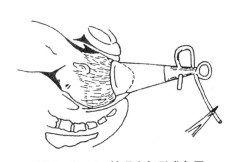

图1-3-14 抽吸空气形成负压

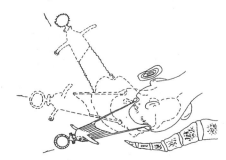

图1-3-15 牵引胎头

7）检查：检查负压形成后，胎头顶部形成产瘤，术者再次检查吸引器与胎头之间是否有组织存在，产瘤形成后，无产道软组织夹入后，开始沿产轴方向缓慢牵引（图1-3-15）。当胎位不正时，可以边牵引边旋转。

8) 牵拉吸引器：先轻轻试牵以了解吸引器与胎头是否衔接或漏气，子宫缩及产妇屏气时开始按产轴方向用力牵引，先向下向外牵引协助胎头俯屈（图 1 - 3 - 16A），当胎头枕部达耻骨弓下缘时，再向上向外牵引，使胎头逐渐仰伸（图 1 - 3 - 16B、C）。牵引时，注意牵引角度、用力大小、保持吸引器与胎头密接，不使吸引器漏气、滑脱，争取一次成功。同时注意保护会阴。当胎头为枕横位或枕后位时，如有可能应先转成枕前位，再行牵引；如无可能按枕后位机制，牵引娩出胎头。

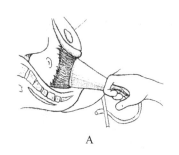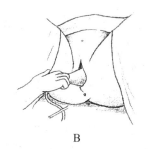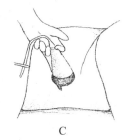

A   B   C

图 1 - 3 - 16 牵拉吸引器示意图

注 A. 协助俯屈；B. 向外牵引；C. 协助仰伸。

9) 取下胎头吸引器：胎头双顶径娩出时，解除负压，取下胎头吸引器，胎额、鼻及颏相继娩出。检查产道，常规缝合会阴。

操作技巧：

A. 胎头吸引器位置必须安放正确，负压要达到要求，形成产瘤后再牵引。

B. 牵引时间一般不超过 10 min，阵缩次数在 5 次以内，牵引时间过长，并发症发生率增高。

C. 牵引滑脱的原因：负压不足或牵引过早负压尚未形成；牵引力过大或牵引方向不当；头盆不称、胎位不正、先露过高或产力不足，可重新放置，加大负压，一般只限操作 2 次，2 次未成功立即改用其他方式助产如产钳助娩，避免损伤胎儿。

D. 抽气必须缓慢，否则所形成的产瘤不易填满吸头器而滑脱。

八、术后处理

1) 新生儿出生后要少搬动，并给予维生素 K_1 10 mg，肌内注射，预防颅内出血。

2) 有较大产瘤、头皮损伤、头部血肿或颅内出血，应及时处理。产后检查软产道，有损伤应及时修补。

3) 如操作时间长，新生儿及产妇均应用抗生素预防感染。

九、述评

胎头吸引术就是用特制的吸引器具置于胎头的顶枕部，借助其作用于头皮的负压，通过牵引胎头或旋转胎方位协助胎儿娩出的手术。

胎头吸引术一般操作简单，容易掌握，对产道损伤及感染均小于产钳。胎头吸引器作用于胎儿头皮的负压及牵引力同样可引起头皮水疱、头皮下血肿、帽状腱膜下血肿、颅内出血及颅骨骨折等。有时也因负压形成不良，牵引方向不对或胎头俯屈不良及倾势不均导致滑脱,反复吸引又会加重胎儿损害。产钳和吸引器两者不可互替或偏废。

十、并发症及其处理

1. 产妇并发症

(1) 宫颈裂伤 多因宫口未开全造成,阴道检查时要确定宫口开大情况。

(2) 外阴阴道裂伤 多由会阴切口过小或阴道壁组织弹性差所致,必要时应进行充分的会阴侧切。

(3) 阴道血肿 由于阴道壁被吸入吸头器所致,旋转吸引器后必须仔细检查,排除软组织受压,血肿不大时可不必处理。

2. 胎儿并发症

(1) 头皮血肿 负压过大或牵引力过大,牵引时间过长所致,多于 1 个月内自然吸收,无需特殊处理,避免穿刺或揉搓血肿,防止感染。如头皮血肿迅速增大,有活动性出血者应切开止血。

(2) 颅内出血 按新生儿颅内出血处理。

(3) 颅骨损伤 和吸引负压过大或牵引力过猛有关。多为颅骨线性骨折,可自愈不需处理,罕见的凹陷性骨折可影响脑组织,应行手术治疗。

第三节 产钳助娩术

产钳术是应用产钳通过牵引与旋转牵拉胎头娩出胎儿的手术。产钳是应用于产钳术的一种助产器械。较胎头吸引器难于掌握,产钳曾是唯一用来牵出活胎儿的器械,使用不当,可造成母婴创伤。

一、产钳术的分类

根据手术时胎头双顶径及骨质最低部在骨盆内位置的高低可分为高位产钳术、中位产钳术及低位产钳术 3 大类(图 1 - 3 - 17)。

高位产钳及高中位产钳常引起产母及胎儿严重损伤,现已被剖宫产术替代。低中位产钳时,胎头矢状缝仍在骨盆横径或斜径上,对产母及胎儿损伤比低位产钳术大,技术要求高,需由有经验医生进行。

只施术于对母儿损伤轻的低位产钳。胎头骨质部最低点已达会阴部,矢状缝与骨盆出口前后经一致,胎儿头皮已在阴道口显露。

二、适应证

1) 排除明显头盆不称,用于各种原因引起的第二产程延长:因持续性枕横位或枕后位,轻度骨盆狭窄,巨大胎儿,胎儿宫内窘迫和宫缩乏力等,须尽快结束分娩者。

2) 缩短第 2 产程:因妊娠合并心脏病、妊娠重

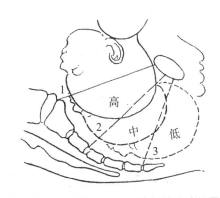

图 1 - 3 - 17 高、中、低位产钳的胎头位置

度高血压疾患。原发性高血压、动脉硬化、既往有剖宫产史及子宫肌瘤剔除史,子宫有瘢痕不宜在分娩时屏气者。

3）因妊娠高血压疾病、过期妊娠、胎盘早剥离、脐带绕颈或脐带脱垂等原因导致胎儿窘迫者。

4）因颜面位呈颏前位或臀位后出胎头娩出困难者。

5）胎头吸引术失败者。

三、禁忌证

1）绝对和相对头盆不称,胎头未衔接。胎方位异常,如颏后位、额先露、高直位或其他异常胎位。或骨盆狭窄。

2）严重的胎儿窘迫,估计短时间内不能结束分娩者。

3）畸形儿、死胎应采用毁胎术。

4）宫口未开全。

四、术前准备

1）向家属交待病情,可能出现的并发症(产妇软产道损伤、胎儿头颅损伤),预后情况,常规签署手术同意书。

2）准备好新生儿急救的器材和药物。

3）术者按外科手术准备。

4）外阴常规消毒,导尿。

5）阴道检查,明确胎方位,确定头盆比例关系,触摸胎耳,大、小囟门及矢状缝为指示点来确定胎头方位;同时确定先露高低,不应被胎头水肿所迷惑,以及宫口是否开全。

如为枕后位或枕横位,可先进行手转胎头术,使胎头矢状缝与骨盆出口前后径方向一致,才能放置。如枕后位纠正胎方位有困难亦可行枕后位产钳术。

6）初产妇可行会阴切开术。会阴侧斜切开,手指在阴道内应引导剪开方向,注意保护胎儿先露部;剪开会阴时,要求皮肤与黏膜长度一致;会阴体较高、胎头较大、位置偏高,耻骨弓角度偏小,会阴弹性较差时,切口应延长达 $5\sim6$ cm,并应注意止血。准备及检查产钳,并涂以滑润剂。

纠正胎方位后,可应用 $0.5\%\sim1\%$ 缩宫素静脉滴入以加强宫缩。

五、手术步骤

产钳分左右两叶,操作时左手握左叶,置入产妇盆腔的左侧,右叶反之。手术分为产钳的置入、合拢、牵引与下钳几个步骤。术前必须导尿。现以枕前位的产钳术为例介绍。

(1)置入 置入前先检查器械。先放钳的左叶,后放右叶,才能扣合。用左手握右叶,涂上润滑剂,右手作引导,缓缓送入阴道。胎头位置低者,用示、中二指做引导即可;位置较高者,须将手的大部分伸入阴道作引导。

开始置入时,钳与地面垂直(图 1-3-18A),钳的凹面向着会阴部,经阴道后壁轻轻插入,在右手的引导下,顺骨盆的弯度慢慢前进,边进边移向骨盆左侧,放到胎头的左侧面。放妥后取出右手,此时叶柄与地面平行,可用左手的无名指及小指托住或由助手托住。然后以同样方法,用右手握产钳的右叶,在左手的引导下慢慢送入阴道,置于胎头的右侧面(图1-3-18B)。

(2)合拢 如两叶放置适当,即可顺利合拢,否则可略向前后上下移动使其合拢,并使两柄间始终保持约一指尖宽的距离(图1-3-19),不要紧靠,以免过度压迫胎头。若合拢不易,表示放置不妥,应取出重放。合拢后注意听胎心音,倘有突变,说明可能扣合过紧或因夹住脐带所致,应松开详细检查。

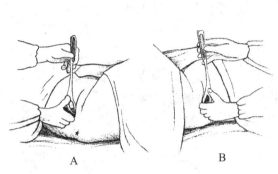

图1-3-18 产钳置入示意图

注 A、B所示参见正文。

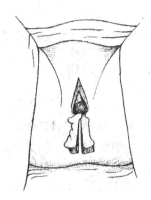

图1-3-19 产钳合拢示意图

(3)牵引及下钳 合拢后如胎心音正常,可开始牵引。牵引应在宫缩时进行,用力应随宫缩而逐渐加强,再渐渐减弱。宫缩间歇期间应松开产钳,以减少胎头受压,并注意听胎心音,牵引方向随胎头的下降而改变。开始钳柄与地面平行(头位置较高者,应稍向下牵引),两手如图1-3-20(A~B)所示方向用力。当枕部出现于耻骨弓下方,会阴部明显膨隆时,可改用单手缓缓向上提,助胎头仰伸娩出。

胎头"着冠"后,可取下产钳(图1-3-20C)。取钳顺序与置入时相反,先下右叶,再下左叶(图1-3-20D),然后用手助胎头娩出。要注意保护会阴。

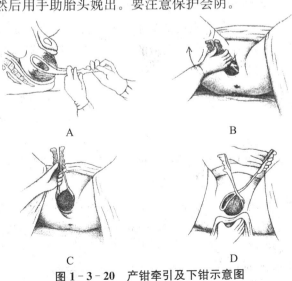

图1-3-20 产钳牵引及下钳示意图

注 A、B、C、D所示参见正文所述。

六、操作要点

1) 为了防止牵引时因用力过度而造成创伤,术者应坐着牵引,双臂稍弯曲,双肘贴胸,慢慢用力。

2) 牵引时勿紧扣产钳两柄,可在两柄间夹入小块纱布,以减少对胎头的压迫。

3) 遇有困难,应详细检查,酌情重新考虑分娩方式,切忌强行牵引。必要时可改行剖宫产术。

4) 牵引产钳用力要均匀适当,速度不宜过快,钳柄不能左右摇摆。

七、术后处理

1) 术后注意观察宫缩及流血情况,检查宫颈及阴道,如有撕裂,应即缝合。

2) 产程长,导尿有血尿者,可留置导尿管,并酌用抗感染药物。

3) 仔细检查新生儿,给止血药并预防感染。

八、合并症

1) 面神经损伤。

2) 血肿。

3) 软产道损伤。

九、预后

随着医疗技术的不断进步以及产钳结构和操作技巧的不断改进,产钳术对母婴的损伤已经降至很低,但由于操作的不当或失误也常造成对母婴的损伤。导致母婴损伤的主要原因是产钳术的必备条件不够和产钳选择不当且操作技术不熟练,而更重要的是胎儿已经发生宫内缺氧,脑组织因低氧致伤。如在此基础上进行产钳助娩,可进一步加重脑组织血流量的降低,以致造成低氧和外伤混合因素的脑出血。故在胎儿宫内严重缺氧时不进行困难的产钳术,以免加重胎儿宫内低氧的损害。大量的临床经验已经证实,高位产钳和中高位产钳应以剖宫产术替代。

十、产钳的类型

1. 典型产钳

一般常用的有 Simpson 和 Elliot 产钳,两种产钳均有胎头弯和骨盆弯,其主要的区别是在于胫部。

(1) Simpson 产钳 在锁部扣合后两胫平行分开,胎头弯的弯度较浅但长,此种产钳适用于儿头较大或儿头因产瘤而变形者。另外 Simpson 产钳还有较小型号的适用于早产儿的阴道助娩(图 1-3-21、图 1-3-22)。

(2) Elliot 产钳 在锁部扣合后两胫重叠,胎头弯短而圆,十分适用于未变形的儿头。对会阴的扩张作用小(图 1-3-23)。

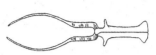

图 1-3-21 Simpson 产钳

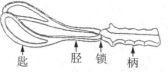

匙 胫 锁 柄

图 1-3-22 Simpson 产钳

图 1-3-23 Elliot 产钳

2. 特殊产钳

（1）Tarnier 产钳 属循轴牵引产钳,结构较笨重,胎头弯浅而长,但骨盆弯不显著,每叶匙根部有一个牵引条,两叶扣合后,左、右两叶的牵引条由 1 个活动关节连在 1 个牵引棒上。此产钳适用于中位产钳牵引用(图 1-3-24、图 1-3-25)。

（2）Kielland 产钳 此型产钳特点较多,骨盆弯很小且为反向,匙部最高点在胫平面下 0.8 cm 处,胎头弯中等,胫直、细,长 10.2 cm,宽 1.3 cm,锁部扣合后两叶重叠,利于旋转胎头,滑动式连锁于左叶胫的中部,可与右叶胫部的任何一部位扣合,因而可以用于胎头倾势不均。柄长 11.12 cm,在柄部接近胫部的横突上有一个小标记,放置时应指向枕骨方向。此产钳适用于中位产钳术、胎头倾势不均及无法手转胎头,需产钳旋转胎头者(图1-3-26)。

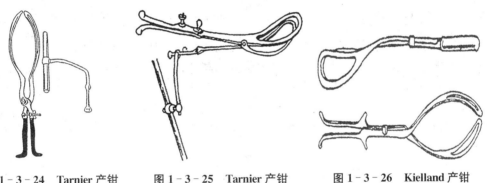

图 1-3-24 Tarnier 产钳　　图 1-3-25 Tarnier 产钳　　图 1-3-26 Kielland 产钳

（3）Piper 产钳 产钳各部位均较长,胎头弯浅而长,骨盆弯很小,胫部长而分开,给两叶之距离增加伸缩性。适用于不同形态和大小的胎头,且压力小,但易滑脱。胫中部后弯为会阴弯,柄下垂达匙部水平之下,可供循轴牵引作用。此种产钳专用于臀位后出儿头(图 1-3-27、图 1-3-28)。

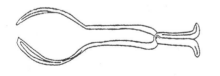

图 1-3-27 Piper 产钳

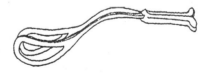

图 1-3-28 Piper 产钳

（4）Bartoh 产钳 此型产钳的特点是两叶不同,前叶在匙部与胫部交界处有一个活动关节,可使匙部有 90°～185°的活动范围,后叶有深 50°的胎头弯,前叶与胫部形成 50°以上的角度,因此两叶保持在枕横位时,似有一合适的骨盆弯,所以可将处于枕横位的胎头直接牵引到梗阻之下,再行回转。胫部如果装一牵引棒,可以自动向各方向旋转并可循轴牵引,此型产钳最适用于扁平骨盆、胎头枕横位高位梗阻、后倾势不均,也可用于骨盆骶骨上部前突或直位(见图 1-3-29)。

(5) 剖宫产产钳 此类产钳的特点是短,产钳全长 27 cm,胫部很短,胎头弯相应的长而宽,两匙之间宽为 8 cm。Jacob 短产钳几乎无胫,柄部与匙部之间有一较明显的角度,适于骨盆由下而上的弯曲,增加牵引便于使用。胎头弯长、宽减少对胎头的压迫,也减少产妇的损伤(图1-3-30)。Hale 短产钳在胫部和柄部有向下的弧形弯,有利于产钳由耻骨联合上进入官腔(图 1-3-31)。

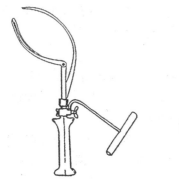 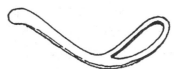 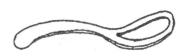

图 1-3-29　Barton 产钳　　　图 1-3-30　Jacob 短产钳　　　图 1-3-31　Hale 短产钳

(6) 其他 另外还有多种单叶剖宫产产钳是利用杠杆作用助胎头娩出。

(7) 产钳术分类 根据胎头在盆腔内位置的高低,分为高位、中位及低位产钳术。

高位产钳术系指胎头未衔接时上产钳,危险性大,已不采用。胎头衔接后上产钳,称中位产钳术。目前也很少采用。胎头颅顶骨最低部位降达会阴部时上钳,称低位产钳术。胎头显著于阴道口时上产钳,为出口产钳术。尤其是出口产钳术,困难多较小,较安全。

十一、产钳放置的标准

1) 将产钳的两叶匙分别置于胎头两侧,耳与眼眶之间。两叶上缘与矢状缝对应点等距,匙间最大距离与双顶径最宽距离相吻合,叶间长轴与枕颏径一致,匙端达颧骨突或下颌突之下(图 1-3-32)。

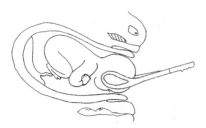

图 1-3-32　产钳正确放置位置

2) 后囟门在产钳胫平面上 1~1.5 cm 处。

3) 在头顶下缘可触及两叶匙孔不超过一指宽。如果胎头变形严重,顶下缘可稍越过匙孔。

4) 枕前位和枕后位时,产钳的骨盆弯与产道的轴弯相适应。

十二、产钳的应用方法

由于施术时胎头位置的高低和产势等不同,手术方法也稍有差异,但基本原则一致。手术步骤分为 5 步:产钳的放置、产钳的扣合、产钳的检查、产钳的牵引及产钳的撤出。

十三、手术步骤

1. 低位产钳术 以左枕前位为例

（1）放置产钳左叶 按照"三左法则"，术者左手以握笔手势持左叶，在右手食、中指引导下垂直置于胎头和阴道后壁之间，然后随右手徐徐移向骨盆左侧壁，紧贴于胎耳部，钳柄也由垂直位向下呈水平位，由助手轻轻固定（图1-3-33A、B）。

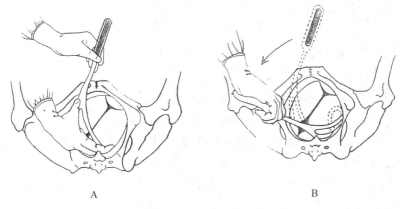

A   B

图1-3-33 放置产钳左叶

（2）放置产钳右叶 术者右手以同样方式持右叶在左手指引导下置入，沿胎头右侧上行顺时针方向达胎右耳部（图1-3-34）。

（3）交合锁扣 将右叶钳柄交叠于左叶之上，锁扣正相对应扣合，如稍有困难可略移动右叶，实感困难时不能强行扣合，需取下检查（图1-3-35）。

（4）检查 略抬高钳柄触摸矢状缝是否在两叶之间；检查钳叶和胎头之间有无宫颈组织和脐带，听胎心音。

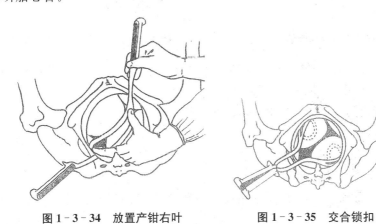

图1-3-34 放置产钳右叶　　　**图1-3-35 交合锁扣**

（5）牵拉 术者取坐位，左手在下，右手在上握住锁扣处，先将钳柄稍向右旋转使胎头矢状缝与骨盆前后径一致，宫缩同时向下向外牵拉，待儿头拨露时向上向外使胎头呈仰伸姿势，此时只需很小的牵拉力，往往单手即可。如一次宫缩牵拉未完成，应松开锁扣，等待下次宫缩时再扣合。牵拉的力量应在术者腕部，缓慢均匀（图1-3-36、图1-3-37、图1-3-38）。

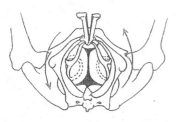
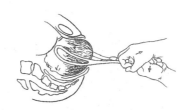
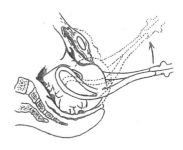

图 1-3-36 调整产钳位置　　图 1-3-37 胎头俯屈　　图 1-3-38 胎头仰伸

（6）取下产钳　胎头仰伸时松开锁扣，将右叶上提压向母体腹壁方向，钳叶自然缓慢滑出，以同样方法取下左叶，切忌粗暴拔出。

（7）娩出胎体　胎头娩出后按自然分娩机转完成分娩。

2. 枕后位产钳　通常试用徒手旋转胎头为枕前位

徒手旋转胎头　如为枕横位或枕后位，术者可用手握住胎头，根据具体情况按顺时针或逆时针方向旋转 90°～180°（图 1-3-39），助手可在腹部协助推转胎体，使胎儿枕骨转至正前方耻骨联合下，如果转成枕前位确有困难时，亦可顺势转成枕后位，然后按枕后位分娩机转牵引。若有困难可直接施产钳术，与枕前位产钳不同点如下：

1）产钳左叶放置儿头右侧，右叶在左侧，放置的正确位置（图 1-3-40）。

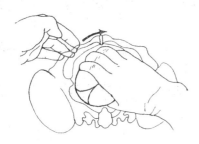
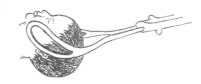

图 1-3-39 徒手旋转胎头　　　　图 1-3-40 枕后位产钳的正确部位

2）牵引方向开始宜水平向外，当前额达耻骨联合下缘时以此为支点，向上向外牵拉使枕部娩出，然后向下牵拉，使整个面部娩出。

3）枕后位产钳为避免会阴严重撕裂，会阴侧切适当扩大。

3. 枕横位产钳

关键在于旋转儿头，其方法有两种。

（1）徒手旋转法　以左枕横为例。

术者右手拇指放于胎头左侧，另 4 指在胎头右侧，于宫缩间隙期握住胎头缓缓逆时针方向旋转约 90°，待胎左耳转至 3 点钟处为合适，固定胎头，术者左手持左叶置骨盆左侧壁稍向右加压固定，此后同左枕前位（图 1-3-41，图 1-3-42A、B）。

如右枕横，则术者右手握住胎头向顺时针方向旋转后先置产钳右叶于胎头右侧。

当胎头紧嵌在盆底深部不易旋转时可稍向上推动，注意脐带意外。

（2）器械旋转法　胎头吸引器旋转儿头较常用，对母儿损伤小，但失败机会较产钳多，具体见胎吸术。

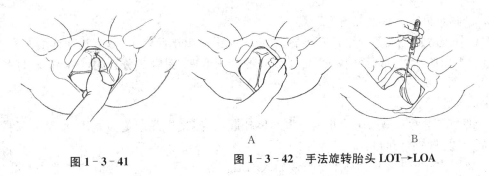

图 1-3-41　　　　　图 1-3-42　手法旋转胎头 LOT→LOA

产钳常用 Kielland 产钳,以左枕横为例。将产钳左叶置儿头左侧,即从会阴体部直接插入至胎儿左耳部,钳柄水平稍下稍后,在 7~8 点钟处插入右叶,沿胎儿面部滑至耻骨联合下方胎头右侧,扣合后随宫缩逆时针方向旋转,同时向下向外牵拉,同左枕前位(图 1-3-43A~D)。

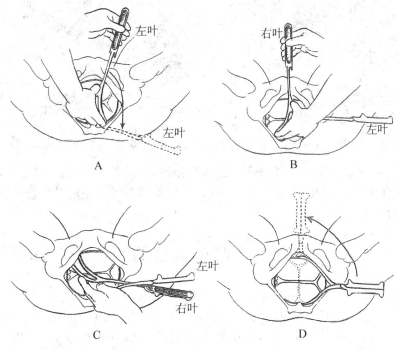

图 1-3-43　产钳旋转 LOT→LOA

施产钳旋转牵拉需要较高的技术水平和经验,对母儿易有损伤,因此需严格掌握。

4. 颜面位产钳

初产颜面位以剖宫产结束为宜。产钳只限于颏前位、胎儿中等或偏小、产力好。不同于枕前位有以下几点:

1) 产钳左叶在胎头右侧,右叶在左侧,深度应以检查时触不到钳叶窗孔为宜,胎儿的嘴在钳胫前方 1~2 cm 处(图 1-3-44)。

2) 牵拉方向以水平向外为主,向下会增加胎头的仰伸,胎儿颏部达耻骨联合下方时逐渐向上提起,当枕部在会阴部显露后,使胎头俯屈娩出,过早提起有损伤胎儿气管和喉部的可能。

5. 臀位后出头产钳

臀位分娩时常规准备产钳是必要的。Piper 产钳适用于此术,它具有长而浅的头弯,钳胫长且向下弯曲,无盆弯,而有一个相反方向的会阴弯曲,钳胫是分开的,钳叶有较好的弹性,可减少对胎头的压迫。

手术步骤:

1) 助手在术者一侧抓住胎儿四肢将胎体托起,用接生巾托起更为方便,使胎体保持水平略高位,过高易损伤胎儿颈部。

2) 放置钳叶:左叶从胎体下方直接插入阴道左侧,送至胎头右耳部,同法置入右叶(图1-3-45)。

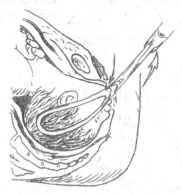 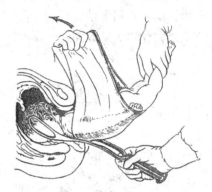

图 1-3-44　面先露产钳位置　　　　图 1-3-45　臀位后出头产钳

3) 牵拉:术者坐于矮凳,右手手掌向上握住钳柄,顺产道方向牵拉,待胎儿嘴部可见时用一个手指扣住嘴内使之俯屈,左手示、中两指抵住枕部帮助越过耻骨联合下方,最后以水平方向娩出胎头。

第四节　臀位阴道助产术

臀位经阴道分娩时,以是否有人工帮助娩出的过程而分为自然娩出和臀位牵引术。但自然娩出易发生上肢上举、胎头娩出受阻,所以一般均予以人工牵引帮助。

以人工牵引的程度,臀位牵引术又分为两类:①胎儿脐以下的部分自然娩出,脐以上的部分均由人工牵引娩出称部分牵引术,临床一般称臀位助产术。②胎儿全部由人工牵引娩出称臀位完全牵引术,临床一般简称臀位牵引术。但不论部分或完全牵引,均必需遵照臀产式自然分娩机转进行操作。

一、臀位完全牵引术

1. 适应证

宫口开全或近全时,母儿出现下列情况,适应做臀位完全牵引术。

1) 单胎臀位,宫口已开全,产妇有严重合并症或胎儿宫内窘迫(如脐带脱垂),必须立即结束分娩者。胎儿窘迫或脐带脱垂。

2) 产力不足,第二产程超过 2 h,先露胎儿肢体已达盆底,不能自然娩出者。

3) 双胎之二呈臀位,娩出不顺利者、困难者。

4）单胎足月臀位临产、无剖宫产手术条件产妇有严重合并症如心力衰竭，须立即结束分娩又无剖宫产条件。

5）产妇有严重的妊娠并发症，需缩短第二产程者，必须立即终止妊娠者。

6）行内倒转术的其他异常胎位，宫口开全，应继续牵引娩出胎儿。

2. 禁忌证

1）胎儿体重＞3 500 g，胎头仰伸，胎足先露。

2）骨盆明显狭窄或畸形。

3）母亲有严重妊娠合并症和妊娠并发症。

3. 术前准备

1）全面查体，以排除头盆不称。

2）准备阴部神经阻滞麻醉或全麻。

3）准备后出头产钳。

4）准备新生儿的抢救工作。

5）胎心监护。

6）消毒外阴，导尿。内诊，查宫口开大及先露情况。阴道检查，宫口开全且无头盆不称且胎膜已破。没有破膜者应予人工破膜。

7）保持良好宫缩。

8）做大的会阴侧斜切开术。

4. 手术时机

1）宫颈口已开全或近开全。

2）子宫收缩较好，有宫缩乏力时可以加用缩宫素。

3）麻醉好，较松弛。

5. 手术条件

一般由剖宫产代替，臀位牵引术要求在较深麻醉下，由有经验的医生施术。产妇没有明显的头盆不称，宫颈口已开全或近开全。

6. 麻醉

局麻，或阴部神经阻滞麻醉，为使软产道扩张，应当采用全麻。使肌肉放松，宫口开全以利牵引。有宫缩乏力者，可以酌情使用缩宫素。

7. 体位

膀胱截石位。

8. 手术步骤

臀牵引是急速娩出胎儿的接产手术，整个过程在几分钟内完成，因此是个连贯的过程，为叙述方便，分以下四步。

（1）牵出先露部　足先露或全臀可直接从阴道内抓住一足或双足向下牵引。若为单臀位低者阴道内可触及胎骶部，则可进一示指绕至腹股沟处随宫缩向下牵引（图1-3-46），可能时进入另一示指钩住对侧腹股沟处，同时向下牵引，然后上举胎臀，双足即可娩出。若为单臀先露位高，术者手伸入宫腔，胎儿背和骶骨在母体右方则进右手，相反则进左手，将前方的大腿外展并压迫腘窝部使膝关节屈曲，然后用中、示指握住胎足并向下牵引（图1-3-47、图1-3-48）。胎儿的另一足也可用同法牵出。

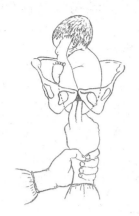

图 1-3-46 手指钩住腹股沟向下牵引

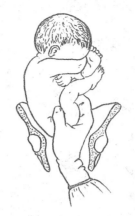

图 1-3-47 外展大腿并压迫腘窝部

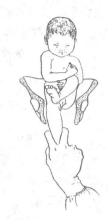

图 1-3-48 示、中指握住胎足向下牵引

(2)娩出胎体 术者双手拇指放于胎骶部,另四指握住髋部,注意勿压迫胎儿腹部以免损伤内脏,边向下牵引边旋转胎背向上,使胎儿双肩径和骨盆入口斜径相一致(图1-3-49)。

(3)牵出胎肩及上肢 肩胛下角显露后,转胎儿为侧位,向下牵引继之轻轻上提,使后肩及胎儿上肢娩出(图1-3-50)。然后放低胎体,前肩及另一上肢相继娩出(图1-3-51)。

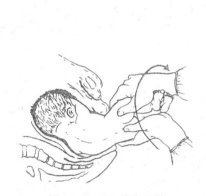

图 1-3-49 娩出胎体

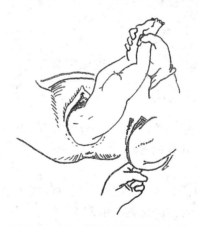

图 1-3-50 娩出后肩及后方上肢

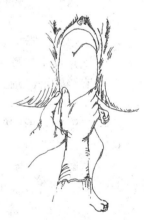

图 1-3-51 娩前方上肢

(4)娩出儿头 将胎体骑跨于术者左臂上,术者左示指伸入胎儿口内使之俯屈,右手示、中指分开放于胎肩及锁骨侧方,助手在耻骨联合上方缓缓压迫胎头使之俯屈,沿产轴方向徐徐牵引,当枕骨达耻骨联合下方时轻轻上提胎体,使胎儿的颏、口、鼻、额部及顶部相继娩出(图1-3-52)。

9. 手术并发症

(1)误牵胎手造成手术困难 先露较高需辨认清楚先露部,误牵胎手应立即送回。

(2)骨折 牵引下肢时力量过大或速度过快易致小腿或股骨骨折。娩肩及儿臂上举时强行取出易致肱

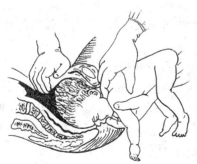

图 1-3-52 娩出儿头

骨骨折。应按旋转按步进行,如前肩和前臂上举娩出困难时将胎体向逆时针方向旋转,术者右手协助儿臂屈曲,以洗面式从前胸滑出,后上臂娩出则向顺时针方向旋转,如麻醉满意,通常娩出无困难。

(3) 神经损伤　娩头时术者右手示、中两指如压于锁骨上窝可损伤臂丛神经,造成同侧上肢活动受影响,术者手指应放在双肩和锁骨上,若娩头困难,可适当改变胎头方向,不宜过度牵引,以免造成颅内出血;偶有胸锁乳头肌血肿形成造成新生儿斜颈。后出头产钳协助胎头娩出在一定程度上有保护作用,因此臀牵引术准备产钳是必要的。

二、臀位部分牵引

定义:当胎儿臀部自然娩出至脐部后,为防止脐带受压胎儿窒息,胎肩及后出胎头由接产者在较短时间内协助娩出称为臀位助产术即臀位部分牵引。可分为压迫法和扶着法两种。

压迫法适用于足先露和混合臀先露,扶着法用于腿直臀位。

部分臀牵引术助产成功与否取决于接产者对条件的掌握和正确的按臀产机制娩出手法。

1. 适应证

1) 骨盆无明显异常,估计胎儿体重<3 500 g。

2) 单臀或全臀(除外足先露)位,胎儿无仰伸(观星位)。

3) 双胎分娩中第二胎为臀位者。

4) 胎儿先天畸形。

5) 压迫法(堵臀法)用于完全臀位或不完全臀位;扶持法用于单臀位。

6) 骨产道无异常,宫颈口近开全,无胎儿宫内窘迫。

7) 无异常产史,产力好。

2. 禁忌证

1) 骨盆明显的狭窄和畸形。

2) 胎儿体重在3 500 g以上。

3) 胎头仰伸,不全臀位。

4) 胎臀高浮者,可能存在着骨盆狭窄或胎儿异常,不宜行臀牵引术。

5) 高龄初产,瘢痕子宫,母亲有严重妊娠合并症和妊娠并发症。

3. 术前准备

1) 建立静脉通道,观察宫缩情况,必要时静滴缩宫素。产前检查(包括估计胎儿体重、测量骨盆等),排除头盆不称。

2) 做好新生儿抢救准备,做好全麻准备,持续胎心监护,注意预防脐带脱垂者,会阴过紧者,局麻下行会阴切开术。

3) 外阴消毒、导尿。

4) 做阴道检查,检查骨产道有否异常,明确宫颈口是否开全、臀位类型、胎方位、坐骨结节高度、有无脐带脱垂。有无脐带先露等。

4. 手术时机

1) 宫颈呈裙边状,胎臀在阴道内已多时。

2) 宫口已开全,堵住阴道的手,已感觉堵不住。

3) 2~3次宫缩即可娩出胎儿。

5. 手术条件

1) 有良好的麻醉条件。

2) 宫口已开全,2～3次宫缩即可娩出胎儿。骨盆外测量正常、肛查骨盆无明显狭小。

3) 宫口触之有边缘,但较松软,可以手法扩张,主要用于经产妇。

4) 术者必须有经验。

6. 麻醉与体位

一般不必麻醉,必要时,可用会阴阻滞麻醉或用全麻。取膀胱截石位。

7. 手术步骤与助产方法

在阴部阻滞麻醉下,按曹维央诺夫法,分为压迫法和扶着法两种。

(1) 压迫法(堵臀法) 一般用会阴垫堵会阴,基本上与足先露臀位完全牵引术相同,所不同的是在堵挡胎足形成混合臀先露后,不行人工牵引而任其下肢、胎臀自然娩出至胎儿脐部,然后与完全臀位牵引术一样由人工牵引协助娩出。用于单臀先露和混合臀先露。主要用于完全或不完全臀位,其要点为用力阻止胎足娩出阴道,使宫缩反射性增强,迫使胎臀下降,胎臀与下肢同挤于盆底,以利充分扩张产道,使胎肩和胎头得以顺利通过。

压迫法(堵臀法)为使软产道充分扩张,阻止胎儿过早娩出,在产力作用下迫使胎臀逐渐下蹲。

1) 自阴道口见,胎儿下肢胎足暴露时开始堵臀,即开始用手隔一块折叠的消毒治疗巾置于阴道外口外,当阵缩、产妇向下屏气时,用手掌堵住(图1-3-53),不使胎足娩出,手掌着力点在会阴体部,当宫缩开始时向骨盆轴方向用力以阻止胎足下降,促使阴道充分扩张,宫口开全(图1-3-54)。每次宫缩时抵住儿足防止早期脱出,促使宫口开全。

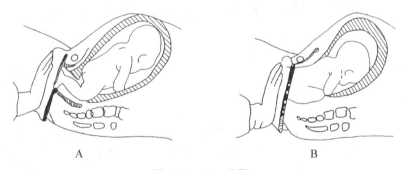

A   B

图1-3-53 堵臀

注 A. 胎臀尚未下降,胎足露于外阴;B. 胎臀已下降。

经过若干次阵缩后,胎臀全部下降(形成完全臀位),使会阴撑胀,阴道口充分扩张。接生者感到阵缩时手掌有较大的冲击力,这时宫颈口必然完全开大,阴道也充分扩张,反复数次,胎臀下蹲,使胎臀与下肢一起挤于阴道内,充分扩张阴道,直至产妇向下屏气强烈,堵到需要一定腕力,手掌感到相当冲力时,准备助产。

2) 当肛门松弛,外阴膨隆时,胎臀降至阴道口,宫缩时感到冲击力较大,胎儿即将娩出,此时宫颈口多已开全,胎儿粗隆间径已达棘下。

娩臀、扶臀、旋转:当宫口开全,产道充分扩张,臀先露粗隆间径位于棘突下,逼近会阴,作会阴中侧切口,趁一次强宫缩时令产妇集中力量向下屏气,接产者让胎臀及下肢顺利一同娩出,取一块治疗巾包住胎臀,双手拇指并置骶部,示指按髂嵴,手掌及余三指握两股,轻轻扶臀旋转,使骶部随下降而外旋转至正前方,以利双肩进入骨盆入口,并继续下降,脐部娩出后轻轻向外拉松脐带以免扯伤(图1-3-55、图1-3-56)。

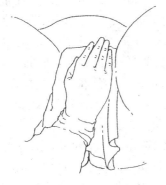

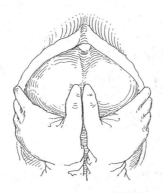

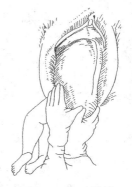

图1-3-54　堵臀　　　　　　图1-3-55　娩臀　　　　　　图1-3-56　娩臀

　　双手拇指并置骶部,示指按髂嵴,手掌及余三指握两股,轻轻牵引和旋转,使骶部随下降而外旋转至正前方,以利双肩进入骨盆入口,并继续下降。注意双手勿握胎儿胸、腹部以免捏伤内脏,脐部娩出后轻轻向外拉松脐带以免扯伤(图1-3-57)。

　　3)做一较大的会阴侧斜切口。

　　4)术者用消毒治疗巾裹住胎臀及下肢,双手拇指置于胎儿臀部,其余四指放在臀部侧方,轻轻牵引和旋转,使骶部慢慢下降并转至前方,以利双肩径衔接并下降。

　　5)娩肩:脐部娩出时应向外牵拉数厘米以免损伤。脐轮娩出后,再将胎背旋转回原侧,再将胎背徐徐转向原来一侧(原为骶左前者转回左侧),使双肩径肩峰间径与出口前后径保持一致,同时。胎儿头以枕额径入盆。此时接产术者继续双手扶持儿臀向下、向后向外牵拉胎臀,使前肩暴露在耻骨联合下,前肩及上肢多可自然滑出,或术者示、中二指沿胎肩滑向胎儿肘部,勾住肘关节顺势拔出。然后上举胎体,后肩及上肢及后臂自会阴体前娩出(图1-3-58)。或用手指将肩胛骨下角推向儿背,可使上肢旋转娩出(图1-3-59)。

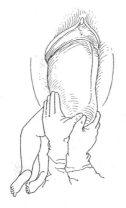

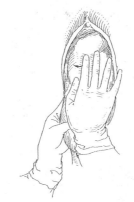

图1-3-57　扶臀　　　　　　图1-3-58　臀位助产(娩前肩)

　　若以上方法均不能使上肢顺利娩出,则一手扶臀或牵足,另一手伸入产道勾住前肘弯,压向胸部,同时向下、侧方旋转,使胎手以洗脸方式娩出。同法娩后肩(图1-3-60)。

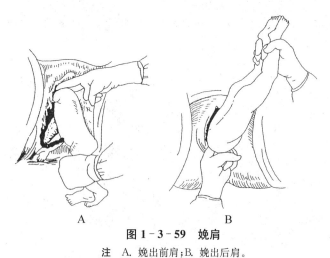

A   B

图 1 - 3 - 59　娩肩

注　A. 娩出前肩;B. 娩出后肩。

6) 娩头:胎肩及上肢娩出后,放低胎体,再次将胎背转向前方,此时儿头内旋转,由助手在耻骨上压迫儿头使之俯屈、入盆。枕部向前下达盆底。胎头枕部当枕下抵于耻骨联合下方时,将胎体上举翻过耻骨上,使胎头取正常头位分娩的相反次序,以最小径线,以枕下前囟径线顺骨盆轴方向娩出(图 1 - 3 - 63)。

如娩头困难,可采用莫里斯(Manriceais Mancuver)手法牵引,即术者一手伸入阴道内,胎体伏骑于术者接产者左前臂之上(骑马式),左中、示指按胎儿上颚上颌,或伸中指放入胎儿口内以保持胎头俯屈,右手示、中指下压双肩,用力向前上方牵引牵拉胎体,同时助手于耻骨联合上方压迫儿头帮助俯屈,使胎儿全部娩出(图 1 - 3 - 61、图1 - 3 - 62)。

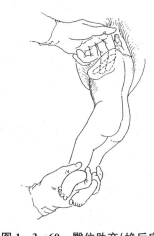

图 1 - 3 - 60　臀位助产(娩后肩)

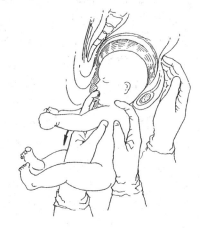

图 1 - 3 - 61　莫里斯手法牵引

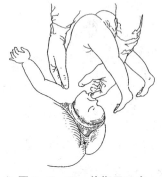

图 1 - 3 - 62　伸指于口内

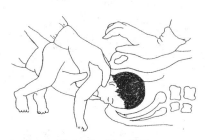

图 1 - 3 - 63　娩头

若牵引失败,应即改用后出头产钳助产再向下、向后牵引胎儿:前肩及上肢多可自然娩出。然后上举胎体,后肩及上肢即可娩出。如有困难可采取旋转法或滑脱法,也可两者相互配合。

A. 旋转法:肩外露后,继续向下、向后方牵引胎体,到露出腋窝时,向胎背侧外旋胎体,使前肩及前臂自耻骨弓娩出,再将胎体内旋转,则后肩及后臂娩出。

B. 滑脱法:术者一手握住胎儿双足向前提起,使后肩在会阴部露出,另一手示、中指伸入阴道,钩压胎儿肘窝,使后臂从胎儿面部、胸部以洗脸样动作娩出,然后将胎体下垂,并稍外旋转,则娩出前肩,再向上滑脱出前臂。胎肩和双上肢完全娩出后,将胎背转向前方,使胎头矢状缝与骨盆出口前后径一致,然后用下述两种方法之一娩出胎头。①向下、向后牵引胎体,助手在耻骨上压迫儿头使之俯屈,当胎头枕骨达耻骨联合下时,将胎体向母体腹部方向上举,翻过耻骨上,胎头即可以正常头位分娩的相反次序娩出。②Mauriceau法:将胎儿两下肢骑跨在助产者左前臂上,左后中指伸入胎儿口内钩住下齿槽,示指与无名指压在胎鼻两侧颌骨,右手中指压胎头枕部,使胎头俯屈,食指和无名指置于颈部两侧肩上、向下、向后牵引,同时助手在耻骨联合上压胎头,协助胎头下降及俯屈,当胎头枕骨低于耻骨弓时,将胎体上举前翻,以枕部为支点,使胎儿下颌、口、鼻、眼、额相继娩出。

(2) 扶着法　即 Bracht 法,主要用于伸腿臀。腿直单臀位。扶持法立足于"拔",伸腿臀者儿足不在先露部位,故无须用力"堵"臀,以免阻碍产程进展。伸腿臀者先露最小,肩部加双腿最宽。周径较大,遇到的阻力较大,千万不能像臀位第一助产法那样堵阻先露部,接产过程中始终保持胎儿的小腿伸直折叠于胎体上,压住交叉在胸前的双臂使之不致上举;压住胎儿颏部使胎头不致仰伸,充分扩张软产道,以利胎儿顺利娩出。故扶着法的操作是在臀部娩出后用双手扶持,阻止胎足过早滑出,使肩部娩出时产道得到最充分的扩张,以利胎头顺

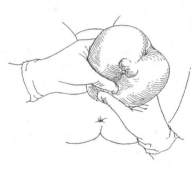

图 1 - 3 - 64　双手扶持

利通过(图 1-3-64、图 1-3-66)伸腿臀者先露小且软,故对宫颈压力小,易发生宫缩乏力,常须用缩宫素静滴加强产力。又因双腿仲直,膝关节不能向两侧屈曲,形成夹板样作用,不利于胎体侧屈,但若产力强,一般不至于分娩困难。

加强产力,使胎臀自然娩出,接产者两手拇指按在胎儿大腿后面,其余 4 指放在骶部握住胎臀,边旋转胎体使骶、背部转向前方,边举胎体向上轻轻牵引,同时双手沿儿腿向母体会阴部滑动,拇指保持在母体会阴后联合处,使儿腿持续伸展,紧贴胸腹壁以减少阻力,并压住交叉于胸前的双手使不致上举。

肩胛下角露出后,将胎体上翻至耻骨联合上,使双肘自然娩出,继以双肩及全上肢。此法适用于胎儿较小或早产者。若胎儿估计≥3 000 g,或在娩肩前双足已脱出,则按堵臀法所述娩出前、后肩。

胎臀自然娩出后,术者双手拇指放置于胎儿腿部,其余四指在骶部,阵缩时握住胎体及双腿向上抽提。当胎儿的肩胛骨下角露出阴道外口时,将胎体上举,使双肘、双肩及前臂自然娩出(图 1-3-65)。

双肩娩出后,将胎体转向下、后方向牵引,使儿枕下部露于耻骨联合下方,再将胎体上举翻过耻骨联合上至腹面,使胎头娩出(图 1-3-67)。若遇困难,改用莫里斯手法或后出头产

钳牵引。

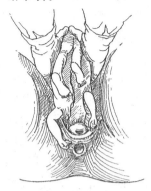 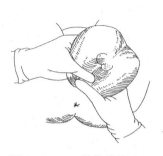 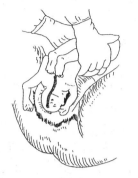

图 1-3-65　将胎体上翻至 　　　图 1-3-66　扶持法使胎腿 　　　图 1-3-67　娩出胎肩、胎头
　　　　　　耻骨联合上 　　　　　　　　　　保持伸直

8. 手术技巧与要点

1）产力要好,如发生宫缩乏力,可酌情加缩宫素静滴。

2）单臀位助产只能用扶持法,禁用堵臀法。

3）堵臀法可使阴道充分扩张,但不宜过分。臀部抵达阴道口时可行麻醉和会阴切开术。

4）胎头娩出时,按分娩机转进行,不应用暴力牵拉,必要时用后出头产钳术。

5）胎儿的脐部娩出到胎头娩出时间不可超过 8 min。

9. 本术式特点

1）有一定的风险,但可以实施。

2）孕妇一般情况好,胎儿体重在 3 500 g 以下。

3）产程进展好,宫缩好。

4）为腿直臀位或全臀位。

5）自脐部娩出到胎头娩出的时间不超过 8 min。缝合会阴,3～6 d 拆线。

10. 术后处理

1）留置导尿管。仔细检查产道,有损伤及时修补。

2）检查有无宫颈裂伤。

3）检查新生儿有无髋关节脱位膈神经损伤、脊柱损伤、臂丛神经损伤。有无颅内出血、骨折。

4）预防性抗感染。防止产后出血和感染。预防应用催产素。

11. 常见的手术失误

（1）助产手法不当　新生儿肌骨骨折、肱骨骨折、颅骨骨折、髋关节脱位、颈椎脱位等,臂丛神经损伤、胸锁乳突肌损伤,肝、脾破裂,脑膜撕裂、颅内出血。

（2）产道扩张不完全　宫颈撕裂伤,阴道、会阴撕伤,子宫下段撕伤,阔韧带撕伤,产道血肿。

12. 常见并发症及处理

臀位阴道分娩时,软产道扩张不充分,容易发生上、下肢娩出困难、后出头困难和宫缩乏力,一旦发生应及时、准确地给予处理。

（1）下肢娩出困难　牵足困难往往发生在单臀先露行牵引术时,若胎臀位置较低,应在阴道前壁钩住前腹股沟,待宫缩时向下牵引（图 1-3-68）。如果能同时钩住两侧腹股沟可同时牵引(图 1-3-69)。胎臀位置较高时,可伸手入宫腔,以手压迫腘窝使之屈曲,足踝部向下牵引,同法行双足牵引(图 1-3-70)。

（2）上肢娩出困难 经阴道分娩的臀位常存在着后出头困难,此时若合并胎臂上举,胎头多无法自然娩出,必须进行解脱。首先上推胎体,使之松动,将胎背先向后旋转,上举的胎臂即可由枕后滑向面部,再用示、中两指将上举的胎臂沿胎儿面部及胸前拨出(图 1-3-71)。如为胎儿双臂上举,则同法娩出另一上举的胎臂。此后胎背转至母体前方,按臀位分娩机转牵出胎体和胎头。

（3）后出头困难 常威胁胎儿生命,必须查明情况,紧急处理。

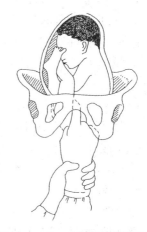

图 1-3-68 指钩前腹股沟牵引

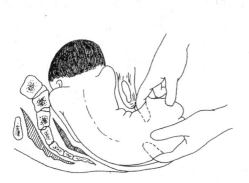

图 1-3-69 钩双侧腹股沟牵引

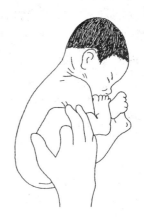

图 1-3-70 单臀取足法

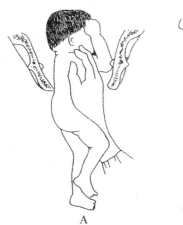

A

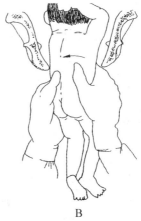

B

图 1-3-71 胎臂上举的解脱

注 A. 滑脱法;B. 旋转法。

1）子宫颈口没有开全即行牵引,致使大而硬的胎头不能牵出。

A. 对于臀位胎儿下肢已脱出者不宜施行臀牵引术,应立即剖宫产。

B. 胎儿肢体及躯干已全部脱出,胎儿仍存活,应以抢救胎儿为主,立即行宫颈切开术,牵出胎头,但应注意切口上延及出血,然后再缝合切开宫颈。

C.无胎心、无脐带搏动者,应待宫颈口开全或近开全后行穿颅术,使胎头缩小后娩出。

2)儿头嵌顿于骨盆入口或中骨盆以上,为头盆不称产前判断错误所致,很难挽救,胎儿已死亡者可行穿颅术娩出胎头。如果轻度头盆不称且胎头已达盆底,方位正确而娩出困难者,应及时改用后出头产钳助产术。

(4)胎头成枕直位 臀位产时,助产者在双肩径入盆时,胎头双顶径还没有转至与骨盆的横或斜径相一致时,就急于牵出双肩,并向下牵引,势必造成胎头被转为枕直前位,使胎儿枕额径嵌顿于入口前后径上而不能入盆。已形成枕直位时,在宫缩间歇期将胎背再恢复到侧方,双肩置于骨盆出口前后径上,用手在阴道内向一侧推移,使胎头前后径在骨盆入口的横径或斜径上,使胎头入盆后,再牵出胎头。

(5)胎头仰伸 胎臀娩出后,急于牵拉胎肩、胎头,拉力集中在胎颈部,胎头额部入盆时受阻而仰伸,胎头内旋转困难,枕额径最长,很难娩出。助产者可将手伸入阴道内,压迫胎儿上颈部,同时在耻骨联合上加压胎头枕部,使胎头俯屈而最终娩出。

(6)儿颈扭转后出头困难 即胎背与枕部不在同一方向,互成90°～180°角,造成出头困难。助产者应先将胎体旋转到与胎头一致,松解扭转的胎颈,然后勾嘴或推下颌使枕部旋转至前方,再按机转牵出胎头。

(7)持续骶后位 胎儿枕部抵于骶窝。可先伸手将胎枕转至前方,同时慢慢转动胎体。如转动困难,则以枕后位娩出胎头。

(8)宫缩乏力 胎臀小而软且不规则,不能反射性引起子宫收缩。因此,臀位产时常出现宫缩乏力,导致滞产。补液改善一般状况后,可酌情静滴缩宫素,积极救治产后出血。

13．术式评价

臀位分娩占分娩总数4％～5％,围生儿病死率、新生儿发病率远高于头位分娩。应给予高度重视,选择最适宜的分娩方式,可以避免和减少并发症的发生。目前,臀位牵引术已逐渐被剖宫产术取代,但在某些情况下,仍可作为一种应急措施。

部分胎体自然娩出至脐轮处,助产者按臀位分娩机转用手法协助胎肩、胎臂及胎头娩出。要使软产道充分扩张,为胎儿顺利娩出创造条件。

14．操作技巧

1)立足于"堵",使软产道充分扩张。争取臀位助娩,避免无指征的臀牵引。

2)堵臀时间宜适当,过短时,宫颈阴道扩张不充分,臀部未降至盆底。反之,堵臀时间过长,宫颈及阴道早已充分扩张,胎臀已达盆底,如继续阻止娩出,会造成宫缩过强、胎盘缺血、缺氧而使胎儿窒息,严重时可使子宫下段过度扩张而发生破裂。

3)当胎臀自然娩出至脐部之前,应使胎儿成为骶前姿势;横"8"字旋转胎体,使肩及上肢娩出;后出胎头注意俯屈分娩机转,不要猛力牵拉。

4)行扶着法时应尽量使两腿上翘,增加臀部及大腿间周径的总和,有利于充分扩张宫颈及阴道,同时还可将脐带保护在两大腿之间,免受压迫。

5)臀位阴道分娩时,不论采取何种助产法,胎儿脐部娩出至胎头娩出的时间最多不得超过8分钟,否则胎儿易因缺氧窒息,甚至死亡,存活者中痴呆儿或智力低下者多,因此必须有技术熟练者接产或在旁指导,以便一旦发生困难,可以及时采取措施,不致因惊惶失措,延误时间。若估计胎头娩出距胎臀娩出将接近 8 min,可用手指或阴道直角拉钩下压阴道后壁以暴露胎儿口鼻,并用吸痰器吸出黏液,争取呼吸道畅通,防止窒息,直至胎头娩出为止。

第五节　横位内倒转术

横位内倒转术又称足式内倒转术,是指用手伸入宫腔,牵引胎足,将横位、斜位或头位胎儿倒转成臀位娩出的手术。因易致子宫破裂,危险性较大,病死率高,现已原则被剖宫产术所替代。由于剖宫产安全和迅速,横位活胎应以剖宫产妇宜。横位死胎应行毁胎术。因此内倒转术适应证大为减少,现在由于剖宫产的广泛应用,使用较少。但不具备剖宫产条件而转送患者困难的地区,此术式对于抢救母婴生命起重要的作用。

一、适应证

1)横位或斜位活胎而又无条件行剖宫产者,无条件转院。

2)额位、颏后位或高直位,难以头位分娩而又无条件行剖宫产者。

3)双胎生产时,需迅速娩出第二个胎儿时。双胎第一胎儿已娩出,第二胎儿由于胎儿宫内窘迫等需立即娩出,或第二胎儿胎头高浮或为横位,或>30 min 仍不娩出者。

4)经产妇横位,宫口开全,胎膜未破,无头盆不称者。刚破膜羊水流失不多者仍可争取进行。

5)双胎之第二孩为横位,或胎儿窘迫、脐带脱垂不能立即经阴道娩出者。

6)个别横位死胎,胎儿较小,或颈部高,使断头术难以进行者。断头术失败而无子宫破裂者。

7)头位未入盆并发脐带脱垂,不能立即阴道分娩,还纳失败,且无剖宫产条件者。

8)某些头位异常,如颏后位、额先露、高直位等,无剖宫产条件者。

9)斜位活胎而忽略者或施行外倒转失败者。

10)部位性前置胎盘且有阴道大量出血,但无条件做其他手术止血者。

二、禁忌证

1)估计头盆不称,不能经阴道分娩的活胎。

2)先兆子宫破裂或子宫破裂。

3)子宫瘢痕,易发生子宫破裂者。

4)胎膜已破,宫腔内羊水不多。无回旋余地。宫腔内羊水少或子宫强直性收缩,胎儿无回旋余地。忽略性横位,此时胎膜多已破,羊水流尽,而不具备内倒转条件。

三、手术条件

内倒转术的重要条件为胎儿存活和宫口开全或近全。

1)宫口开全或近开全时,能容术者一只手进入宫腔。

2)活胎(除用于横位死胎时)。

3)无明显产道狭窄、头盆不称。

4) 胎儿在宫内有一定的回旋余地(羊水尚未流尽,子宫无强直性收缩)。

5) 必须施行麻醉。

四、术前准备

复习病史,包括临产及胎膜破裂、肢体脱出时间,有无不洁阴道操作史,有无心脏病等重要合并症。腹部检查子宫轮廓,下段扩张程度,有无病理收缩环,宫缩频率和强度,有无压痛和反跳痛;查明胎头位置和胎背朝向,肢体是否清楚可及。测血压、脉搏,输液,备血,持续胎心、宫缩监护。尽可能做好就地急诊剖宫手术准备,活胎者做好新生儿复苏准备。膀胱截石位,消毒外阴,导尿看尿量及颜色。

建立静脉通道,备氧,有条件时备血,监测生命体征及胎心,术野消毒,导尿,阴道检查明确宫口是否开全,是否存在头盆不称,同时做好抢救新生儿的准备。

五、手术时机

1) 宫口开全或近开全时。

2) 无子宫破裂先兆。

六、麻醉

麻醉是内倒转术的成败关键之一,若能令子宫完全放松,基本无宫缩,则手术操作常较顺利,子宫破裂的可能性小。可皮下注射间羟舒喘宁 0.25 mg 后,静脉麻醉下进行手术。传统的乙醚吸入麻醉可随时调节麻醉深度,亦可以牵出一足后撤去麻醉等候自然分娩。硬膜外麻醉可满足麻醉要求,但内倒转后必须立即作臀牵引娩出胎儿。

采用乙醚麻醉、硬膜外麻醉或针刺麻醉。使用硬膜外麻醉时应在手术成功后立即行臀牵引术娩出胎儿。

全身麻醉加肌肉松弛剂,使子宫壁完全松弛,以利操作。

七、手术步骤

1. 牵引胎足

伸手进入子宫腔内,寻找并握住胎足。术者的手经胎儿腹面觅取胎足。

牵引胎足时,需仔细辨认足和手,再做牵引。

胎足与胎手的鉴别:①胎足有明显突起的足后跟,足趾短如豆状,五趾变平,不能卷曲于掌心。活动范围小;足趾尖端联线呈斜线形足掌与其联接部小腿呈垂直线,而胎手无后跟,手指细如棍状,手指长能屈曲,拇指明显短于其他4指,指间易张开,并可卷曲于掌心。手指尖端联线呈弯形,②胎足连腿接臀部,而胎手经臂连接腋窝及肩胛部。可顺胎手扪及腋窝,而胎足扪及臀部(图1-3-72)。胎背在产妇左侧者伸进左手,反之伸进右手,也可伸入自己易操作的手,一般为右手。横位时如胎背在母体前方,牵引下方的胎

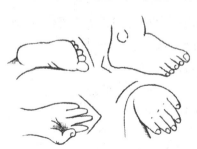

图1-3-72 胎手、胎足的鉴别

足;胎背在母体后方,牵引上方的胎足;胎背朝上或头位时牵引靠母亲腹壁的胎足;胎背朝下则牵靠后面的胎足,以保证行内倒转术时胎背始终保持在母体前方,减少牵引时的阻力,顺利完成倒转术。如为头位,当术者在宫腔内的手寻找胎足时,另一只手放在腹壁外胎儿臀部,将胎臀下按,以便让宫腔内的手更易握住胎足。一旦找到所需要的一只胎足后,即握住,准备牵引(图1-3-73、图1-3-74)。胎脚和手的鉴别在于胎足有明显突起的脚后跟而手则没有。另外脚趾短而齐,大脚趾稍长或平于其余四趾,而手拇指均较其他四指为短。

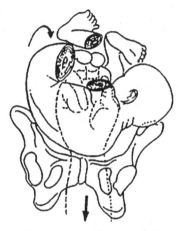

图1-3-73 伸手进入宫腔

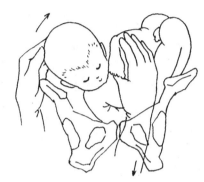

图1-3-74 寻找握住胎足

2. 倒转胎儿

用食指和中指握紧胎足,缓慢向下牵引,同时另一手在腹部外协助向上推胎头,内外配合徐徐将胎儿变成臀位足先露。当胎膝露于母体的阴道口时,内倒转术即已完成。此时宫口已开全者,立即做臀位牵引术以结束分娩。如宫口未开全,胎儿无窘迫,则可密切注意胎心,等待宫口开全后,做臀位助产术或臀位牵引术(图1-3-75、图1-3-76、图1-3-77)。

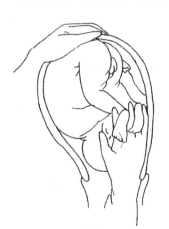

图1-3-75 牵引下方胎足

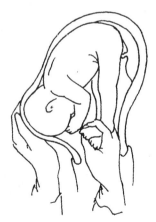

图1-3-76 牵引上方胎足

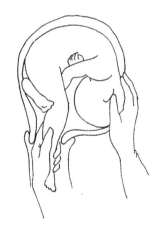

图1-3-77 牵引靠母体腹壁的胎足

八、注意事项

1) 麻醉是手术成功的关键,如果能使子宫完全松弛,手术一般较顺利。

2）术前必须估计手术的可能性,对于有禁忌证的孕妇,禁止使用此术式,以免造成不良后果。

3）在牵引胎足时,应仔细辨清胎足与胎手,再作牵引。

4）牵引过程中不能使用暴力,如果阻力大时,应适当改变牵引方向,检查有肢体阻挡时应用手拨开后继续牵引。

5）当胎儿娩出后应立即对新生儿进行复苏,同时密切观察产妇生命体征和产道出血情况。

第六节　肩难产助产术

胎头娩出后,胎儿前肩被嵌顿于耻骨联合上方,骨盆入口上方,用常规助产手法不能娩出胎儿双肩,称为肩难产。其术式称肩难产助产术。

一、适应证

胎头娩出时,发生娩肩困难者。

二、术前准备

1）检查胎头枕部方向与胎背方向是否一致、骨盆有无狭窄。

2）会阴侧切。

3）清除胎儿口鼻腔黏液,做好新生儿抢救工作。

三、手术步骤

（1）曲大腿法　令产妇或两位助手抱双腿使极度屈曲并外展,大腿贴近腹部,称双腿极度屈曲位。这可使骨盆倾斜角度减小,出口横径增长,促使前肩自然松解后入盆。此法是下述方法的基本体位(图1-3-78)。

（2）压前肩法　在前肩高位时,由助手在耻骨联合上方向产妇背侧压前肩入盆,同时术者向下后方缓缓牵引胎头以娩出前肩(图1-3-79)。注意牵引力不可过大,以免发生副损伤。

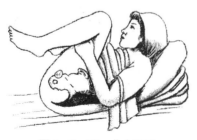

图1-3-78　曲大腿法

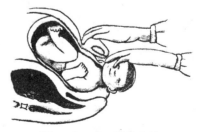

图1-3-79　压前肩法

（3）旋肩法　接产者手伸入阴道,放在胎儿肩峰与肩胛骨之间,另一手置胎儿前肩部双手加压旋转胎肩达骨盆斜径上,使前肩入盆,嵌顿的前肩得以松动娩出,也可将后肩旋转180°(图1-3-80)。

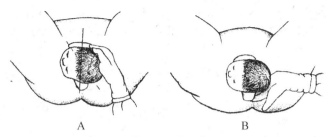

图 1 - 3 - 80　旋肩法

旋转后肩娩出时注意勿旋转胎颈及胎头,以免损伤臂丛神经。

（4）断锁骨法　若各种手法皆失败,胎儿濒临死亡时,术者可试用手指钩住锁骨,由上向下用力折断。若不成功则直视下先切开锁骨表面皮肤,再用剪刀剪断锁骨,此法只在万不得已的情况下使用。

四、操作要点

1）无论哪种方法,动作要轻,一种方法失败可改用其他方法,切不可勉强。

2）娩头时用力的大小和方向要根据胎肩的旋转和倾斜情况而进行,不可暴力。

3）不要忽略软产道损伤。

五、并发症

1）锁骨骨折。

2）肱骨骨折。

3）臂丛神经损伤。

4）软产道损伤。

六、注意事项

1）按正常分娩机制娩出胎体。

2）积极抢救新生儿。

3）预防产后出血。

第七节　臀位外倒转术

异常胎位如臀位、斜位和横位在产前、产时易有合并症,严重者危及母儿生命,如能在孕前加以纠正,减少他们的临产率,则可降低剖宫产率,降低母儿的患病率和死亡率,外倒转术是一种由术者经腹壁用手法转变胎位的手术。矫正异常胎位至头位。经历了盛行、慎用、禁用以及再次推广应用的过程。近年来由于子宫松弛剂的应用,使外倒转术成功率提高,同时有效地降低了臀位的发生率和围产儿病死率。

一、适应证

1）单胎、胎儿发育正常。

2）横位或斜位。

3）妊娠 32～36 周的臀位，经胸膝卧位、艾灸矫治无效者。

4）羊水量正常。

二、禁忌证

1）羊水过多或过少者。

2）双胎胎位异常。

3）头盆不称。

4）B 超证实有脐带绕颈或绕体者。

5）孕妇有心脏病、高血压、妊娠高血压疾病等的臀位。

6）子宫畸形、子宫有瘢痕或子宫肌瘤者。

7）胎头屈曲不良，行倒转术后可以造成颜面位者。

三、术前准备

1）向患者及家属说明可能发生的并发症，并签署同意书。

2）B 型超检查：①臀位分类（属单臀、全臀、不全臀）；②臀方位（骶左、右前，骶左、右后抑或骶左、右横）；③胎儿各径线以估算胎儿体重；④排除胎盘前置；⑤有无脐带绕颈绕体⑥羊水量；⑦胎儿畸形。

3）术前排空大小便。

4）术前 0.5～1 h 服硫酸舒喘灵 4.8 mg 或 0.5 h 前皮下注射间羟舒喘灵 0.25 mg。或口服盐酸羟苄羟麻黄碱 20 mg，也可用 50 mg 硫酸镁加 5％葡萄糖静脉滴注，每分钟 15～20 滴，待子宫松弛后进行外倒转。可同时饮水 200～300 ml 以加强药物吸收。

5）患者自备：0.3 m×1.2 m 棉布 1 块，大别针 6～8 个或多头腹带 1 条，成人用洗脸毛巾 2 块，以供固定胎位使用。

四、手术步骤

1）排空膀胱，仰卧，臀部垫高，双腿屈曲，略外展。用四步诊法复查宫底高度、胎头位置、臀位类型、先露高低，听胎心。骶后位者嘱孕妇向胎儿背部方向侧俯卧位

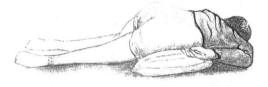

图 1 - 3 - 81

20 min（图1-3-81）。使胎儿自转成骶横位或骶前位，然后恢复正常体位。腹壁上可撒一些滑石粉。

托起胎臀：术者两手伸直，掌面相对，沿孕妇髂窝与胎臀之间插入，用手指关节或手腕关节的力量（不可用肘关节或前臂的力量），向上用力轻轻托起胎臀，以感到活动为度。同时两手逐渐由外向内，以求两手合拢，使胎臀全部座落在术者双手指掌面上。然后迅速用一手握持胎臀，并以其拇指或四指关节的力量向胎背方向的一侧髂窝推移限制下滑，以防托起的胎臀再度滑入骨盆。若用上述方法不能托起胎臀，可再将孕妇臀部垫高些。

如果胎臀已入盆，应先将先露部上推（图1-3-82A）。

2）将胎臀推向一侧髂骨翼,方向应与胎头下降的方向相反。如果胎儿取左骶前,应将胎臀推至孕妇左髂骨翼(图1-3-82B)。

3）术者以另一手的示指和中指的力量交替轻按胎头枕部,使胎头向子宫的侧方移动,缓缓下滑(图1-3-82C)。

4）同时由子宫侧面向上推胎臀,尽快由横位转为纵产式(图1-3-82D)。

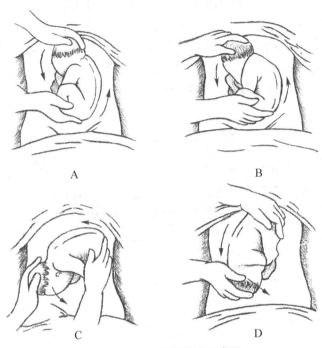

图 1-3-82　外倒转术示意图

注　A、B、C、D等图所示参见上述正文内容。

5）当胎儿转成头位后,用中等大的毛巾两条,卷成16 cm长的卷,分别置于胎头两侧。用33 cm宽的布绕腹2周,用别针固定。

五、术后处理

1）术中孕妇若有自掌腹痛或者出现宫缩,应停止操作。

2）胎先露已入骨盆或外倒转困难者,不应强行操作,切忌用暴力。

3）术毕应定期做产检。

六、主要并发症

1）胎盘早期剥离(premature separation of placenta):可出现腹痛、阴道出血及胎心异常,子宫易激惹、不放松、并有压痛。B超可协助诊断。

2）脐带绕颈或缠身:主要表现为胎心异常及回转困难,将胎位复原后可能缓解,严重者胎死宫内。

3）胎膜早破、早产,甚至胎儿死亡。

4）早产:外倒转后发生规律宫缩,宫颈消失以致扩张,阴道出血。

5）子宫破裂：主要发生在瘢痕子宫,与病例选择不当和操作粗暴有关。

第八节 脐带还纳术

脐带还纳术主要用于脐带脱垂,而脐带脱垂往往发生突然,是分娩期紧急并发症之一。它严重危及胎儿生命,如抢救不及时可致胎儿迅速死亡。长期以来,脐带还纳术一直是处理脐带脱垂的急救方法之一。

一旦确诊为脐带脱垂,应争分夺秒地进行抢救。抬高臀部,将胎先露上推,同时应用抑制宫缩的药物,以缓解脐带受压,并严密监测胎心。根据不同情况果断地决定分娩方式,若胎儿存活,宫口未开全,应尽快行剖宫产术;若宫口已开全,可行产钳助产;若胎心消失,脐带搏动也消失则经阴道分娩。

一、病因

脐带脱垂容易发生在胎先露部不能衔接时,常见原因如下所述:

1）胎位异常,因胎先露部与骨盆入口之间有间隙使脐带滑落,多见于足先露或肩先露。
2）胎头高浮或头盆不称,使胎头与骨盆入口存在较大间隙。
3）早产胎儿偏小或多胎妊娠第二胎儿娩出前。
4）羊水过多、羊膜腔内压力过高,破膜时脐带随羊水冲出。
5）球拍状胎盘、低置胎盘。
6）脐带过长。

二、适应证

1）宫口未完全扩张,胎心好又无剖宫产条件或家属不同意实行剖宫产者。但应做好随时进行剖宫产的准备。
2）宫口开全且无头盆不称。
3）脐带脱垂,胎儿存活者。

三、手术步骤

（1）纱布包裹还纳法 取头低臀高位,以新洁尔灭消毒脱垂的脐带后,用无菌纱布松松地将其包成一团,先徒手适当推开先露部,再将纱布团松松握在手中,或用卵圆钳夹住纱布团边缘,从先露一侧送入宫腔,接着,以另一手在腹部稍压迫子宫底,并等待宫缩使胎先露下降,亦可于脐带还纳后做内倒转术（宫口近开全）,牵出一胎儿腿使胎臀堵塞于宫口,于胎儿胎盘娩出时,纱布随之排出。

（2）徒手还纳法 取头低臀高位或胸膝位,将脱垂之脐带消毒后盘绕于手掌中,在上推先露同时,将脐带还纳至胎儿腹侧,尽量送的高些,最好能将脐带祥放至胎儿肢体上,然后以另一手在腹部配合,将先露推至骨盆入口,等待宫缩使其下降（图1-3-83）。

（3）器械还纳法 将灌肠用的肛管的侧孔加大,肛管内置入一金属探针。以纱布条将脱垂的脐带远端松松地系在套有子宫探针的肛管末端开口内,稍推开先露后,在一手示指与中指引导下,将肛管送入宫底中,使脱垂的脐带随之而上,然后拔出金属探针,再退出肛管,使脐带及所套纱布条留在胎先露部以上,此法在宫口开大 2～3 cm 时即可进行(图 1-3-84)要严密观察胎心及脐带是否再次脱出。

(3) 体位缓解:①臀高侧俯卧位(图 1-3-85)。②垂头仰卧位(图 1-3-86)。③膝胸卧位(图 1-3-87)。

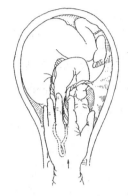

图 1-3-83 徒手还纳

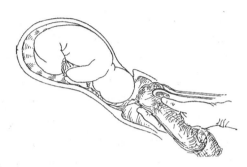

图 1-3-84 器械还纳

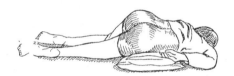

图 1-3-85 臀高侧俯卧位

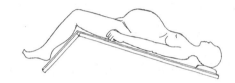

图 1-3-86 垂头仰卧位

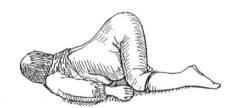

图 1-3-87 膝胸卧位

第四章 剖宫产术

第一节 剖宫产术的手术指征

剖宫产和任何手术一样,必须有一定的指征。合理的剖宫产应该具有手术的充分理由包括医学指征和社会因素两方面。鉴于剖宫产手术、麻醉均有风险、出血、感染、损伤等并发症远远高于正常阴道分娩,比正常阴道分娩出血多、恢复慢,同时婴儿肺部并发症高于阴道分娩等原因,虽然剖宫产无绝对禁忌证,但一致主张施行剖宫产要有指征、术前反复权衡利弊,要杜绝单纯因家属或产妇要求或为避免分娩痛苦等社会因素而施手术。

剖宫产术手术指征很复杂,也极为广泛,其指征可以是单一的,如横位、胎头高直位、中央型前置胎盘等,也可能是多因素的(综合性),如臀位合并高龄初产并妊娠高血压综合征等。判断剖宫产指征的原则是剖宫产仅施行不可能经阴道分娩或经阴道分娩对母婴将有危险的病例。一般来讲,剖宫产指征有以下几种分类方法。

一、按程度分类

(1) 绝对性指征 指无阴道分娩的可能,必须行剖宫产终止妊娠。

1) 头盆不称或软产道梗阻,如骨盆中、重度狭窄,骨盆畸形,盆腔有固定肿块造成产道阻塞如子宫峡部肌瘤、阔韧带内肿瘤、卵巢内肿瘤,以及阴道内广泛性瘢痕狭窄等。

2) 异常胎位造成的梗阻性难产,如横位或某些头位难产如高直后位、额先露、颏后位。

3) 宫缩异常经多种处理仍不能纠正者。

(2) 相对性指征 指剖宫产比经阴道分娩对母婴安全,即不宜从阴道分娩。

1) 母体方面:①为急救而施行手术,如前置胎盘出血、胎盘早期剥离、子宫先兆破裂等;②母体的某些疾病,如患妊娠合并心脏病、重度妊娠高血压综合征、子痫、视网膜剥离、阴道瘘或子宫脱垂修补术后等;③剖宫产史、过期妊娠或胎膜早破未如期临产或引产失败者。

2) 胎儿方面:经阴道分娩会给胎儿带来危险。①继续妊娠和分娩可加重母体负担,导致病情恶化,发生严重并发症或使原成功的手术毁于一旦;②胎儿长时间缺氧可引起出血性脑病;③困难的分娩可能造成产伤。临床上许多病例有多项指征同时存在。

二、按来源分类

(1) 母体指征 ①重度骨盆狭窄;②轻度骨盆狭窄试产失败;③骨盆严重畸形或混杂狭窄:重度骨软化骨盆、均小骨盆兼佝偻扁平骨盆、高位混化骨盆、驼背性骨盆、Robert 横狭骨盆、髋关节病变骨盆、脊柱脱位性骨盆、Naegele 偏斜骨盆、骨折性骨盆等;④高位阴道完全性横膈;⑤双子宫未妊娠子宫阻塞产道;⑥阴道纵隔伴有胎位不正;⑦双子宫妊娠子宫扭转;⑧畸形胎儿(联体儿)不能经阴道分娩者;⑨双子宫畸形吻合术后;⑩子宫脱垂修补术后;⑪会阴Ⅲ度裂伤修补术后;⑫生殖道瘘修补术后;⑬子宫肌瘤剔除术后;⑭人工阴道术后;⑮阴道肿物摘除术后、阴道化学药物烧伤后或阴道损伤修补术后形成瘢痕狭窄,胎儿无法经阴道分娩者;⑯极严重的外阴阴道静脉曲张,剖宫产可避免发生曲张静脉破裂出血;⑰子宫颈瘢痕或极严重的水肿,经治疗无效者;⑱严重外阴水肿,经治疗无效,估计胎儿体重≥3 500 g,经阴道分娩可导致外阴重度裂伤者;⑲先兆子宫破裂者;⑳宫缩无力导致滞产,经处理无效者;㉑子宫下段前壁或子宫颈大肌瘤者;㉒卵巢肿瘤扭转嵌顿者;㉓妊娠合并直肠良、恶性肿瘤梗阻产道者;㉔妊娠合并盆壁良、恶性肿瘤梗阻产道者;㉕妊娠合并子宫颈癌者;㉖妊娠合并心脏病、心功能不全者;㉗中、重度妊娠高血压综合征;㉘妊娠合并其他内科疾病不能耐受阴道分娩者;㉙妊娠合并严重的尖锐湿疣者;㉚经阴道助产手术失败,但胎儿存活者;㉛高危妊娠(既往有多次难产、死胎、死产、习惯性流产、早产、剖宫产、不孕症、输卵管结扎再通术后及异位妊娠病史)者。经阴道助产手术未能取出的活胎,临床上应正确估计头盆关系,千万防止胎吸不成改产钳、产钳失败再剖宫产的错误。

(2) 母儿指征　胎盘是连接母体与胎儿的纽带,因胎盘病变而行剖宫产者为母儿性指征。①胎盘功能低下者(常见于过期妊娠伴羊水过少或羊水污染、胎儿宫内发育不良等);②中央型或部分型前置胎盘;③胎盘血管前置;④胎盘边缘血窦破裂出血多者;⑤胎盘早期剥离;⑥胎膜早破伴羊水污染或宫内感染者;⑦相对头盆不称(头盆评分<5 分或总评分<10 分,或者头盆评分≥6 分或总评分≥10 分者应试产,经 6～8 h 的正规试产,胎儿不下降,子宫口扩张阻滞者)。

(3) 胎儿指征　①胎儿窘迫;②巨大胎儿;③珍贵胎儿;④胎位异常如额先露、颏后位、横位、臀位、胎头高直位、枕横位伴胎头前不均倾等;⑤脐带脱垂或脐带先露;⑥脐带缠绕(绕颈、绕身)、打结;⑦双胎双头嵌顿或双胎胎头绞锁;⑧联体双胎特别是臀/头连接、臀/横连接、臀/臀连接无法经阴道分娩者。

(4) 综合指征　影响分娩的产力、产道、胎儿及产妇全身状况(包括精神)四因素,若一项明显异常,估计经阴道分娩会造成母儿危害者,应择期行剖宫产;一项轻度异常,可考虑阴道试产。轻度异常常见指征为:①临界骨盆或轻度狭窄;②可疑胎盘功能减退,如羊水减少、胎动减少或消失、NST 无反应型等;③子宫颈不成熟,胎儿体重估计在 4.0 kg 以上;④血压偏高,有心脏病史或心功能不全,或合并其他内科、外科合并症;⑤前次剖宫产指征等。

三、按存在的时间分类

(1) 永久性指征　指孕妇有严重骨盆狭窄或畸形等终身不变的情况。

(2) 非难产性指征　也称暂性指征,指妊娠或分娩期因母儿并发症或合并症急需结束分娩者,或因阴道分娩条件不成熟,或有危险而行选择性剖宫产术。如胎盘早期剥离、前置胎盘、子痫等。

四、按剖宫产手术时机不同和手术的急缓分类

(1) 择期剖宫产　指有剖宫产指征,孕妇尚未临产,暂无母体危害,选择最佳时机和条件的剖宫产。包括上述不宜阴道分娩的各项指征。

(2) 急诊剖宫产　病情严重,从决定剖宫产到胎儿娩出需在 1～2 h 内急诊的手术过程。对有急诊剖宫产指征者要当机立断,在胎儿及产妇未受到严重损害以前娩出胎儿。指征为:①前置胎盘,反复出血或出血量较多,特别是产程进展缓慢时,对出血多而休克者应紧急剖

宫产；②胎盘早期剥离，胎心良好应急诊剖宫产，出血多、胎儿虽已死亡，但应急诊剖宫产以挽救产妇的生命；③头盆不称处理无进展应急诊剖宫产，其常见原因为骨盆狭窄、胎儿或胎头过大、胎头位置异常如额位、高直位、不均倾位、面先露、持续性枕横位、枕后位等；④胎儿窘迫，早期胎动消失，羊水过少，并且 OCT 试验阳性，或者产时同时出现 2~3 项中度胎儿窘迫症状如胎心率过速、胎心率偶发减速、胎心率轻度过缓、羊水Ⅱ度~Ⅲ度污染以及产程进展缓慢应急诊剖宫产；⑤妊娠高血压综合征：先兆子痫治疗效果不佳，病情加重，并发症出现或子痫反复抽搐，经积极治疗仍不能控制应急诊剖宫产，子痫抽搐经处理控制后以 2~4 h 内手术为佳；⑥妊娠合并心脏病：经药物治疗效果不佳，病情加重，心功能Ⅲ、Ⅳ级，心力衰竭不能纠正或产程进展缓慢应急诊剖宫产；⑦横位、臀位临产入院有剖宫产指征应行急诊剖宫产；⑧先兆子宫破裂或子宫破裂，任何原因造成者，不论胎儿是否存活均应急诊剖宫产。

（3）紧急剖宫产　紧急剖宫产指病情严重，从决定剖宫产至胎儿娩出 10~20 min 内的紧急手术过程。术前准备及手术步骤不同于择期与急诊手术过程，它是挽救母儿生命而进行的紧急手术过程，错过手术时机意味着丧失生命。手术应沉着、冷静、细致。对有紧急剖宫产指征的产妇原则是当机立断，一边检查和抢救，一边手术。手术指征为：①严重胎儿宫内窘迫；②脐带脱垂；③前置胎盘严重出血；④胎盘早期剥离；⑤负压及产钳助娩失败者；⑥子宫破裂；⑦横位临产；⑧其他如双胎发生双头交锁，臀位助产后出头困难，孕母死亡胎心尚存，产前误用宫缩剂引起强直性宫缩，可急诊剖宫产抢救胎儿生命。术前准备不应占用太多时间，手术步骤从简，可在产房内实施，参加手术人员要分工明确，协调团结合作。

五、按母体、胎儿、产道三方面分类

（1）母亲方面（母性指征）　孕妇情况不适合阴道分娩的有：①严重产前出血如前置胎盘、胎盘早期剥离；②原发宫缩乏力、滞产、产妇衰竭特别合并胎心异常者；③重度妊娠高血压综合征药物治疗无效，影响胎儿和产妇健康者；④高年初产（35 岁以上）合并多年不育、臀位、妊娠高血压综合征；⑤前次剖宫产有子宫先兆破裂时；⑥生殖器瘘修补术后合并妊娠；⑦妊娠合并子宫颈癌；⑧生殖器畸形如双子宫、非孕子宫嵌顿骨盆中阻碍分娩者；⑨先兆子宫破裂，多因骨盆狭小、胎位不正、胎儿畸形（脑积水、无脑儿、巨腹症等）未及时处理所致，如胎儿尚存活，排除畸形者可行剖宫产。

（2）胎儿方面（胎儿性指征）　指胎儿情况经剖宫产较阴道助产危险性小者，如：①胎位异常；②胎儿宫内窘迫；③珍贵胎儿如高龄多年不孕初产或多次流产迫切希望得到活婴，近足月胎儿多次死于子宫内，可在成活的适当时期行剖宫产。

（3）产道方面　以下情况需行剖宫产：①骨盆狭窄或畸形；②软产道异常，盆腔肿瘤如卵巢囊肿嵌顿，子宫肌瘤阻碍胎头进展者，严重阴道、外阴瘢痕，估计切开也不能通过胎儿或可能引起严重撕裂者。现代受许多社会心理因素的影响，产妇及家属强烈要求剖宫产，无形中也成为非手术指征的一种手术指征。

六、根据剖宫产与分娩三大因素有无直接关系分类

1. 难产指征

由于产道、胎儿及产力异常所致难产，终需剖宫产结束分娩。具体如下所述。

（1）骨盆狭窄　占剖宫产术指征的比例相对下降，骨盆狭窄的诊断主要依靠临床的骨

盆内、外测量作出决定。骨盆入口重度或中度狭窄而胎儿较大者,中骨盆中度以上狭窄者应行选择性剖宫产。

(2)头盆不称 指骨盆径线属正常范围,但胎儿过大或胎头与骨盆比例不相适应,即骨盆相对狭小,使产程受阻。多数单位头盆不称仍占剖宫产指征的首位。头盆评分<5 分或总评分<10 分者,应考虑剖宫产;头盆评分≥6 分或总评分≥10 分者应试产,经过 6～8 h 的正规试产,胎头仍不下降,子宫口扩张阻滞者应考虑剖宫产。

(3)胎头位置异常 如额位、高直后位、前不均倾位、颏后位及颏横位难以用手法纠正者,足月活婴均应考虑剖宫产。持续性枕后位及持续性枕横位经充分试产,子宫颈扩张阻滞不能开全或子宫颈虽能勉强开全,但先露下降不到＋2 者,也不宜行阴道助产而考虑剖宫产。

(4)横位 如横位不能纠正者,胎儿足月能存活时应行选择性剖宫产。临产后就诊者,亦应行剖宫产。

(5)臀位 臀位足先露,初产单胎胎儿体重估计≥3 500 g 或胎头仰伸呈望星式者应考虑剖宫产。另外,高龄初产(年龄 35 岁及其以上)、过期孕、重度妊娠高血压综合征合并臀位的亦应多考虑剖宫产。

(6)软产道异常 因软产道异常而行剖宫产者较少见。①软产道瘢痕:阴道创伤、感染以及手术后瘢痕挛缩引起的阴道狭窄;子宫颈锥形切除术或电灼后形成瘢痕影响扩张;膀胱阴道瘘修补术后若再经阴道分娩可导致再次发生瘘管;剖宫产感染切口愈合不良、子宫肌瘤摘除、子宫穿孔修补、子宫畸形矫形等术后形成的瘢痕,再次妊娠时,在妊娠及临产后有瘢痕裂开的危险。②软产道梗阻:除子宫颈、阴道、外阴瘢痕严重者可致分娩梗阻外,子宫颈肌瘤、卵巢囊肿或实质性肿瘤、腹腔实质性器官异位、子宫颈及阴道发育异常均可阻碍先露下降形成难产,需行剖宫产。③子宫颈癌及尖锐湿疣:子宫颈癌及广泛子宫颈尖锐湿疣患者,阴道分娩有子宫颈裂伤出血危险,应考虑剖宫产。

(7)宫缩乏力 原发性宫缩乏力较少见,早期发现常可以纠正。继发性宫缩乏力常为产道异常及胎头位置不正所致,单纯由于产力不能纠正而行剖宫产的例子甚少。

2. 非难产指征

妊娠期或分娩期,因母儿并发症或合并症需急速结束分娩或因阴道分娩条件不成熟或阴道分娩有危险而行选择性剖宫产的比例,随围生医学的发展而增高。

(1)胎儿宫内窘迫 多数单位胎儿宫内窘迫已占剖宫产指征的第二位。重庆医科大学附属第二医院 383 例剖宫产中因胎儿宫内窘迫行剖宫产者 79 例(20.6％),其中脐带病变 44 例,其他除 7 例未找到明显原因外,尚有胎盘功能不全、羊水过少、胎膜早破等。天津医学院附属医院胎儿宫内窘迫占剖宫产的 43.7％,居剖宫产指征的第一位。关于胎儿宫内窘迫的诊断标准,目前主要依靠胎心率变化及羊水胎类污染两项临床指标,有条件可参考 NST、OCT 及胎儿头皮血 pH 值测定。对于胎儿宫内窘迫这个指征要慎重掌握,多观察分析,但在紧急关头,经处理无改善者,也不可过于犹豫,以免延误挽救时机。

(2)产前出血 胎盘早期剥离诊断较为肯定者应行剖宫产。前置胎盘经 B 超检查证实为完全性或部分性前置胎盘,孕龄达 36 周以上,胎头双顶径达 90 mm,股骨长达 68 mm 以上者,可行选择性剖宫产。如孕周不到 36 周,阴道大量流血不止者,应立即行剖宫产,以挽救产妇生命为主。

（3）过期孕　表现为胎盘功能不全、胎儿宫内发育不良或过熟、巨大儿。胎盘功能不全、羊水过少、胎动减少、胎动消失、NST 无反应等提示子宫内缺氧。B 超胎盘Ⅲ级、羊水少、双顶径达 90 mm、羊水 L/S 比值＞2,则提示胎儿已成熟。破膜发现羊水少或有明显的胎粪污染羊水则应行剖宫产。

（4）妊娠高血压综合征　子痫抽搐控制 4 h 以后,先兆子痫经治疗无效,引产失败,出现眼底出血、视网膜剥离等,选择剖宫产是恰当的。

（5）心脏病　严重心脏病常不能耐受阴道分娩,剖宫产有时可挽救母儿生命。风湿性心脏病双瓣膜病变、主动脉瓣闭锁不全、Ⅲ～Ⅳ级心功能者经治疗好转后,或有心力衰竭、心房纤颤者以及先天性心脏病发绀型进行必要准备后,在控制补液、加强利尿、适当强心情况下可进行剖宫产。

（6）其他妊娠合并症　妊娠合并严重的内科疾病,常不能耐受阴道分娩,经过内科准备,选择有利时机,在内科医师配合下可考虑剖宫产。

一些可被接受的剖宫产新指征,如感染艾滋病的妇女、双胎中第二胎儿为横位者、三胎及以上妊娠,虽然这些指征占剖宫产术的比例很少,但随着医学的进展及促排卵药物的应用,多胎妊娠率将增加。而艾滋病及其他性传播疾病的蔓延,必将危及孕妇及胎儿,将给剖宫产带来新的问题。

至于近些年来国内外均已出现的社会因素影响,如家属和(或)孕妇因某种顾虑而坚决要求剖宫产术等,常与产前宣传教育不够有关,应根据病情考虑母婴双方的情况权衡利弊,决定是否采用剖宫产术。由于剖宫产需要解决的问题往往涉及孕妇及胎儿双方,故其指征的掌握及恰当与否都与产科医师的技术、经验和作风等有关。以上原因导致了阴道分娩率明显降低,年轻的产科医师缺乏产程观察及试产技巧,难产的早期识别能力差,产程中对产妇进行全面支持的能力差,各种阴道助产技术如胎头吸引器、产钳的使用、臀位助产法等不熟练,对产时合并症的处理能力不强,在需要采用阴道助产技术时信心不足,转而依赖剖宫产去处理难产,从而造成了剖宫产技术越来越熟练,剖宫产率越来越高,安全性越来越差的恶性循环。

第二节　剖宫产术禁忌证

剖宫产可将母婴的危险及伤残儿的出生率降低到最低程度,单一因素如高龄初产、胎儿生长迟缓、羊水过少、脐绕颈或不良史者均不构成剖宫产择期指征,当有两个或两个以上不利因素,可放宽剖宫产指征,对某些因素(相对性指征掌握)目前尚存在不同意见。剖宫产虽无绝对禁忌证,对技术熟练者亦无禁忌证,但国内外产科专家一致主张施行剖宫产要有指征。但除母方有指征,剖宫产一般不施行胎儿死亡或严重畸形者,产妇有某些内科疾患如严重心脏病、重度妊娠高血压综合征或血凝障碍者,剖宫产可增加其危险性,故仅作为不得已的措施,术前需经适当地处理控制并严格加以监护。

剖宫产最大的禁忌证就是无恰如其分指征。众所周知,剖宫产术已成为越来越重要而广泛的普及产科手术,但剖宫产毕竟是产科大手术,随着卫生医学的发展,世界各国剖宫产率的上升,并发症也随之增加,麻醉意外及其他意外损伤也增加母儿的患病率及病死率。因此,产科医师应时刻牢记剖宫产与合并症是双胞胎,所以施行剖宫产术应该有手术指征。同时,怎样防治剖宫产术中对母婴的损伤同样重要。

一、儿性禁忌证

(1) 死胎　宫内死胎原则上不应采取剖宫产方式结束分娩,但并非绝对禁忌证。宫内死胎合并下述情况时,应慎重考虑选剖宫产术结束分娩。①软产道严重畸形,如高位横膈无法经阴道切开者;②阴道瘢痕狭窄严重者;③严重骨盆狭窄或变形;④难产经保守治疗无效,无法经子宫颈取出死胎者;⑤胎盘早期剥离,内出血严重,胎儿已死,子宫口未开或仅部分开大,短时间无法经阴道分娩者,为抢救产妇,应行剖宫产术;⑥中央型前置胎盘或部分型前置胎盘,子宫口部分开大或未开大,出血多,短期内不能经阴道分娩者,为保护产妇也应选择剖宫产。

(2) 胎儿畸形　若为无法纠正的畸形儿应尽量争取阴道碎胎取出。①联体双胎或其他严重的无法以阴道毁胎取出的畸胎;②畸形儿同时合并类似上述死胎的情况时,迫不得已行剖宫产术。

二、母体禁忌证

(1) 严重合并症　产妇一般情况极差或合并严重内、外科疾患,如心力衰竭、肺水肿、糖尿病昏迷、尿毒症、重症肝炎、肺炎、重型气管炎、严重脱水酸中毒、电解质紊乱等,必须在积极改善一般情况后,对存在绝对剖宫产指征时,始考虑手术。

(2) 感染　子宫腔已有严重感染,且已具备阴道分娩条件者,应尽量以阴道结束分娩。

第三节　剖宫产的术式

产科医师不仅要熟练掌握剖宫产的操作技术,而且应准确掌握各种术式的选择原则。以下分述剖宫产的各种术式。

一、子宫下段部宫产术

子宫下段部宫产术是目前国内最常用的手术。手术步骤如下所述:

1) 腹部常规消毒,铺灭菌巾。

2) 取下腹左旁正中或正中切口,也可作耻骨联合上横纹处的横切口,长度 12 cm 左右。逐层开腹壁,进入腹腔。

3) 探查子宫及周围情况,如子宫下段形成如何及胎头位置、大小等。

4) 切开膀胱子宫反折腹膜,横弧形剪开子宫下段腹膜,长 12 cm 左右(图 1-4-1),用手指上下钝性分离剪开的腹膜,推下膀胱(图 1-4-2),清楚暴露子宫下段。

5) 在暴露好的子宫下段处正中横行切开一个 2 cm

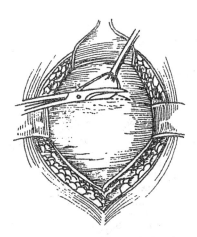

图 1-4-1　弧形切开膀胱子宫
反折腹膜

左右的切口,深达胎膜但不切破胎膜,然后用两手示指沿此切口向左右两侧钝性撕开扩大切口约 11 cm(图 1-4-3)。

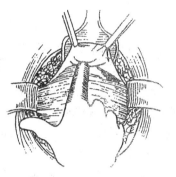

图 1-4-2　下推膀胱

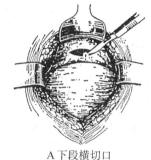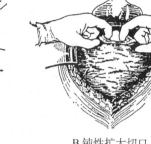

A 下段横切口　　　　B 钝性扩大切口

图 1-4-3　切开子宫

6) 用止血钳钳破胎膜,并扩大破口,抽吸羊水。

7) 将一手伸入子宫腔内胎头的下方,向上托起胎头,另一手在子宫底部加压,使胎头娩出(图 1-4-4)。如手法娩出胎头有困难,可试用单叶或双叶产钳将胎头撬出切口(图 1-4-5、图 1-4-6)。出头后立即清理胎儿口腔和鼻腔内的羊水,同时助手在子宫体注射缩宫素 10~20 U,然后将胎肩、胎体等相继娩出。如果是臀位按臀牵引法娩出胎儿,然后清理其口腔、鼻腔的羊水。断脐带后,将新生儿交台下助手处理。

图 1-4-4　手娩胎头

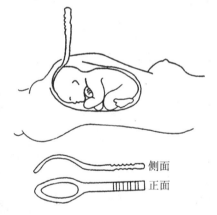

图 1-4-5　单叶产钳及放入

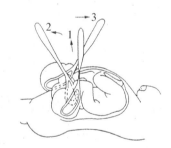

图 1-4-6　产钳娩出胎头

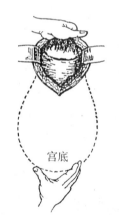

图 1-4-7　娩出胎盘

8) 胎儿娩出后,用数把卵圆钳钳夹子宫切口边缘四周,注意钳夹住出血部位。稍后胎盘自然剥离,若有明显出血或不能自行剥离,可用手取出胎盘(图 1-4-7),然后用卵圆钳夹一干纱布擦净子宫腔,不使胎膜或胎盘组织残留。对有高危感染因素者,可取碘酊或碘附纱布块擦拭宫腔一次,能有效预防产后感染或用替硝唑注射液冲洗宫腔。

9) 用 1 号铬制肠线或其他可吸收线缝合子宫壁,内层作间断或连续全层缝合,使缝线尽可能不穿过子宫内膜,外层作连续褥式包埋缝合子宫下段浅肌层或浆肌层。连续缝合反折腹膜(图1-4-8)。

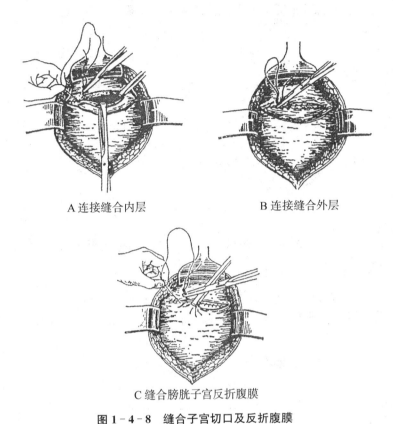

A 连接缝合内层　　　　　B 连接缝合外层

C 缝合膀胱子宫反折腹膜

图 1-4-8　缝合子宫切口及反折腹膜

10) 检查盆腔内有无出血,探查双侧卵巢、输卵管有无异常,清点纱布、器械后逐层关闭腹腔,缝合腹壁。

二、子宫体部剖宫产术

子宫体部剖宫产术,手术操作简单,切口在体部,术中出血多,容易产生脏器粘连、感染,再次妊娠或分娩时瘢痕易破裂。仅在下段剖宫产有困难或有紧急意外情况时采用。在妊娠中期剖宫取胎时常选择本术式。

1. 适应证

1) 子宫下段严重粘连。

2) 子宫下段血管曲张。

3) 子宫下段形成不良。

4) 胎头深嵌。

5) 骨盆畸形。

2. 手术步骤

1)～3) 基本同子宫下段剖宫产术。

4) 切开子宫　于子宫前壁正中部位作一纵切口,长4～5 cm,然后根据胎儿大小适当延长切口,足月产儿切口长 10～12 cm(图1-4-9)。

5) 破膜,吸净羊水。

6) 将手伸入宫腔,探清胎足,以臀位方式牵出胎儿(图1-4-10)。

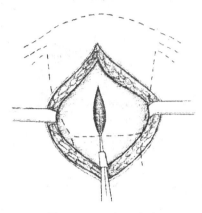
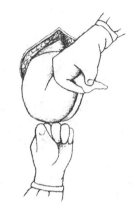

图1-4-9　切开子宫　　　　　图1-4-10　娩出胎儿

7) 擦拭宫腔,具体方法同子宫下段剖宫产术。

8) 缝合子宫,一般分3层缝合:第1层用肠线或其他可吸收线间断或连续缝合子宫内膜侧的部分肌层,但注意不穿透内膜;第2层缝合近浆膜层的肌层或浆肌层;第3层连续包埋缝合浆肌层。

9)~10) 同下段子宫剖宫产术。

3. 操作技巧

1) 切开腹壁要充分估计腹壁厚度,以免一刀直入腹腔,甚至误入子宫,损伤胎儿。

2) 防止损伤肠管、膀胱,尤其产程长者。

3) 破膜后要吸净羊水,以免羊水栓塞。

过去老的观点一直认为:古典式剖宫产术比子宫下段剖产术的方法简单,时间短,不需切开腹膜反折、下推膀胱,易于掌握,可在妊娠的任何时期进行。随着医学科学技术的发展,剖宫产技术的不断改进、完善和提高,且经过几十年的临床经验证明:古典式剖宫产术虽不涉及膀胱,从表面上看来似乎简单,其实不然。古典式剖宫产术的子宫切口在子宫体部,这比打开腹膜反折、切开子宫下段(仅需数秒钟)要困难得多。因为子宫体部的肌肉远比子宫下段肌肉厚,子宫体部切口只能用剪开延长切口(而下段可用手撕法延长切口),而且容易切偏,一边厚,一边薄的切口不易对齐缝合;即使子宫体部切口没有切偏,等厚的子宫切口也远较子宫下段薄切口难缝合;出血亦比子宫下段剖宫产术明显增多,手术时间只会长而不会短。由此可见,古典式剖宫产术的操作既不简单又耗时间,弊多利少,而且从名称上看是古老的术式,根据事物的自然发展规律,老的或旧的事物终归要被新生事物所代替,因此,古典式剖宫产术在当今的现代化产科领域中应用极少,但在某些特殊情况下,仍有临床应用价值。

现临床上古典式剖宫产术基本被子宫下段剖宫产术所替代。

三、腹膜外剖宫产

腹膜外剖宫产是将围绕膀胱的腹膜与膀胱分离,不进入腹腔,直接暴露子宫下段,在腹膜外完成子宫下段剖宫产。

1. 适应证

1)胎膜早破,有宫内感染可能。

2)子宫下段形成好,临产胎头已衔接,子宫口开大 2~3 cm 最合适。

2. 禁忌证

(1)绝对禁忌证

1)需探查腹腔的腹部手术,如妊娠合并子宫肌瘤、畸形子宫妊娠、子宫先兆破裂或破裂者、需紧急行剖腹手术者。

2)前置胎盘、胎盘附着在子宫下段前壁时。

3)胎儿宫内窘迫或需迅速娩出胎儿时。

(2)相对禁忌证

1)巨大儿。

2)胎头嵌入过深。

由于剖宫手术在腹外进行不暴露肠管,术后腹部疼痛减轻、肠蠕动恢复快,尤其适合胎膜早破、有潜在感染或已有感染者。

3. 手术步骤

(1)切开腹壁 采用下腹横切口或纵切口,长约 12 cm。将腹直肌前鞘横行切开,腹直肌腱纵行分离或横行切断,分离锥菱肌,暴露膀胱及其上筋膜。

(2)分离膀胱前筋膜 膀胱前筋膜约有 4 层。延膀胱顶侧缘分离膀胱前筋膜(图 1-4-11),用同样方法继续向下分离深层筋膜,3、4 次后,就可到达膀胱肌层。膀胱肌层不光滑,有纵行小血管可见,继续用血管钳试分时,则出血。这表示已达膀胱壁层而近膀胱顶部的筋膜业已分离(图 1-4-12)。

(3)游离膀胱宫颈间隙 在膀胱顶部左侧边用刀柄沿左侧边轻轻分离该部的脂肪,裸露膀胱左侧壁(图 1-4-13)。

(4)分离膀胱子宫反折腹膜 将刀柄插入膀胱筋膜下,使已切开的膀胱筋膜继续从膀胱顶部游离。在分离的膀胱左侧壁的间隙处将膀胱左侧上部自宫颈前壁分离,暴露出小部分宫颈左前侧壁,在宫颈前筋膜上做一小切口,用刀柄插入向头顶部分离。于是,膀胱子宫反折腹膜的左侧角可清楚暴露(图 1-4-14)。在宫颈前筋膜作横切口并剪开宫颈前壁筋膜(图 1-4-15)。

(5)暴露子宫下段 当反折腹膜自膀胱顶完全或大部分分离后,用钝性分离法将膀胱自子宫下段完全或近完全游离(图 1-4-16)。

(6)切开下段子宫 取出胎儿及其附属物,缝合子宫切缘同子宫下段剖宫产。清洗腹膜外间隙,检查无血后,将膀胱复原。用 1 号丝线间断缝合膀胱筋膜 3~4 针。

(7)分层缝合筋膜、脂肪及皮肤 如腹直肌切断,则需用 4 号丝线间断褥式缝合之。

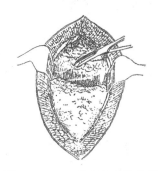

图 1 - 4 - 11　分离膀胱前筋膜

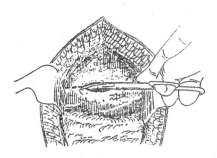

图 1 - 4 - 12　剪刀左右剪开膀胱前筋膜，
显露膀胱肌层

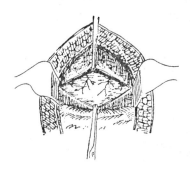

图 1 - 4 - 13　膀胱前筋膜剪开,暴露膀胱肌层

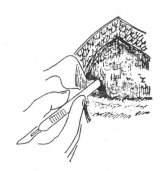

图 1 - 4 - 14　游离膀胱宫颈间隙

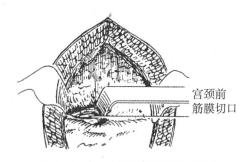

宫颈前
筋膜切口

图 1 - 4 - 15　子宫颈前筋膜作切口

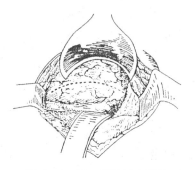

图 1 - 4 - 16　暴露子宫下段

四、指分法腹膜外剖宫产的主要手术技巧

1. 指分法腹膜外剖宫产的主要手术技巧

1）术前常规导尿,不用亚甲蓝充盈膀胱,也不夹闭导尿管。

2）下腹正中纵或横切口切至腹直肌鞘止。

3）以下手术步骤基本上是用手指,而不用刀、剪、钳等锐器。手术基本动作为术者以灵巧的拇、中、示指,按手术解剖需要分别以推、提、拉、撕、分、压、捻 7 个不同的手法动作协调配合,以轻、柔结合分离有关组织,故可避免膀胱、腹膜及血管的损伤。

4）本术式不充盈膀胱,也不切开膀胱前筋膜,更不翻转剥离膀胱,不同于顶入式全部剪开膀胱前筋膜达两侧缘去游离膀胱,也不同侧入式直接游离膀胱左侧窝,暴露大三角区的方法。本术式综合了多种腹膜外(顶、侧、顶侧联合、层次法)剖宫产的优点予以创新,在腹膜外间隙内用手指从高位先分离腹横浅、深筋膜,一直分离至两侧膀胱侧窝处止,使膀胱顶缘向下推离后,然后偏重从膀胱左侧缘"小三角"处入手(图1-4-17)。

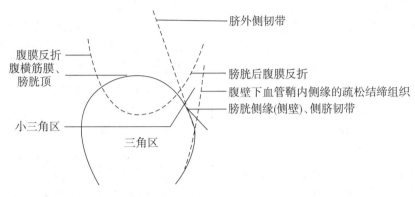

图1-4-17 小三角区示意图

5)指分法分离部位高于顶入式、侧入式及顶侧联合法,层次法使上提腹膜、下堆膀胱更容易,同时能使较低的腹膜反折上移易暴露,膀胱腹膜反折起始部更易找到,同时示指又是从子宫颈前筋膜切口下左右及上下推移反折腹膜(图1-4-18),使其与膀胱分离更容易,不仅保留了顶入式术野宽敞、取胎易的优点,而且克服了侧入式寻找反折腹膜操作的盲目性,增加了手术的安全系数,减少了刀、剪割断或误伤膀胱及腹膜的机会。

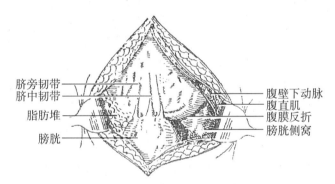

图1-4-18 暴露膀胱侧壁(膀胱侧窝)的三角区

6)指分法不需充盈膀胱,膀胱空虚时肌层厚,面积小,而膀胱前筋膜与前腹壁肌层结合较疏松,用手指在直视下很易分离,层次分得更清、更准确,一般不易损伤膀胱壁。因膀胱充盈时,其肌层变薄,膀胱占的面积广,不但推离面积大,渗血多,而且很易损伤膀胱壁。再者,膀胱顶部被推高,腹膜反折位置相对更低,反而难寻找。由于指分法对膀胱顶不再另行剥离,不会损伤膀胱,增加了手术的安全性。

2.指分法腹膜外剖宫产的主要手术操作

(1)下腹正中纵或横切口 依次切开腹壁达腹直肌前鞘,分离腹直肌及锥状肌。

(2)打开腹横筋膜 术者自膀胱左侧缘开始,自左向右横行钝性或锐性打开膀胱顶部的腹横筋膜,直至膀胱右侧缘。指分法选择了膀胱侧与腹膜结合处组织疏松,血管细而少,有明显易辨标志的"小三角区",以顶侧结合的手指分层、分次钝性分离方式,从后腹膜反折分离膀胱与腹膜,使子宫下段得到快速、充分的暴露(图2-2A),不但手术操作方便、层次清楚、分离容易、出血少,而且可以防止膀胱底血管丛的损伤。膀胱筋腹基本不剥离,而推离膀胱筋膜的面积大为减少,故避免了膀胱及侧窝损伤出血、脂肪液化、感染及血尿,术后尿路刺激症基本不会发生。

指分法在推离膀胱,寻找腹膜反折子宫颈前筋膜等步骤基本上是用手指顺筋膜、纤维方向,先用两拇、示指从上向下推、提、拉、撕分离,将腹膜浅、深筋膜一直向下分离,直到延伸至见膀胱轮廓的膀胱顶处的膀胱前筋膜的融合处及相邻的疏松结缔组织血管细而少部为止。该筋膜延伸至膀胱两侧缘时大多数产妇失去原有的层次而变为疏松的结缔组织,为手术方便,利用此解剖学特点把它作为一层,用两示指推至膀胱左侧角(或右侧角)止,在此顺便将膀胱前筋膜从中央稍用手指分离至膀胱的两侧缘止。在推、拉、撕分离该部筋膜时应从最疏松易分离及血管细少处进行。在膀胱与反折腹膜结合缘,多着重用拇、示指捻、分操作,这就减少了误伤膀胱、腹膜及血管的机会。确定膀胱顶的界线,术中为证实膀胱顶的高低,于子宫下段用手指触摸到 0.5~1.0 cm 较固定的高起处,便是膀胱顶缘的界线。膀胱完全排空时,膀胱顶高度大致与前反折相等。

(3) 暴露膀胱侧窝三角区 膀胱左缘三角区

将膀胱稍向右侧推压,显露膀胱左侧脂肪堆,将脂肪堆向后方轻轻推开即可显露出一三角区,在膀胱侧角区附近可见鸡油样的黄色脂肪堆为标志的腹膜反折与膀胱侧角交界的“小三角区”,“小三角区”内基底便是子宫下段的一小部分。小三角比大三角位置浅(该区域长 3.0 cm,宽约 0.5 cm),腹膜反折与膀胱侧壁形成角的尖端距离腹下动、静脉及周围静脉丛(子宫旁静脉丛)远。该三角区的境界顶部为腹横筋膜及膀胱腹膜反折,上缘(上界)为膀胱后腹膜反折(膀胱子宫腹膜反折),三角区的上界为腹膜反折,外方为腹壁下静脉。外侧缘(底边)为腹壁下血管(动、静脉)鞘内侧缘的疏松缔组织,下缘(下界、内侧缘)为膀胱侧缘(侧壁)、侧脐韧带。下方为膀胱左侧缘,此处为腹膜反折起始部,膀胱与腹膜重叠部分少,较易分离。

初学者可用纱布包示指轻轻向下推,可见腹膜反折的起点。小三角区底部是子宫下段的侧前壁,表面有薄层疏松结缔组织及明显易辨认的银白色有光泽的子宫颈前筋膜(图1-4-19),上方有特殊的黄色脂肪,术者左手中、示指提压固定腹膜反折缘上方约2cm处的腹膜上,并向上拉、压固定在子宫前壁,使膀胱与腹膜交界保持在较高的位置,右手中、示、拇指于膀胱与腹膜交界处将整个膀胱顶缘轻轻下推膀胱约2cm。在指法操作的过程中,要特别注意指力的大小,特别是在分离“角”处等组织时,应将着力点用在两示指的指腹。切忌用手指“抠”、“剥”,以免造成腹膜与膀胱的损伤。一般以暴露腹膜与膀胱之间菲薄黄色的脂肪层为宜。要使子宫颈前筋膜充分显示出来,一般反复分2次即可达此目的,操作十分方便。腹膜反折特点为色浅、光滑、发亮。腹膜反折以下的子宫下段筋膜因微血管丰富,而色泽深暗,且呈多层分布特点,故手术是层次分明的。

(4) 游离膀胱后壁及反折腹膜 将三角区表浅的薄层膀胱旁结缔组织剪开一小口,其深层可见白色光泽的宫颈前筋膜,术者右手食、中指自剪开的小口自左向右侧插入;将膀胱后壁及反折腹膜与宫颈前筋膜游离,直至对侧下段边缘。

一见子宫颈前筋膜,尽快用示指尖或中号弯钳在子宫颈前筋膜开一小口(图1-4-19),

右手示指插入其中,达筋膜深层,然后两示指插入筋膜口内向上、下推离及向左、右撕拉,向两侧分离约 10 cm(图 1-4-20~图 1-4-24)。由于快速打开子宫颈前筋膜,使术野有豁然开朗感,增加手术者成功的希望,不但使子宫下段暴露更广泛,而且使手术变为简便、大大缩短了手术时间,故操作安全。

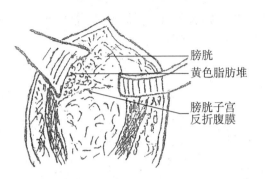

图 1-4-19 分离腹直肌后,将左侧腹直肌向左拉开,寻找膀胱外侧黄色脂肪堆

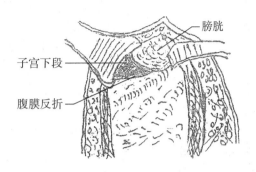

图 1-4-20 推开黄色脂肪堆,即是整齐如切的膀胱子宫反折腹膜及紫红色的子宫下段三角区

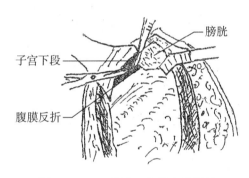

图 1-4-21 剪开三角区之疏松的结缔组织,便干伸指分离

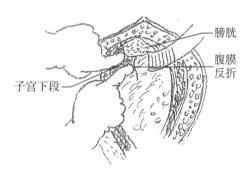

图 1-4-22 分离膀胱与子宫间隙,上推子宫膀胱反折腹膜,扩大三角区

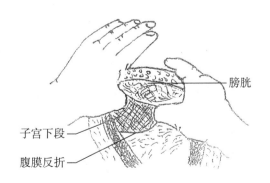

图 1-4-23 改用两拇指连续扯开膀胱与腹膜反折,松弛腹横筋膜

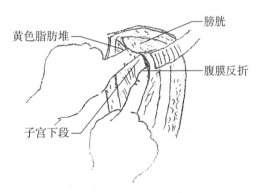

图 1-4-24 伸两示指于三角区内,钝性扯开膀胱子宫反折腹膜

(5)分离膀胱顶部后壁及反折腹膜 从三角区将膀胱向下推开,在"小三角区"的内上

角即腹膜反折与膀胱的交界处清晰可见。用双手食指和拇指紧贴子宫前筋膜分别轻捏上缘的腹膜反折,向右上方钝性推离下缘的膀胱顶部后壁及并逐步横切扩大子宫颈前筋膜的切口,找到腹膜反折与膀胱顶部的分界线,紧贴膀胱分别向上、向下稍加牵撕即可自后侧将反折腹膜与膀胱分离(图1-4-25)。

　　然后以右手示指分别向上、下推离并提起腹膜和膀胱,使膀胱后壁与后反折腹膜及子宫下段分离,这可使膀胱底部的血管得到保护,对个别反折腹膜极低或反折腹膜或筋膜与膀胱结合紧密时,可将子宫颈前筋膜连同反折腹膜一同用拇指、示指捻分推离或剪个小口(图1-4-26、图1-4-27),基本上不会损伤膀胱。由于是用手指分离,小血管都不会撕断,故出血少。附着在子宫下段反折腹膜与子宫下段肌层之间的组织非常疏松、极易分离,而附着在膀胱顶及后壁的反折腹膜与膀胱肌壁之间,大多数孕妇都有一层薄脂肪,亦易分离,若缺乏脂肪,则分离较困难。所以推(游)离膀胱是腹膜外剖宫产术中最困难,也是最关键的技术操作。故了解这些解剖结构的特点,就能快速、顺利、安全、省时地完成这些手术步骤(图1-4-28、图1-4-29)。

　　(6)暴露子宫下段、娩出胎儿　当反折腹膜与膀胱顶部完全分离后,用钝性分离法将膀胱自子宫下段完全游离(图1-4-30)。

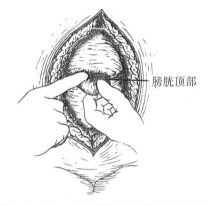

图1-4-25　分离膀胱顶部后壁及反折腹膜

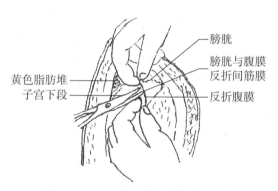

图1-4-26　剪开难分离的腹横筋膜

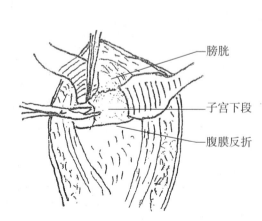

图1-4-27　横行剪开宫颈前筋膜
（妊娠期称为子宫下段筋膜）

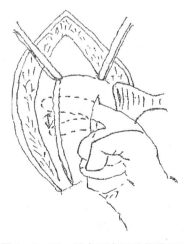

图1-4-28　扩大子宫颈前筋膜切口

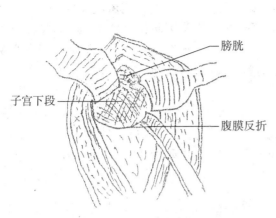

图 1-4-29 横行剪开宫颈前筋膜后,上推
腹膜反折,充分显露子宫下段

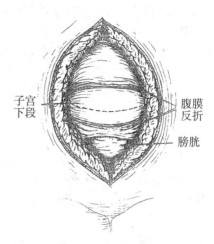

图 1-4-30 暴露子宫下段

将分离的膀胱下推并用湿纱布垫保护,拉钩牵引即可充分暴露子宫下段,在反折下 1^+ cm 处的子宫下段作横弧形切口,用两手示指向两侧钝性将切口扩大至 10^+ cm,破膜,术者右手入宫腔托起胎头,左手在宫底加压协助娩出胎儿。牵出胎盘后,用干纱布球拭净宫腔内残存胎膜。

(7) 缝合　子宫切口用肠线连续缝合一层后,再连续褥式包埋缝合肌层。清理腹膜外间隙羊水及血,检查膀胱后壁剥离面及侧方剥离面,尤其是膀胱侧窝处有无出血,妥善、彻底止血,用生理盐水彻底冲洗后将膀胱复位。如恐有感染发生可局部喷洒庆大霉素 16 万 U。清点器械敷料后逐层关腹。腹壁各层可按常规缝合。

3. 术中要点

1) 腹膜外剖宫产术式对于凡具备腹膜内剖宫产指征者均可适用,包括曾有前次腹膜内剖宫产手术史者。但胎盘早期剥离者慎用,先兆子宫破裂者禁用。

2) 本术式自侧方进入,但游离膀胱后壁时,术者手指的用力方向不要朝向膀胱可避免膀胱肌层及膀胱后壁血管的损伤。

3) 为显露膀胱左侧脂肪堆而向右侧推压膀胱时,以及在分离膀胱与反折腹膜时,动作要轻柔,尽量减少膀胱黏膜的挫伤,以避免膀胱损伤及术后血尿的发生。

4) 推离膀胱左侧脂肪堆时,动作亦应轻柔,尽量减少脂肪堆的挫伤,以避免术后侧窝炎的发生。

5) 分离膀胱与反折腹膜前,除需先将腹横筋膜充分打开外,还必须将膀胱及反折腹膜后壁与宫颈前筋膜游离,以使膀胱与腹膜的分离更容易。

6) 在清洗腹膜外间隙后,局部喷洒庆大霉素,可降低术后病率和侧窝炎的发生。

7) 手指分离的过程是一系列连贯动作,一旦遇有筋膜结缔组织坚硬处与反折或膀胱紧密粘连者,可着重用拇指、示指的捻、分动作,一般分离都比较容易。在视野中如见左或右脐旁韧带,可用手指将其撕、拉分离,不需切断。指分法在直视下分离筋膜、腹膜等组织比较准确,解剖层次也很清楚。

8) 术中因不翻转膀胱剥离,而是用手指拇指、示指以湿纱垫将膀胱向右下方提拉、推移,在子宫颈筋膜切口下推移膀胱后壁,可防止膀胱底部血管丛的裸露损伤。膀胱后筋膜基本上是用手指进行分离(推离),其面积小,避免了反复对膀胱捻挫刺激,故渗血少,更不会伤及膀胱、腹膜及血管。此法的手术也远离了腹壁下动、静脉及周围静脉丛,在2600多例手术中,无一例损伤血管及静脉丛,也未发生膀胱、输尿管副损伤。由于本法是用手指在直视下分离推离,解剖关系清楚,层次分明准确,使手术变得简便、迅速,大大增加了手术的安全系数。

4. 术后处理

1) 术后24 h内,尤其术后2 h内注意子宫收缩及阴道出血,必要时加用宫缩剂。

2) 术后每30 min测血压、脉搏1次,如平稳4次后,可改每2～4 h测1次,至术后24 h。如血压低,要注意阴道出血或腹腔内出血。

3) 注意尿量。

4) 术后当天,第1天可输液,如无需要第2天可停输液。

5) 术后次日起进流食,排气后进半流食及普通饮食。

6) 对抗生素有感染或有感染可能者,如早破水、产程长等可用抗生素,计划性剖宫产不主张用预防性抗生素。手术中胎盘娩出后以灭滴灵液冲洗宫腔,可降低术后感染率。

7) 鼓励早活动,预防血栓性疾病。

8) 母乳喂养,早期皮肤接触、早吸吮等可在术后回到病室即刻进行。

5. Stark 剖宫产(Michael stark cesarean section)

由以色列 Stark 在传统子宫下段剖宫产手术基础上改良的一种新手术方式,其特点如下。

(1) 采用 Joel-Cohen 的开腹方法及独特的关腹方法 Joel-Cohen 切口位置比 Pfannenstiel 切口位置高,远离锥状肌,使腹直肌易于撕拉。开腹时对皮下脂肪采取撕拉的方法,使走行于其中的血管、神经借助于本身的弹性完整地保留。既减少了出血,也减少因结扎血管或电凝止血造成的局部组织缺血,大大地缩短了从开腹到胎儿娩出的时间,更适宜紧急情况剖宫产。

关腹时皮肤、皮下脂肪全层宽间距缝合,整个切口仅缝合2～3针,不仅简单、省时,而且有利于愈合,减少瘢痕形成。

(2) 子宫肌层一层缝合 优点是减少子肌肉损伤,减少因缝合过多造成的缺血甚至局部坏死。

(3) 不缝合膀胱腹膜反折与腹膜 其余手术步骤同子宫下段剖宫产术。应用该术式时,应该注意筋膜下血肿、腹膜粘连和腹壁切口裂开等合并症。

6. 注意事项

1) 关于切口:切口大小适当是预防术中出血及胎头娩出顺利的关键,在钝性撕开子宫下段破口时要注意子宫右旋的特点,以免切口过长偏向一侧而损伤子宫动脉,造成大出血。一旦发生裂伤应辨清其解剖关系,将出血点结扎或缝扎止血,切勿盲目钳夹、缝扎,以免伤及输尿管。

2) 关于胎头娩出:若胎头娩出困难时,应查找原因。若切口小可适当扩大切口,注意分清原因在皮肤还是在筋膜,有时胎头过于深入骨盆,可用一叶产钳协助娩出,也可通过抓住胎足,牵出胎儿;若子宫收缩过强,待宫缩间歇娩出胎头。一般情况下,最好不由助手经阴道上推胎头。胎头高浮时,术者一手推压宫底使胎头下降至切口处,另一只手手指钩住胎儿下颌角以利娩出胎儿,或行产钳牵引。枕横位时,需将胎头转为枕前位或枕后位,方能上钳。

3)关于破膜,切开胎膜要慎重,注意勿损伤胎儿,手术中在切子宫壁时,应逐渐深入,不要一次切破。破膜后,适当吸净羊水,以防羊水栓塞。

4)子宫体部剖宫产或剖宫取胎时,应用纱布保护好切口四周。注意防止子宫内膜种植,发生子宫内膜异位症。

5)要求绝育者在关腹前可行输卵管结扎手术。

6)关腹后应常规压迫宫底,排除和清理宫腔、阴道积血。

7)术后处理:① 见腹部手术后处理。② 剖宫产术后需间隔 2 年以上可再次妊娠。

第五章　妊娠子宫破裂手术

第一节　子宫破裂修补术

子宫破裂修补术是子宫破裂后能保留生育功能的手术,但容易感染所以应严格遵守适应证。

一、适应证

1）子宫破裂不满 24 h;有修补可能者。

2）子宫破口整齐,易缝合,无明显感染。

3）未伤及子宫动脉。

4）严重休克,不能承受子宫切除术。

5）年轻无子女,强烈要求保留子宫者,要求生育者。

6）无子宫畸形。

二、禁忌证

1）已有感染、子宫保留后将有严重感染风险者。子宫保留后将有后患的。

2）子宫破口不整齐,修补及愈合困难者。

三、术前准备

1）一旦确诊为子宫破裂,迅速建立静脉通道,积极抗休克,备血,同时争取及早手术,不必等待休克完全纠正后才手术,以免发展为不可逆休克而导致死亡。

2）监测血压、脉搏、呼吸、心率,观察生命体征的变化,急查血常规、凝血 3 项。

3）备皮,留置导尿管、记尿量。

4）术前使用广谱抗生素。

5）缩宫素静脉滴注可引起子宫平滑肌和血管平滑肌收缩而减少出血,必要时可以使用。子宫破裂无论是部分还是完全,都不能企图从阴道分娩,即使胎先露很低亦不例外,均须立即行剖腹探查术,阴道分娩只会加重子宫破裂的程度。另外胎儿未娩出对子宫破口还有压迫止血作用。

四、紧急处理

在腹腔内出血未能控制以前,患者的低血容量休克就不会很快得到纠正。因此,不但不能推迟手术时间,而且应在输血和输液抗休克的同时立即行开腹探查术。在情况紧急时可以先压迫主动脉以减少出血量,也可在行阴道检查时用卵圆钳从侧穹隆向破裂侧宫旁进行钳夹,一般可以用3～4把卵圆钳夹破裂侧的血管,以达到暂时止血的目的(图1-5-1)。

五、手术步骤

手术方式应根据患者一般情况,破裂程度和部位,破裂时间的长短,有无感染等情况而定。

(1) 剖腹取胎、止血 取下腹中线或正中旁纵切口,以最快的速度切开腹壁进入腹腔。若胎儿及胎盘已由子宫破口进入腹腔,且腹腔中充满血液及羊水时,应迅速握住胎足,取出胎儿及胎盘,同时由静脉推入麦角新碱 0.2 mg 或子宫肌壁注射缩宫素 20 U,使子宫收缩以减少出血。随即吸尽腹腔中血液,同时用卵圆钳或艾利斯钳迅速将破裂口夹住止血。检查膀胱、输尿管、宫颈和阴道有无损伤。如胎儿尚有一部分留在子宫内时,应仔细检查从破口有无可能将胎儿娩出,如破口不够大,则用剪刀顺破口向血管少的部位延长,然后再缓缓牵拉胎儿。取出胎儿后如不能立刻查清出血处,可用手紧握子宫下段,钳夹漏斗韧带中的卵巢动脉。子宫破口过低且偏于一侧,可用手指捏紧破口侧的子宫动脉,再用卵圆钳夹子宫创缘。如找到断裂血管必须仔细结扎。

(2) 子宫下段横行破口修补 一般下缘已缩至较深部位,与膀胱界线不易分辨,要尽可能找到裂口上、下缘并用艾利斯钳提起,同时用血管钳提起膀胱腹膜反折,检查有无膀胱损伤。用手指沿宫壁将膀胱稍作游离(图 1-5-2),以免缝合时伤及膀胱。以 1/0 肠线第一层取棒球缝合法,若破口处很薄可全层连续缝合。第二层用连续内翻缝合,拉紧缝线,保证破口封闭良好。最后将膀胱腹膜缝于裂口上缘的腹膜上。

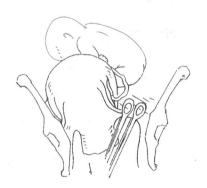

图 1-5-1 经阴道侧穹隆钳夹止血

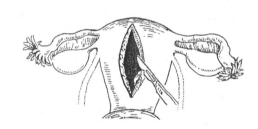

图 1-5-2 修剪子宫破口

(3) 子宫下段两侧裂口 修补方法同下段横行破口,但要注意缝时勿伤及子宫血管及输尿管。如缝合时刺破血管形成血肿,要及时剪开浆膜清除积血,彻底止血。

(4) 阔韧带血肿 子宫侧面的破口,损伤了子宫动脉及其分支,可在阔韧带内形成大血肿,而断裂的血管回缩到宫旁软组织中,必须切开血肿浆膜,清除血块,仔细寻找子宫血管断端妥为结扎(图 1-5-3)。但常常因血压低,血管断端不出血而难以寻找。此时需显露髂内血管,沿髂内动脉找到子宫动、静脉予以结扎。如未能找出损伤的子宫动脉,亦可直接结扎髂内动脉,以免术后血压回升时继续出血。有时血肿清除后,发现子宫动脉并未断裂,应想到盆腔静脉丛撕裂的可能。其表现为清除血肿后宫旁软组织内被血液浸润,阔韧带如有血肿应切开止血(图 1-5-4)。阔韧带深处有广泛渗血,此时要找到出血点极为不易,可用纱布条填入血肿腔内,必须向深部压紧,以达止血目的。纱布条之一端露置腹壁切口处,于术后24～48 h取出。

(5) 膀胱裂口修补 子宫的纵行裂口,可向下延伸到子宫颈及膀胱三角区中央,将膀胱壁,甚至阴道前穹隆裂开。一般采用 3/0 肠线间断缝合。如为完全性损伤则分两层修补,第一层应包括黏膜面及内 2/3 肌层,第二层缝补 2/3 肌层,最后用细丝线间断缝合浆膜层。子宫破口:用 1/0 肠线分二层缝合。如阴道壁损破则用 1/0 肠线全层间断缝合。

(6)输尿管损伤 应根据损伤部位采用输尿管与膀胱吻合术或输尿管吻合术。

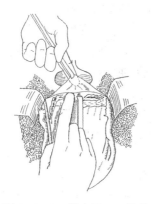
图 1-5-3 游离裂口下缘的膀胱腹膜

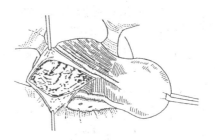
图 1-5-4 切开左侧阔韧带血肿

六、术中注意要点

1) 子宫破裂,胎儿尚有一部分留在子宫内时,在娩胎儿时要避免撕裂破口,以免加重出血及损伤膀胱、直肠和阴道。

2) 抢救的关键是止血,必要时可行髂内动脉或子宫动脉结扎。

3) 破口复杂而难以修补者,应行子宫切除。

4) 要仔细检查膀胱有无损伤,必要时可用亚甲蓝 200 ml 注入膀胱以求证实。防止漏诊日后形成膀胱阴道瘘。

5) 因妊娠子宫常为右旋致左侧输尿管接近下段左前方,当子宫裂口在左侧时容易伤及输尿管,故需仔细检查。

6) 在缝合、修补子宫侧面破口或钳夹子宫血管时,要注意勿误伤阴道侧穹隆段的输尿管。

7) 如子宫破裂严重,应行子宫切除,但病情不允许而采用了修补手术,则须同时结扎双侧输卵管,以防再次妊娠时复发子宫破裂。

8) 若有腹腔感染或感染的可能性很大者,应置腹腔引流管于术后 48～72 h 内取出。

七、术后处理

1) 同妇科下腹部手术。

2) 子宫修补术后,酌情用缩宫剂,促进子宫复旧。

3) 应用广谱抗生素,积极抗感染。

4) 根据有无膀胱损伤而决定导尿管的留置时间。

八、主要并发症

1) 子宫弛缓性出血:对保留子宫者,可用缩宫剂预防。

2）感染。

3）失血性休克。

第二节　破裂子宫切除术

一、适应证

1）子宫破裂同时合并有子宫颈、阴道和膀胱等多处损伤。

2）古典式剖宫产瘢痕子宫,瘢痕全层破裂延及宫颈或伴子宫内翻。

3）合并有严重的宫腔感染、盆腔感染。

4）子宫畸形,如单角子宫、残角子宫,修补后也不能承受再次妊娠分娩。

5）要求不保留子宫者。

6）难于改善的出血或反复出血。

7）虽无子女,但子宫损伤严重或已有感染,修补后再孕时仍有破裂可能者。

8）宫颈裂伤或阴道穹隆裂伤难以缝合的患者。或因组织充血、水肿、伤口不整齐、解剖关系难以辩论,修补手术较困难者。

二、禁忌证

1）子宫破口整齐,易于修补者。

2）年轻,无子女者。

3）子宫破裂尚未继发感染者。

三、手术原则

(1) 手术切口的选择　一般选择下腹部正中纵切口,以免损伤正常的组织脏器。手术应尽快切开腹壁进入腹腔,以节省时间达到迅速止血的目的。

(2) 取出胎儿　开腹后应立即抽吸腹腔内的羊水和积血,迅速取出胎儿和胎盘,并充分暴露手术视野。

(3) 止血　首先立即提起子宫,查清子宫破裂部位和出血情况,迅速清除破裂口及子宫腔内的积血块,寻找出血部位。如为血管断裂出血,须钳夹结扎或缝合结扎止血。但结扎前必须辨清周围的解剖关系,以免误伤膀胱或输尿管。如为创面弥散性出血,可先压迫止血。如断裂的血管回缩至阔韧带内并形成阔韧带血肿,可在输卵管与圆韧带之间剪开阔韧带前叶,清除血肿,并找出断裂回缩的血管进行结扎。如果是子宫动脉断裂,应作双重结扎(见图1-5-5)。如果寻找不到出血血管,则须行双侧髂内动脉结扎止血。

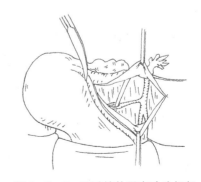

图 1 - 5 - 5　双重结扎子宫动脉根部

四、手术范围

（1）子宫次全切　适于子宫破口广泛、复杂、疑有感染或有感染时。

（2）子宫全切　适于有子宫下段裂伤、宫颈裂伤或阴道穹隆裂伤难以缝合的患者。或因组织充血、水肿、伤口不整齐、解剖关系难以辨认，手术较困难者。

五、手术步骤

1. 子宫次全切除术

子宫次全切除术是一种简便、快速的手术，对子宫破裂病情严重者最适用。止血迅速有效，同时去除感染病灶。取下腹正中旁切口，进腹后仔细探查有无膀胱、输尿管等邻近脏器的损伤。子宫破口出血明显时可于子宫肌壁注射 20 U 缩宫素，钳夹破口处止血。依次切断圆韧带、附件（保留双卵巢）。剪开阔韧带前叶及膀胱反折腹膜，向下分离膀胱，注意检查膀胱有无损伤。于子宫峡部钳夹切断子宫动静脉，切除子宫体。单针"8"字缝扎子宫颈断端。

2. 子宫全切除术

因组织充血、水肿、伤口不整齐、解剖关系难辨清楚，手术较困难，采用子宫全切除术处理的不多。

子宫全切先切除子宫体，然后再切除宫颈。同时应检查有无阴道裂伤，及时修补。术中用甲硝唑加庆大霉素冲洗盆腹腔，阴道断端放置引流管（术毕 48～72 h 取出）。

六、手术技巧与术中要点

1）手术中因组织充血水肿明显，应注意解剖关系。

2）过分牵拉易引起组织撕脱。

3）术中暴露子宫动脉困难或已断裂形成血肿者可先结扎双侧髂内动脉，再手术。

七、本术式特点

多为急诊手术，必要时边抗休克边手术。术中必须仔细探查，注意勿损伤输尿管、膀胱等周围邻近脏器。术中应放置引流管，甲硝唑冲洗盆腹腔。

八、常见手术失误

1）术中因解剖关系不清误伤输尿管、膀胱。

2）阴道裂伤未及时发现，彻底缝合止血。

第六章　毁　胎　术

毁胎术是经阴道将死胎(或畸胎)破坏或分解后娩出的一类手术。是用于缩减胎儿体积,达到减少阴道娩出困难防止对产妇的损伤。因手术所用器械比较尖锐、粗糙、毁胎后碎骨暴露在外,故操作要做到准确、细致,如不时时注意提防,常有损伤子宫、阴道、会阴等软组织的危险。仅适用于死胎、畸形胎儿及极少数特殊情况者。

毁胎术常用器械:穿颅器、钳颅器、鼠齿钳、刀、剪刀、16号或18号穿刺针等(图1-6-1)。

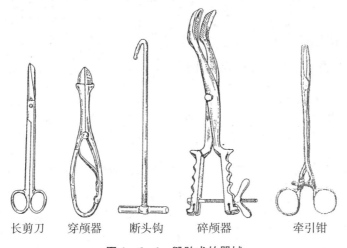

| 长剪刀 | 穿颅器 | 断头钩 | 碎颅器 | 牵引钳 |

图 1-6-1　毁胎术的器械

第一节　穿　颅　术

穿颅术是用器械穿破胎儿头颅,排出颅内组织及压轧颅骨,使胎头缩小,以利从阴道牵出胎儿的手术。适应于脑积水胎儿,各种头位死胎而胎头不能自娩者及臀位死胎,如后出头无法娩出者。

一、适应证

1) 胎儿颅脑积水。

2) 各种头位的死胎不能自然分娩者,需缩短产程或为避免阴道会阴裂伤者。

3) 臀位或倒转术后胎儿已死亡,后出头困难者。

4) 因明显头盆不称,出现先兆子宫破裂,急需结束分娩,又无剖宫产及转院条件者。以上各项均应宫口开大近全或全,骨盆入口前后径>5.5 cm。

二、禁忌证

1) 骨盆入口前后径<5.5 cm。虽经穿颅亦不能从阴道娩出。

2）有先兆子宫破裂征象者或子宫破裂者。

3）宫口未开全或未接近开全,手术操作困难。

4）有不能及时控制的产前流血。

5）严重的软产道畸形。

6）严重的连体畸形胎儿。

三、手术条件

宫口开全或近开全。

四、手术时机

1. 患者生命征平稳　确诊胎儿已死亡,或胎儿畸形不能存活。宫口已开全,胎头已固定。

2. 术前准备

1）准备好穿颅器械。

2）做好阴道检查确定宫口开全或近开全。

3）消毒、导尿。

五、手术步骤

1. 剪开头皮

如胎头未固定,助手必须于下腹部骨盆入口处固定胎头,防止因手术操作而使胎头移动损伤软产道。用单叶宽阴道拉钩扩开阴道,以长组织钳夹囟门或颅缝处的头皮,并向下牵引固定胎头,再剪开钳夹旁的头皮2~3 cm(图1-6-2)。

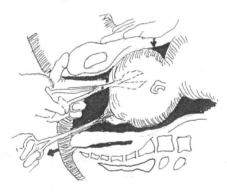

图1-6-2　穿刺胎头

（1）穿破胎头　右手握住闭合的穿颅器,关紧钳扣,在左手掌与示、中指护盖下送入阴道,放入头皮切口内,用压力与钻力使穿颅器尖端穿透囟门或颅缝,垂直刺入颅腔(图1-6-3)如为面先露颏后位应从眼眶,(图1-6-4)颏前位时可从口腔上腭穿入(图1-6-5)。如为脑积水亦可用长针头刺入囟门或颅缝放水。

（2）扩大穿孔　当穿颅器的尖端进入颅腔后,松开钳扣,张开穿颅器,向不同方向旋转,并多次地张开和闭合,以扩大穿孔(图1-6-6)。

（3）破坏和排出脑组织　将穿颅器刃部全部放入颅腔内,反复开闭并左右转动破坏脑组织(图1-6-6),随着穿颅器的转动,脑组织或液体可由切口流出。亦可用负压吸引管放入颅腔内,向不同方向转动吸出脑组织或液体。脑组织排出后,胎头缩小。将穿颅器合拢,在左手示、中指护盖下由阴道取出。如宫缩好,胎儿可在短期内自然娩出。

（4）碎颅与牵引　脑组织排出后,如胎头不迅速娩出,可用碎颅器夹住并压轧颅骨,使胎头体积更加缩小,再牵出胎头。先用右手持碎颅器内叶(实心匙),在左手掌和示、中指的护盖下,入穿颅孔直达颅底;该叶凸面朝向面部(图1-6-7)助手固定,再将外叶(空心匙)在左手的护盖下置于阴道壁与胎儿面部之间(图1-6-8)外叶的凹面与内叶的凸面对合,将颅

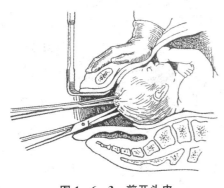

图 1-6-3　剪开头皮

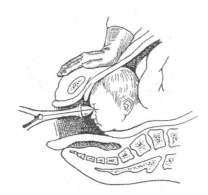

图 1-6-4　眼眶刺入

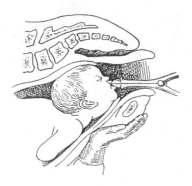

图 1-6-5　穿刺上腭

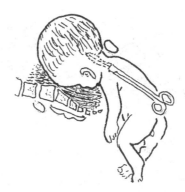

图 1-6-6　扩大穿孔

骨夹住并压轧胎头。经阴道检查确无宫颈、阴道壁夹在两叶之间,即将两叶扣合,拧紧柄部的螺旋(图 1-6-9)。然后持碎颅器材沿产道轴方向渐渐牵出胎头(图 1-6-10)牵引过程中,应将左手伸入阴道护盖穿孔部周围,以防颅骨骨片伤及阴道壁。当胎头牵至阴道口后,先取下外叶碎颅器,再取下内叶,胎儿按正常分娩方式娩出。

术毕应仔细检查宫颈、阴道,如有损伤立即修补。

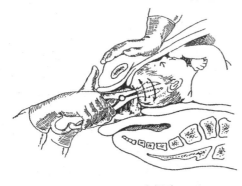

图 1-6-7　穿颅孔

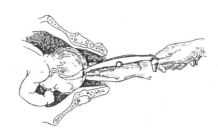

图 1-6-8　颅顶刺入

(5)臀位死胎后出头不能娩出时　可用穿颅器经颞囟或枕骨大孔穿入颅内(图 1-6-11),并转动破坏脑组织,使胎头缩小后牵出(图 1-6-12)。

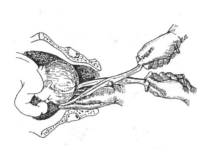

图 1-6-9　颅顶剪入

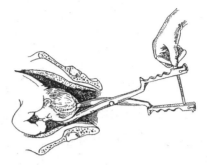

图 1-6-10　固定穿颅器

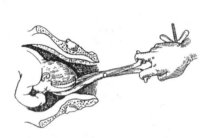

图 1-6-11　扩大穿孔

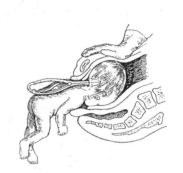

图 1-6-12　耻上加压

2. 娩出躯干,牵出胎体

胎颈断离后,术者缓缓牵拉脱出之胎儿上肢,胎体随之娩出(图 1-6-13)。牵拉前用组织钳夹住胎颈断端皮肤,以防骨骼断端刺伤阴道。

3. 娩出胎头

将手伸入产道,以中指或示、中二指插入儿口,使胎儿枕骨在上方,向下向外牵引胎头,另一手可在腹部下压胎头协助娩出(图 1-6-14)。有困难时,可用数把组织钳或用有齿长钳夹住胎颈断端,协同牵引,牵出时注意勿使碎骨戳伤产道软组织。

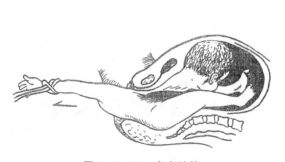

图 1-6-13　牵出胎体

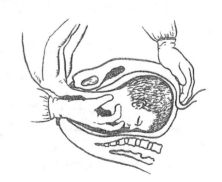

图 1-6-14　娩出胎头

六、术中注意要点

1) 手术操作要轻柔、准确,器械进入阴道时必须在手护盖下进行,防止损伤产道、膀胱和直肠。

2）碎颅器放入颅内一定要直达颅底,并将颅骨夹牢,以免滑脱。

3）如无穿颅器可用长剪刀代替,再用数把有齿长钳钳夹颅骨作为牵引。

七、术后处理

1）应用宫缩剂促进宫缩。

2）给抗生素预防感染。

八、主要并发症

阴道、宫颈损伤。

第二节 断 头 术

断头术是将死胎自颈部截断断颈或头臂斜断,然后相断娩出胎儿躯干及胎头的一种手术。由于截断胎儿颈部所使用的器械不同,而有线锯断头法、剪刀断头法和钩断法。以线锯断头法比较安全、操作方便。

一、适应证

1）横位死胎,胎肩嵌入骨盆腔,胎手从阴道内脱出。宫颈口开全或近开全,无先兆子宫破裂征兆。

2）双胎胎头交锁性难产,第一胎儿不能自阴道娩出者。可先离断第一胎儿的胎头,取下第一儿体,使第二儿顺利娩出后,再取出第一儿的胎头。

二、禁忌证

1）横位活胎。

2）有先兆子宫破裂征象。

三、术前准备

(1) 备好断头用器具断头线锯 即骨科用线锯1条,两端各有一个小环,以备连接线锯牵引柄。亦可用金属避孕环剪断拉长,两根扭在一起代用。还有单叶宽阴道拉钩1副,长剪刀、断头钩、长弯钳1把、塑料管2根。

(2) 导尿 消毒外阴。

(3) 阴道检查 查宫颈口扩张情况,胎胸嵌入阴道程度,胎头及胎颈的位置。

四、手术步骤

1. 断头

(1) 线锯法 将脱出的手臂适当用力向下牵拉,以利操作。手臂已脱出者,可先设法使其牵出。过去多用断头刀剪,操作困难、危险,现改用线锯,方法较简单安全。

胎颈位置低者,安放线锯多无困难;位置较高放置有困难时,可将线锯系于一"顶针"上(图1-6-15),套在手指上缓缓带入产道,设法将环由颈后绕送到颈前取出(图1-6-16),

抓住线锯两头,慢慢来回拉锯,割断儿颈,未断的软组织,可用长剪剪断。

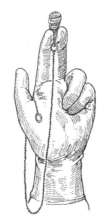

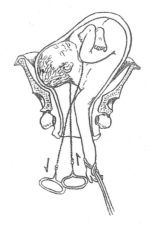

图 1 - 6 - 15　纱布球系在线锯顶端　　　　　图 1 - 6 - 16　锯法

（2）长剪断头法　牵出胎儿上肢同线锯法,术者左手入宫腔,钩住胎颈,右手持长剪刀在左手保护下剪开颈部皮肤、肌肉及颈椎。

（3）钩断法　助手牵出胎儿上肢同线锯法,术者右手持断头钩,在左手保护下置入宫腔,从胎颈前方送至胎颈上缘将其钩住,在左手保护下牵断头钩,并左右旋转,使颈椎脱节,再用长剪刀离断余下组织。

第三节　脊柱切断术

脊柱切断术是将胎儿脊柱和脊椎切断分离成两部分,再先后娩出。临床上应用机会极少。

一、适应证

急略性横位无肢体脱出或摸不到胎颈,而先露部为腰椎,胎儿已死亡者。

二、禁忌证

禁忌证同内脏剜除术。

三、术前准备

1) 线锯及 2 根塑料管消毒备用。
2) 常规消毒,导尿。
3) 阴道检查证实为腰椎为先露,并确定宫口开全或近开全。

四、麻醉与体位

全身麻醉。取膀胱截石位。

五、手术步骤

1) 取膀胱截石位,消毒铺巾、导尿,检查宫口扩张情况和先露部位及其高低。切记:操作条件必须是宫口开全或近开全,无子宫先兆破裂者。阴道检查证实为腰椎先露,用线锯在手指的引导和护盖下,从宫腔后壁绕过胎儿的躯干送往宫腔前方,紧贴胎儿皮肤拉出,将 2 根消毒塑料管套在线锯两端,装好线锯拉柄,前后交叉,使线锯绕过折叠的躯干(图1-6-17)。

2)横断躯干。用线锯横断躯干的方法同断头法。并分别取出胎儿两部分。

3)如取出时困难,可将胸、腹腔的内脏剜除,再牵出胎儿;亦可先施行内脏剜除术,再用剪刀进入胎儿腹腔切断脊柱。

4)术后常规探查宫腔,检查宫颈及阴道有无损伤,有无子宫破裂。术后给予宫缩剂及抗生素。

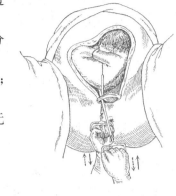

图 1-6-17 脊柱切断术

六、术中注意要点

1)操作过程中要动作轻柔。

2)牵拉线锯时,必须保护周围组织。

第四节 头臂斜形切断术

一、适应证

适应证同断头术。

二、禁忌证

禁忌证同断头术。

三、麻醉

麻醉同断头术。

四、手术步骤

(1)头臂斜断 线锯置于颈根至对侧腋窝部,线锯放置后,助手将脱出的上肢向胎头侧牵拉,故离断线位于颈根至对侧腋窝处。

(2)牵出胎头 头臂斜断后,先牵出脱出的手臂,胎头也随之娩出。

(3)牵出胎体 伸一只手入宫腔,握住与残留体相连的上肢牵出儿体。牵拉时,注意用另一只手盖住儿颈断端,以免断骨损伤产道。

(4)注意事项 同断头术。

第五节 除脏术(内脏剜出术)

内脏剜除术是将胎儿之胸或腹腔器官剜除,缩少胎儿体积以利从阴道分娩的手术。

一、适应证

1)忽略性横位,胎儿已死亡,胎颈位置较高,胸、腹部深嵌于盆腔、甚至挤入阴道内,不易施行断头术者。忽略性横位胎死宫内,羊水流尽,宫缩甚紧,胎头位置较高,胸、腹部挤入阴道内,深嵌入盆腔,行断头术困难者。

2）胎儿胸、腹部有肿瘤、器官发育异常或有腹水等阻碍分娩者。

3）联体畸胎或联体双胎。

二、禁忌证

1）有先兆子宫破裂征象者。

2）骨盆明显狭窄或畸形。

3）宫口接近开全或近开全。

三、术前准备

1）将长剪刀、胎盘钳或卵圆钳、及单叶宽阴道拉钩消毒备用。

2）常规消毒、导尿。

3）阴道检查确定胸、腹位置,宫口开全或近开全。

四、手术范围

将胎儿胸腔或腹腔器官剜出,以缩小胎体,以利娩出胎儿。

五、麻醉与体位

一般不需麻醉。取膀胱截石位。

六、手术步骤

（1）剪开胸腔　由助手向头侧牵引已脱出的上肢,暴露胎儿腋下部,术者右手持剪刀,在左手指引下入宫腔剪开腋下皮肤、肋间肌肉,必要时剪断1～2根肋骨（图1-6-18）。

（2）剜出内脏　扩大肋间隙切口,用胎盘钳或卵圆钳从切口入胸腔夹出胸腔器官,再穿透膈肌入腹腔,夹出腹腔器官（图1-6-19）。

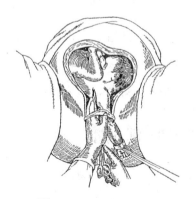

图1-6-18　剪开胸腔

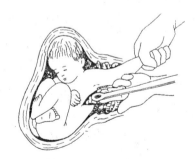

图1-6-19　除脏术

（3）牵出胎儿　用手自腋下切口钩住腹部向下牵拉,使处于低位的下肢脱出,按臀牵引娩出胎儿。

七、操作技巧

1）注意避免软组织损伤。

2）必须准确找到腋下部。

3）操作过程中动作要轻柔。

4）剪开肋间隙时，必须在左手引导及护盖下或直视下操作，防止产道损伤。

第六节　锁骨切断术

锁骨切断术（clavicle amputation）是切断胎儿的锁骨，缩短胎肩峰间径以利胎儿娩出的手术。

一、适应证

1）适用于穿颅术后胎肩娩出困难者。

2）无脑儿畸形肩娩出困难者。

3）肩峰间径较宽之胎儿。

4）在穿颅术或胎头吸引术时牵出胎头后娩肩困难者。

5）正常活胎胎头娩出后肩娩出困难者。

6）绝大多数施行于死产。

二、手术时机

1）胎肩娩出困难时。

2）无脑儿畸形肩娩出困难时。

3）阴道分娩发生肩难产经各种手法仍娩肩困难时。

三、麻醉与体位

会阴阻滞麻醉或会阴局麻，紧急情况下在无麻醉下进行。膀胱截石位。

四、手术范围

切断胎儿的锁骨，缩短胎儿的肩峰间径。

五、手术步骤

1. 剪断锁骨

胎头娩出后娩肩困难而锁骨已暴露在阴道口者，可直接用剪刀剪断锁骨。锁骨如在阴道内，须查清胎肩及锁骨的位置，在用手保护及引导下，剪断锁骨中部，使肩围缩小，易通过产道（图1-6-20、图1-6-21）。

2. 牵出胎儿

锁骨在阴道内，需伸手在阴道内查清胎肩及锁骨之位置，而另一手持弯剪刀在前手的引

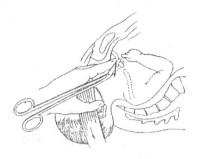

图 1-6-20　锁骨切断术

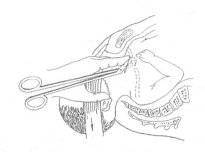

图 1-6-21　剪断锁骨

导下剪断锁骨中部,使肩带塌陷,肩围缩小,胎儿容易通过产道(图 1-6-22)。如娩出仍有困难可作另一侧锁骨切断。

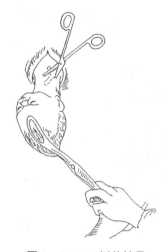

图 1-6-22　侧剪锁骨

正常活胎锁骨切断后,新生儿按锁骨骨折固定、包扎等外科处理。

六、手术技巧与术中要点

术中注意扣清锁骨的位置,在用手保护及引导下,剪断锁骨中部。正常活胎施术时注意剪刀位置不宜过深以免损伤邻近脏器,术中注意保护软产道。注意保护阴道组织。

七、述评

毁胎术的目的是将胎体破坏或分离,使胎儿的体积缩小,以利于从阴道娩出。在现代产科学上由于加强了围生期的保健,高危妊娠的筛选和产科技术水平的提高,至分娩期因难产而需施行毁胎术已甚少采用。然而毁胎毕竟适用于不能顺利自然分娩的死胎、畸形胎及特殊情况下(如施行其他手术)解决分娩对母体生命健康可引起严重危险的情况。

第七章 子宫翻出复位术

子宫翻出是指子宫内膜面向外翻出,是一种罕见的严重的产科并发症,可引起出血、休克及感染,若抢救不及时,可引起产妇死亡(图1-7-1)。

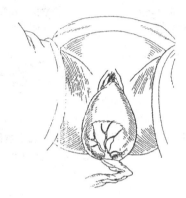

图1-7-1 子宫内翻

第一节 经阴道复位术

一、适应证

产后及时(30 min 至 1 h)发现的急性子宫翻出子宫尚未收缩者,复位越早效果越好。

二、禁忌证

宫颈形成的狭窄环紧缩不能扩张。

三、术前准备

1)哌替啶(度冷丁)或吗啡肌注止痛镇静。

2)迅速建立静脉通道,输液,必要时输血防治休克。如已发生休克,应在积极纠正的同时,用无菌温盐水纱布垫覆盖翻出的子宫,待一般情况好转后再行手术。

3)宫颈环较紧者,可在复位前皮下注射1:1 000 肾上腺素 0.3 ml 或肌注阿托品 0.5~1 mg 以松解宫颈环,无效时,全麻后徒手还纳。

四、手术步骤

1)消毒外阴、阴道及翻出的子宫后导尿。

2)术者以一手用手掌拖住已翻出的子宫,指端置于宫体四周。沿产轴方向缓慢地、轻轻地向上推送(图1-7-2A)。

3）当宫体推入宫颈后，将手指进入颈管与最后翻出的宫体部分之间，从四周均匀、缓慢地向上推送（图 1 - 7 - 2B），使内翻的宫体伴随上升，最后翻出的部分最先进入，另一手在下腹部进行协助。当宫体向上推过宫颈，进入宫腔之手渐渐改握拳式向上沿骨盆轴方向推顶宫底 3～5 min，使子宫复位，与腹部之手配合按摩子宫，并立即肌注或静滴缩宫素，促进子宫收缩，防止子宫再次翻出。如子宫收缩不良，可用纱布条填塞宫腔。

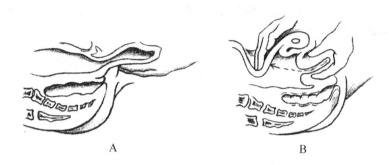

图 1 - 7 - 2　经阴道徒手子宫复位示意图

注　A. 先推入翻出子宫；B. 宫体过宫颈后再用手指上推至宫底。

五、操作技巧

1）复位原则为后翻出的部分先推入。在未将宫体推过宫颈前，不可首先用手指向上推压宫底中心，以免将宫底推成陷窝而阻碍复位。操作应轻柔，力争一次复位。

2）子宫复位前胎盘尚未剥离者，可先复位而后剥离胎盘；如复位困难或胎盘部分剥离有大量出血时，则迅速剥离胎盘后再进行复位术。必要时用纱布条填紧宫腔止血。

3）操作准确轻柔，力争一次成功。

六、术后处理

1）臀高位卧床，留置尿管 3 d。第 4 天开始予以缓泻剂，以防便秘，术后 1 周内要少下地活动。予以宫缩剂，防止再次内翻。

2）如有宫腔内纱布填塞，术后 24 h 取出。

3）给予抗生素预防感染。

七、并发症

1）出血。

2）感染。

第二节　经腹组织钳牵拉子宫复位术

一、适应证

经阴道徒手复位失败。

陈旧性子宫内翻，宫体已复旧者或慢性子宫内翻子宫不大者。

二、禁忌证

1) 宫颈形成狭窄环缩紧不能扩张。

2) 子宫翻出伴有严重感染和组织坏死。

三、术前准备

同经阴道徒手复位术。

四、操作步骤

（1）扩张宫颈狭窄环　脐下正中切口，进腹腔后，排垫肠管，拉钩暴露术野，可见子宫内翻形成狭窄环。以两手示、中指向外扩张此狭窄环（子宫翻转环）。宫体内翻狭窄环（图1-7-3A）。

（2）子宫复位　用两把组织钳夹住子宫狭窄环内侧宫壁向上提拉，按后翻出先复位原则，逐步向子宫部移行（图1-7-3B），最后使宫底复位。亦按后翻出先复位的原则，每上提一次，有齿钳即往下移夹一次轮番上提，交替逐步向子宫底移位（复原）。

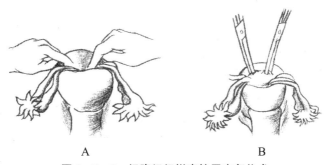

A　　　　　　　　　　B

图1-7-3　经腹组织钳牵拉子宫复位术

注　A. 扩张宫颈狭窄环；B. 子宫复位。

（3）促进子宫收缩　子宫复位后，立即应用宫缩剂促进子宫收缩，以防止再次内翻。如子宫收缩不良，恐术后再次翻出，可在缝合腹壁后，由阴道行宫腔纱布填塞，24小时后取出。如发生宫缩乏力性大出血，经治疗无效应行子宫次全切除。

（4）逐层缝合腹壁　如果还纳困难，可采用腹部阴道双合还纳术，即腹部还纳与助手阴道徒手复位协同进行。

五、注意事项

1) 动作应轻巧。

2) 如填有纱条，应 24 h 后取出。

六、本术式特点

1) 复位不切开子宫肌壁及宫颈翻转环，故子宫壁上无切口愈合瘢痕，对再次妊娠与分娩无影响。手术中不易伤及输卵管及卵巢，能保留子宫及生育能力。

2) 腹腔内手术,术后增加盆腹腔感染机会,有腹壁伤口感染与其他并发症的可能。

第三节 经腹子宫壁切开复位术

一、适应证

1) 以上两种手术失败。
2) 慢性子宫内翻无感染、组织坏死,一般情况较好者。

二、禁忌证

子宫翻出伴有严重感染和组织坏死。

三、术前准备

1) 给予抗生素预防感染。
2) 用一般镇静止痛剂。补液、输血等防治休克,备皮,导尿。

四、手术步骤

经腹子宫壁切开复位术,有子宫前壁和子宫后壁切开两种操作,均为切开狭窄环。

五、本术式特点

前壁切开需分离,下推膀胱。但切口缝合后可用膀胱返折腹膜覆盖,不易发生粘连。而后壁切开操作比较简单,但易粘连,再次妊娠发生子宫破裂时不易发现。因此各有利弊,应根据临床具体情况选用。

1. 子宫前壁切开复位术

(1) 推开膀胱　脐下正中切口,横行切开膀胱返折腹膜,下推膀胱,暴露子宫前壁。

(2) 切开子宫前壁　用组织钳钳夹牵引子宫前壁翻转环处,正中纵切开狭窄环及子宫前壁(图1-7-4A)。

(3) 子宫复位　术者一手向上钳提内翻宫底,一手加戴手套,示指、中指从切口伸入阴道上挑宫体及宫底,上下协同使子宫复位(图1-7-4B),然后脱去加戴手套。

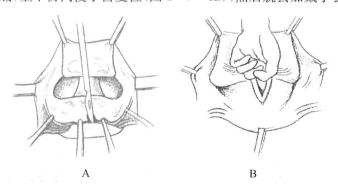

A   B

图1-7-4　子宫前壁切开复位术

注　A. 切开子宫前壁;B. 子宫复位。

（4）缝合子宫切口　用1号肠线间断缝合子宫切口内2/3肌层,然后连续褥式缝合浆肌层。（图1-7-5）

（5）缝合返折腹膜　用细丝线连续缝合子宫膀胱返折腹膜。

2. 子宫后壁切开复位术

1）切开子宫狭窄环及子宫壁：用组织钳钳夹宫颈环后缘两侧,正中纵行切开狭窄环后缘及子宫后壁（图1-7-6）。

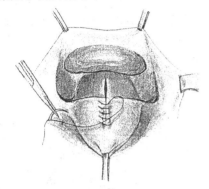

图1-7-5　缝子宫切口

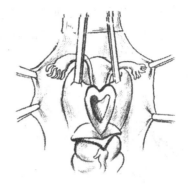

图1-7-6　切开子宫狭窄环及子宫壁

2）子宫复位：向上方牵引内翻的子宫底,加戴手套并以手指自切口插入阴道内,协助将子宫复原,脱去加戴手套,缝合子宫切口同子宫前壁切开复位术（图1-7-6）。

3）操作技巧：子宫后壁切开的优点是不需推开膀胱,但子宫后壁切口容易发生粘连,如再妊娠,不易观察有无子宫破裂情况,故宜同时实行输卵管结扎。

六、术式评价

1）可保留子宫及生育能力。

2）手术复位应切开子宫肌壁,愈合后形成瘢痕,再次妊娠与分娩易发生子宫破裂,手术产前和产后出血的危险性增高。在切开子宫肌壁时,有可能损伤已嵌入的输尿管及卵巢。

3）手术须进腹腔,可增加盆腹腔和腹壁伤口感染及其他并发症发生的机会。

第四节　经阴道子宫壁切开复位术

一、适应证

慢性子宫内翻,宫体已复旧,大小正常者。

二、禁忌证

子宫翻出伴有严重感染和组织坏死。

三、准备工作

同经腹子宫壁切开复位术。

四、操作步骤

1. 子宫前壁切开复位术

（1）切开膀胱返折腹膜　用组织钳钳夹宫颈前唇向下牵拉，暴露阴道前穹隆，在阴道前穹隆做横切口，切开阴道壁，横行剪开膀胱返折腹膜，上推膀胱超过膀胱宫颈附着部（图1-7-7A）。

（2）切开子宫颈环及子宫前壁　以两侧输卵管进口凹陷为标记，沿正中纵切开子宫颈环及子宫前壁，以左手示指插入切口内做指导，将切口向宫颈处延长（图1-7-7B）。

（3）子宫复位　用两手握住子宫体切口两侧缘，将子宫浆膜面翻出（图1-7-7C），向上牵拉子宫体使子宫复位。

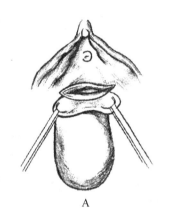 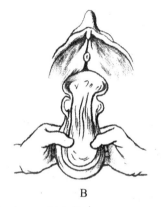 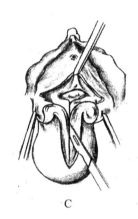

图1-7-7　子宫前壁切开复位术

注　A. 切开膀胱返折腹膜；B. 切开子宫颈环及子宫前壁；C. 子宫复位。

（4）缝合子宫切口　同经腹子宫切开复位术。

（5）缝合膀胱返折腹膜　将子宫从前穹隆切口送入腹腔。

（6）缝合阴道壁　略。

2. 子宫后壁切开复位术

（1）切开子宫后壁　术者以两侧输卵管口凹陷为标记，在宫体中线切开子宫后壁（图1-7-8A）。

（2）切开宫颈环　以左手插入切口为引导，向下切开宫颈环（图1-7-8B）。

（3）切开后穹隆　沿宫颈环切口横行切开后穹隆，进入腹腔（图1-7-8C）。

（4）子宫复位　用两手握住宫体切口两侧缘，将子宫浆膜面翻出，使宫体复位（图1-7-8D）。

（5）缝合子宫壁　同子宫前壁切开术。

（6）复位子宫　自后穹隆将子宫送还盆腔。

（7）缝合后穹隆阴道壁　2/0肠线间断缝合阴道壁（图1-7-9）。

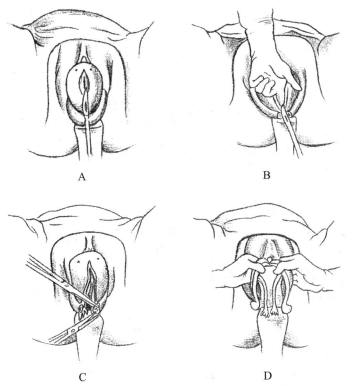

A   B

C   D

图 1-7-8　子宫后壁切开复位术

注　A. 切开子宫后壁；B. 切开宫颈环；C. 切开后穹隆；D. 子宫复位。

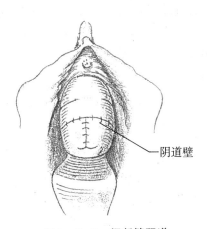

阴道壁

图 1-7-9　间断缝阴道

第八章　产后出血手术

第一节　人工剥离胎盘术

徒手剥离胎盘术是指术者以人工的方法用手剥离、取出滞留于宫腔内胎盘的手术。也称为人工剥离胎盘术。

一、适应证

1）第 3 产程超过 30 min，经过一般处理，胎盘仍未娩出者；剖宫产时，胎儿娩出 5～10 分钟，胎盘仍未娩出。

2）胎儿娩出，胎盘尚未娩出，出血超过 200 ml。

3）前置胎盘或胎盘早剥，胎儿娩出后，仍有阴道出血者。

4）既往有胎盘粘连史。

二、禁忌证

剥离胎盘确实困难，可能为植入性胎盘，不应使用暴力，应改行子宫全切术。

三、术前准备

1）宫颈内口较紧者，可肌注哌替啶 100 mg 及阿托品 0.5 mg，或全身麻醉，如丙泊酚。

2）产妇取膀胱截石位，消毒，铺巾，导尿。

3）给予宫缩剂。

四、手术步骤

1）术者一手牵脐带，另一只手涂滑润剂，循脐带伸入宫腔并找到胎盘，摸清胎盘的附着部位，如果胎盘已剥离，只是宫颈嵌顿，取出即可。

2）剥离胎盘：以掌面的尺侧缘或并拢的五指成圆锥状，手背紧贴宫壁，手掌面向胎盘的母面，从胎盘的边缘，如裁纸样动作，缓缓将胎盘从子宫壁蜕膜层"裁下"分离，用左手在腹部扶住子宫底，并向下推（图 1-8-1A）。若胎盘附着前壁，则手掌朝向子宫前壁，贴宫壁剥离胎盘（图 1-8-1B）。也可以四指并拢，做拉锯样（或铲东西向上剥离）。

3）完全剥离后，将胎盘全部握住，边旋转边向下牵引。另一手握住脐带，宫缩时取出胎盘（图 1-8-1C）。

五、术中要点

1）剥离时如果胎盘与子宫壁之间无明显界限，应考虑是否为胎盘植入，不可强行剥离，以免造成宫腔内的损伤或子宫内翻。

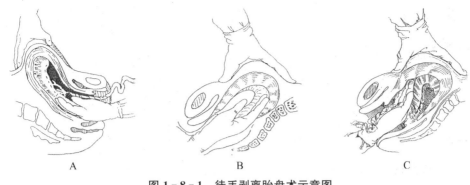

图 1-8-1　徒手剥离胎盘术示意图

注　A、B、C 图注释参见正文内容。

2）剥离胎盘时，右手的动作应当规范、轻巧，切不可强行抠挖，否则不单不能完整取出胎盘，而且有造成子宫壁穿破的可能。

3）剥离后检查胎盘胎膜是否完整，如有残留则再次伸手入宫腔寻找并剥出残留部分，也可用卵圆钳或大刮匙钳取或刮出；探查宫壁、宫颈、阴道有无裂伤，如有，及时修补。

4）术后给予宫缩剂促进宫缩。

六、注意事项

1）手术操作应轻柔，切忌暴力强行剥离或用手指抓子宫壁，以免穿破子宫。

2）胎盘剥离后子宫壁上遗留的创面比较粗糙（如修整粪沟样组织），切不可用刮匙搔抓以求平整，搔扒常可造成子宫壁损伤。术后给予抗生素治疗，预防感染。

七、主要并发症

1）子宫出血。

2）胎盘残留。

3）子宫损伤穿孔或破裂。

4）产后感染。

八、术式评价

该术式简单易行，对于产后胎盘滞留者有着立竿见影的作用。由于用手进行宫腔内的操作，感染机会大，术后应加强抗感染。

第二节　子宫双手压迫止血法

一、适应证

产后子宫收缩乏力致子宫出血。

二、术前准备

该术式即是在药物无效后应用，且亦应在应用促宫缩药物的基础上施术，因此术前应给予有效促宫缩药物。

三、麻醉

不需麻醉。

四、体位

膀胱截石位。

五、手术步骤

（1）单手法 将一手拇指放于子宫底部前方，其他四指放于子宫底后方，抓住子宫进行按摩（图1-8-2）。若是子宫下段收缩乏力出血，则用一手拇指和四指放在子宫下段两侧，抓住子宫下段进行按摩（图1-8-3）。按摩时应注意力度及节律要适当。

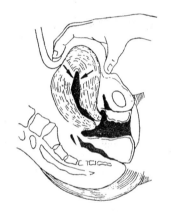
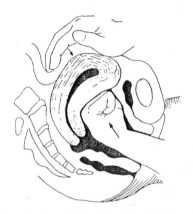

图1-8-2 腹部单手按摩子宫法　　　图1-8-3 腹部-阴道双手压迫子宫法

（2）双手法 如单手按摩无效，则一手伸入阴道，一手放在腹部。如为宫体收缩乏力，则阴道内之手抓住宫颈并上举，腹壁之手则同单手法抓住宫体做有效的按摩，并两手对压子宫（图1-8-4）。如为子宫下段收缩乏力，则阴道内之手握拳顶在子宫颈及子宫下段前面，腹壁之手则将宫体前屈以对合压迫整个子宫（图1-8-5）。一般10～15 min内即可奏效，此法快捷有效。

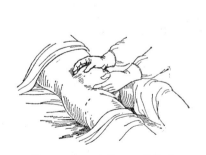
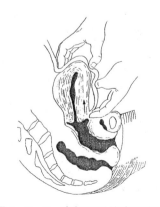

图1-8-4 腹部双手按摩法　　　图1-8-5 腹部双手按摩子宫法

六、术后处理

此术是药物无效后,常用且行之有效的初步处理方法。术后应继续应用促宫缩药。如此术无效,则改用其他方法。

第三节 宫腔纱条填塞术

宫腔纱布条填塞术是用纱布条填塞宫腔,有刺激宫缩及压迫止血的作用。宫腔纱条填塞仅用于诸方法处理子宫出血无效的一种古老方法,不仅使用于经阴道自然分娩后子宫出血,而且在剖宫产术中子宫收缩乏力出血均可实施,可起到一定的效果。

一、适应证

1) 产后出血,使用宫缩剂及按摩子宫等处理无明显效果。
2) 产后出血,期望保留子宫。
3) 紧急出血不止,基层医疗单位、偏远地区无开腹条件,须转送患者时。

二、禁忌证

1) 产后疑有子宫破裂。有子宫颈裂伤者。
2) 子宫肌壁有薄弱处或畸形子宫,瘢痕子宫。
3) 生殖器官有严重炎症者。

三、手术时机

产后子宫收缩乏力性出血,给各种措施积极处理后无明显效果的,在抗感染的同时应用宫腔纱布堵塞术。

四、术前准备

1) 准备长 6 m、宽 5～6 cm、厚 4～5 层的无菌纱布条。
2) 胎盘钳或卵圆钳 1 把消毒备用。
3) 给予适量镇静剂。
4) 阴道分娩者,应在分娩后子宫出血其他方法无效,宫口尚未闭合,且允许术者手或者卵圆钳通过。
5) 剖宫产分娩后,子宫收缩乏力,出血,经其他方法无效,应在未缝合子宫切口前试行。
6) 取膀胱截石位,消毒,铺巾,暴露宫颈。

五、手术步骤

1. 阴道填塞
根据宫口大小及术者习惯和技术可分为徒手填塞法和器械填塞法。
(1) 徒手填塞法 术者左手在腹部下推子宫底,右手持无菌纱条,以示、中指夹纱条送入宫腔,从宫底部开始填塞,从一侧到另一侧,自上而下依次逐步向外均匀填满整个宫腔不留空隙。同法继续填满宫颈及阴道。当子宫上段填满后,外手固定子宫,内手对填塞的纱条平均用力挤压,使纱条紧压在一起。再填塞子宫下段,直至填满宫腔为止。阴道填塞方法同样,外阴用无菌纱布保护,加敷丁字带(图1-8-6)。

(2)器械填塞法 当子宫口已接近关闭,可用器械填塞。助手从腹壁固定子宫底,术者由左手进入宫口内做引导,右手持卵圆钳夹住纱条依次送入子宫腔内填塞,方法同徒手填塞。一定要堵塞紧,否则上部出血、下部阻塞,血不能外流反造成假象(图1-8-7)。

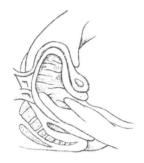 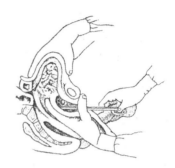

图1-8-6 徒手填塞法示意图　　　　图1-8-7 器械填塞法示意图

2. 经剖宫产子宫切口填塞 用卵圆钳夹住纱条的一端,从子宫切口置入宫腔,自底部起从左到右折叠填塞,不留空隙,当接近近子宫颈口处,充分估计还需用纱条的长度,剪断纱条,将尾部从宫颈口送入阴道2~3 cm,然后更换卵圆钳将剩余纱条充分填塞子宫下段,缝合子宫切口。

附　穹隆纱布块填塞术

一、适应证

中央性或部分性前置胎盘,产后子宫体收缩良好,子宫下段出血者。

二、术前准备

1) 准备数块纱布。

2) 予以足量促宫缩药。

3) 如有失血性休克,应予以积极补充血容量。

麻醉与体位:同"子宫按摩术"。

三、手术步骤

1) 用两叶窥阴器或阴道拉钩暴露阴道穹隆部及宫颈。

2) 用宫颈钳钳夹宫颈前唇向后下方牵拉,将数块纱布整齐地从前穹隆顶端起塞紧前穹隆(图1-8-8)。

然后将宫颈钳夹宫颈后唇向胶下方牵拉,再将数块纱布同前堵塞后穹隆。最后用纱布块填塞紧阴道,防止前后穹隆部纱布下移,使子宫下段前后壁紧紧压在前后穹隆纱布间,达到止血目的。记录使用纱布块数。注意助手在腹壁协助下压宫底。

四、术后处理

1）安放导尿管,以防尿道受压,排尿困难。
2）标计宫颈高度。密切观察宫底高度及血压变化。
3）给予抗生素预防感染。
4）术后 24 h 取出纱条。

五、操作技巧

1）纱条用头孢曲松钠 1 g 稀释于 0.5％的甲硝唑液中浸湿后挤干,可降低感染。

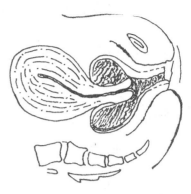

图 1-8-8　前后阴道穹隆填塞
纱布块压迫止血

2）纱条填塞应依次进行,填塞坚实,不能留有空隙。如果子宫底或子宫体有间隙,不但不能止血,还会造成上部出血不能外流,延误病情。
3）动作柔和,尤其是器械填塞,用力不当容易造成子宫的损伤。
4）经子宫切口填塞后缝合子宫切口时切勿将纱条缝上。
5）术后静滴催产素(10％葡萄糖 200 ml 加缩宫素 20 U),无高血压、心脏病及对麦角新碱过敏者,可肌注麦角新碱 0.2～0.4 mg,以加强宫缩。

六、术后处理

1）术后严密观察患者血压、脉搏、血氧饱和度等生命体征。继续防治休克,如仍继续出血,情况未有好转,应考虑行子宫切除术。
2）术毕给予有效抗生素预防感染。
3）术后 24 h 内取出宫腔内填塞的纱条,取出 1/2 时静脉开始给予子宫收缩剂,促进宫缩,防止出血。

七、主要并发症

1）宫腔感染。
2）子宫穿孔。
3）填塞纱布条不当,引起宫腔内隐性出血。失血性休克。
4）继续出血,应考虑子宫切除。

第四节　子宫动脉上行支结扎术

缝扎大血管止血:对上述诸法止血无效,而产妇又迫切希望保留生育功能时,可采用结扎盆腔血管的方法止血。

一、适应证

1）剖宫产术中发生收缩乏力性子宫大出血,经处理无效时。
2）难以控制的子宫出血,经加大宫缩剂用量后仍无好转。

行结扎子宫动脉治疗,此术简单迅速,止血效果明显。以后血管再通,不影响再次妊娠与分娩。

此术可分为腹膜内缝扎子宫动脉上行支(宫体支)及腹膜外结扎子宫动脉总支术。

二、禁忌证

盆腔解剖层次不清,子宫动脉暴露不良,易损伤周围组织。

三、术前准备

建立静脉通道,有输血条件。

四、手术时机

顽固性子宫收缩乏力使用各种措施效果均不理想时,可考虑行子宫动脉结扎术。

五、手术条件

术者应熟悉盆腔解剖层次,手术操作熟练。应有良好的麻醉,以利于充分暴露血管,防止损伤邻近的器官。手术时应同时输液、输血,防止休克。

六、麻醉与体位

全麻或持续硬膜外麻醉。经阴道手术取膀胱截石位;经腹手术则取仰卧位。

七、手术步骤

1) 术者用左手托出子宫并将其略向右推,在子宫下段稍下方触摸左侧子宫动脉。

2) 在子宫动脉内侧 2～3 cm 处,相当于子宫内口水平或稍高处,触及子宫动脉搏动后,用大圆针将 1 号铬制肠线或薇荞线从宫颈旁肌层由前向后穿过子宫肌层,再将大圆针自后方从子宫动脉外侧的阔韧带无血管区向前穿出后打结,并结扎缝线(图 1 - 8 - 9、图 1 - 8 - 10)。

3) 右侧子宫动脉的缝扎则是在触清子宫动脉后,在子宫动脉外侧的阔韧带无血管区,将大圆针从前向后穿过,再将大圆针在距子宫动脉内侧 2～3 cm 处,从子宫后壁向前穿出,并结扎。

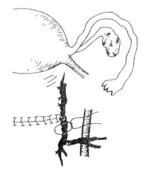

图 1 - 8 - 9　子宫动脉上行支缝扎

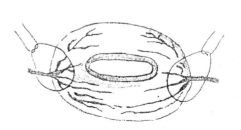

图 1 - 8 - 10　子宫动脉缝合示意图

八、手术技巧与要点

1）子宫动脉缝扎术必须选用可吸收的缝线，以便吸收、脱落。不能使用丝线。

2）缝扎子宫动脉时，应缝入较多子宫肌层组织，这样可避免损伤子宫血管，亦可将子宫肌层组织的血管分支阻断，达到更好的止血效果。

3）子宫动脉缝扎中只用单纯贯穿缝合，不可行"8"字缝合，以免造成子宫动、静脉瘘。

4）子宫动脉缝扎后，产妇可出现宫缩痛，必要时可用药物镇痛。

5）结扎时位置不能太低，以免损伤输尿管。

九、术式特点

本术式操作简单，迅速阻断子宫动脉血流，使子宫缺血而收缩，起到止血的目的，是治疗顽固性子宫出血的一种保守性手术方式。术后不但保留了子宫，而且由于肠线的吸收，子宫动脉可以再通，不影响此后子宫的血供。但要求术者熟悉妊娠期盆腔解剖结构，否则容易造成损伤。

十、术后处理

术后应密切观察子宫出血的情况，若效果不佳，须行进一步处理。对于产后宫缩痛严重者，可适当给予药物镇痛。术后常规抗感染。

十一、常见的手术失误

1）解剖层次混乱，损伤邻近脏器。

2）损伤子宫血管组织。

十二、常见并发症及处理

1）输尿管梗阻：由于缝合时误缝扎输尿管造成完全性梗阻或由于结扎动脉时使输尿管明显成角，造成管腔狭窄，均可导致术后肾盂积水，严重者引起肾功能不全。术后若产妇出现腰痛或检查提示结扎侧肾盂积水，均应考虑到输尿管梗阻，应及时剖腹探查。

2）术中缝扎过密，损伤血管组织，造成术后了宫动、静脉瘘，必要时须重新吻合。

十三、术式评价

可迅速有效地控制子宫出血，此后血管可再通；不影响再次妊娠和分娩。

附1　子宫卵巢动脉吻合支和卵巢动脉结扎术

一、适应证

子宫动脉上行支结扎后或（和）髂内动脉结扎后，子宫体仍出血者。

二、手术步骤

在近子宫侧输卵巢管下无血管区进针、在卵巢固有韧带下或上出针,用7号丝线缝扎以阻断来自卵巢子宫动脉吻合支的子宫血流。如胎盘位于一侧宫底,其子宫输卵管动脉吻合支、子宫卵巢动脉吻合支均粗大时,可用7号丝线缝扎骨盆漏斗韧带,以阻断卵巢动脉总支血流。

附2　子宫全肌层局部缝扎术

一、适应证

剖宫产时,胎盘剥离面出血。

二、手术步骤

根据胎盘剥离部位,有下列两种方法:

1) 子宫黏膜肌层全层缝合:应用于胎盘附着于子宫下段,出血部位可自子宫下段切口暴露者。暴露出血部位,用1/0肠线在出血部位黏膜层进针,穿透全肌层再由黏膜出针,跨度2 cm。行"8"字缝合,针间距离1～1.5 cm,缝合针数根据出血面积定,排列方向与子宫纵轴一致。

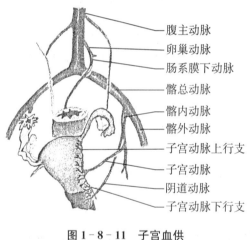

图1-8-11　子宫血供

腹主动脉
卵巢动脉
肠系膜下动脉
髂总动脉
髂内动脉
髂外动脉
子宫动脉上行支
子宫动脉
阴道动脉
子宫动脉下行支

2) 子宫浆肌层全层缝合:应用于胎盘附着一宫体,出血部位自子宫切口不能暴露者。暴露出血部位相对的子宫浆膜面,用1/0肠线从浆膜面进针,穿透全肌层,穿透黏膜层,再由浆膜面出针,每针跨度仍为2 cm,亦行"8"字缝合,其他原则同黏膜层缝合术。

第五节　髂内动脉结扎术

髂内动脉结扎术是一种治疗产科恶性出血的有效方法,多用于子宫动脉结扎后效果不良或由于子宫动脉暴露困难以及复杂的外阴、阴道裂伤难以寻找出血点时等。髂内动脉结扎有两种方法,一种是腹膜内,另外一种是腹膜外。由于产科出血多是子宫出血,所以产科常采用腹膜内结扎式,一般多为双侧结扎。由于手术时多为急症手术,应特别注意盆腔血管的走行与分布(图1-8-12)。

子宫动脉与髂内动脉结扎术是产科手术技术的重要组成部分。有时,此种动脉结扎技术可挽救患者生命,若能迅速、娴熟地完成动脉结扎,可控制其他方法不能控制的产科出血,而保留子宫。

然而,由于子宫动脉与髂内动脉与其他盆腔重要脏器相邻近。因此,结扎这些血管并非没有危险,并需要非常细致的手术技术,尤其结扎髂内动脉时。

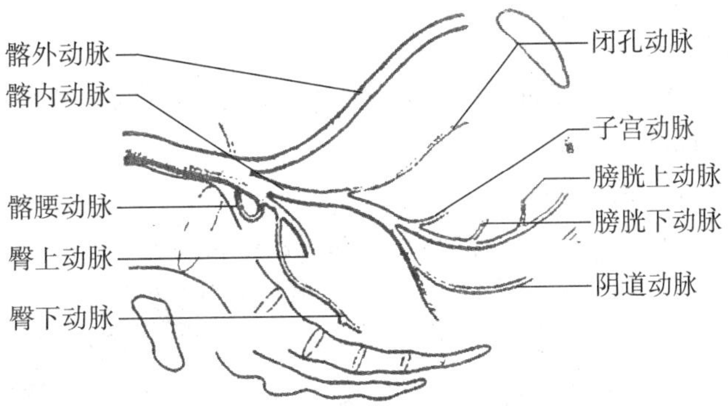

一、髂内动脉结扎术指征

1) 剖宫产术中子宫大出血,通过其他方法止血无效时,可先行结扎双侧子宫动脉,若仍难以控制子宫出血,患者为初产妇,迫切要求保留生育功能,可行髂内动脉结扎术。

图 1-8-12 盆腔内重要动脉血管

2) 子宫破裂、子宫卒中、植入性胎盘术中发生大出血难以控制者。难控制的妇科手术术中大出血。

3) 阴道手术宫颈裂伤延及子宫下段,阔韧带血肿难以找到出血点者。

4) IUD宫外移位于阔韧带,损伤血管或宫外孕发生阔韧带血肿,难以控制出血者。

5) 严重阴道会阴裂伤止血困难者。

6) 腹腔妊娠,剥离胎盘而致严重大出血者。滋养叶细胞肿瘤阴道转移结节大出血,局部和全身应用化疗及压迫止血方法无效者。

7) 妇科肿瘤,如宫颈癌、宫体癌、绒癌等引起的严重子宫出血,应用各种止血方法均无效时。困难的妇科手术,例如,宫颈癌广泛子宫切除术,巨大宫颈肌瘤手术,腹腔严重粘连、剥离困难的手术,为减少术中出血,可先行髂内动脉结扎术。

二、禁忌证

1) 患者一般情况差,结扎血管难以抢救生命者。

2) 重度休克原因不明时。

3) 须切除子宫挽救生命时。

三、髂内动脉结扎术中的注意事项

1) 无论腹膜外法,或是腹膜内法,必须先确认输尿管后,才能对髂内动脉进行结扎。并应注意不要损伤输尿管营养血管,以防引起术后输尿管缺血、坏死、漏尿。

2) 术中必须弄清解剖关系,结扎圆韧带时,必须排除是髂外动脉,否则,误扎髂外动脉将引起严重的并发症,可导致结扎侧大腿缺血、坏死。因此,术中必须谨防发生误扎髂外动脉。

在结扎髂内动脉前、后均应触诊股动脉。若结扎髂内动脉后,股动脉的搏动无变化,证明未误扎。

3) 操作应轻巧,切勿伤及髂内动脉下方静脉。静脉壁薄,易破裂、出血。分离髂内动脉时,钳尖应永远贴在动脉壁上,以防伤及髂内静脉。一旦静脉破裂出血,应及时止血,以防导致恶果。少量出血可用压迫法止血;大量出血不易控制,常可危及患者生命。此时应果断地结扎、切断髂内动脉,将其两端分别拉开,充分暴露髂内静脉破裂处,迅速结扎,必要时缝扎止血。

4) 止血必须彻底,不留死腔,以防形成腹膜后血肿、血肿继发感染等合并症。

113

四、手术步骤

髂内动脉结扎,可分为腹膜内及腹膜外两种,在产科多用腹膜内术式。一般多双侧结扎,也可一侧结扎。

1. 腹膜外法

1) 切开腹壁:逐层切开腹壁皮肤、皮下脂肪、腹直肌前筋膜,分离腹直肌。

2) 在腹直肌下面,向外侧剥离,找到膀胱侧窝。

3) 触及一条斜向外下方条索状、无波动之圆韧带,钳夹、切断、缝扎。

4) 沿腰大肌向上剥开腹膜,可见到搏动的髂总、髂内、髂外动脉,及其分叉处,输尿管斜跨其上。

5) 充分暴露髂内、外动脉分叉后,用阑尾钳提起髂内动脉,从分叉处下方 1 cm 处,用直角钳在髂内动脉两侧分离约 2 cm,然后用直角钳贴动脉下方垂直角度分离,使动、静脉间距分开 1～2 cm。

6) 从髂内动脉下方穿过两条 7 号丝线,将髂内动脉结扎两道,不剪断髂内动脉。

7) 若结扎髂内动脉后止血仍不彻底,可在骨盆漏斗韧带内充分游离卵巢动脉、静脉,钳夹、切断、缝扎。

2. 腹膜内法

保护好肠管后,充分暴露骨盆漏斗韧带,用鼠齿钳提起输卵管、卵巢,剪开骨盆漏斗韧带腹膜层。剖宫产术中多采用此法。

1) 显露髂内动脉:自圆韧带上方打开后腹膜,沿卵巢血管向上延长切口 4～6 cm,上端接近髂总动脉,该处下方是疏松结缔组织,向下分离,先找髂总动脉分叉处的髂内、外动脉及输尿管。如无血肿时亦可看到。

2) 分离髂内动脉:在后腹膜切口内侧缘后寻找到输尿管,在髂外动脉与输尿管间向下分离即可见髂内动脉(图 1 - 8 - 13、图 1 - 8 - 14)。在距髂总动脉分叉下方 2.5～3 cm 处,用阑尾钳或大镊子提夹钳住髂内动脉并略为提起(图 1 - 8 - 15))。在其两侧用剪刀各剪一小孔,用胆囊钳(短直角弯钳)细心地从髂内动脉内侧或外侧插入(图 1 - 8 - 16、图 1 - 8 - 17),伸入小孔稍分离,于髂内动脉后壁与髂内静脉间行分离。

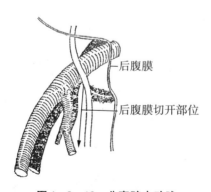

图 1 - 8 - 13　分离髂内动脉

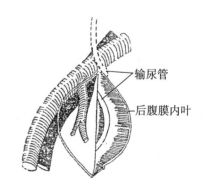

图 1 - 8 - 14　显露髂内动脉

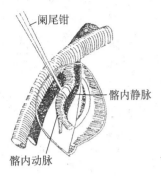

图 1 - 8 - 15 以阑尾钳钳住
髂内动脉

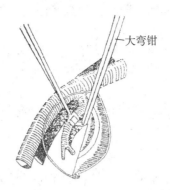

图 1 - 8 - 16 直角弯钳可以从髂内
动脉的内侧或外侧插入

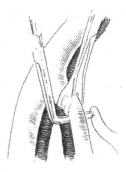

图 1 - 8 - 17 结扎髂内
动脉

在输尿管和髂内动脉的内侧的后腹膜上向下作一纵行的切口,并贯穿于对侧小孔穿出,将两根 7 号线从血管后部拉出,无须切断血管,必要时行双侧结扎。

髂内静脉粗大,壁薄易于损伤,应予注意。双重双层结扎、两线间距 0.5 cm 分别结扎,不剪断血管。

用 2/0 肠线连续缝合闭合骨盆漏斗韧带腹膜的切口。

五、手术技巧与要点

1) 必须充分暴露大血管,保证视野清晰。

2) 髂内动脉邻近髂内静脉,后者管粗壁薄,易被损伤,应特别留心。

3) 术中结扎髂内动脉,但不剪断该血管,以保证术后该血管有再通的可能。

六、术式特点

一般子宫大出血多行子宫动脉结扎。该术式一般于须行子宫动脉结扎而子宫动脉难以清晰暴露时采用;复杂的外阴、阴道裂伤寻找出血点困难时也可采用此术式。在大血管上操作,务必动作轻柔,防止损伤血管,加重出血。

七、常见并发症及处理

(1) 损伤邻近器官　由于术中粗暴操作,造成邻近器官的损伤。对于较严重的损伤应立即进行修补。

(2) 出血　术中损伤血管,可造成严重出血,应及时结扎血管,以控制出血。

八、术式评价

此手术止血效果好,结扎后髂内动脉各分支压力骤减,血流量减少,促进凝血而止血;且属于一种保守性的手术,术后保留了生育功能。

注意:用直角弯钳穿过髂内动脉后壁时,切勿损伤髂内静脉及侧方的髂外静脉。结扎血管前也应确认结扎组织内无输尿管。切勿误扎髂外动脉。结扎后常规扪测股动脉搏动情况。经以上方法处理无效,还可行:

（1）髂内动脉栓塞术　以明胶海绵微粒直接注入双侧髂内动脉内,使血管栓塞,很快达到止血目的。

（2）卵巢动脉结扎术　如髂内动脉结扎或栓塞后,子宫出血仍不止,产妇又希望保留生育功能者,可行卵巢动脉子宫支结扎术。在近子宫处的输卵管下方无血管区进针,于卵巢固有韧带下出针,用7号线结扎。

（3）切除子宫　通过以上方法处理,子宫收缩仍不良,出血多或植入性胎盘,羊水栓塞并已有子女者,应立即迅速切除子宫。

第六节　子宫背带式止血术

剖宫产时发生的子宫弛缓性出血在使用子宫收缩剂、宫腔纱条填塞术以及子宫动脉结扎术等措施后,子宫出血仍不能有效控制时,可以采用子宫背带式止血术进行止血(B-Lynch sture),有时能起到较好的效果,是术中患者保留生育功能的希望。

一、适应证

产后难以控制的子宫弛缓性出血,使用宫缩剂仍不能奏效者,尤其适用于剖宫产术中的子宫弛缓性出血。

二、禁忌证

术前应估计此术式的可行性。

三、手术时机

产后出现子宫弛缓性出血,使用宫缩剂仍不能奏效者,子宫加压后可有效减少出血的产妇,应不失时机果断地采取此手术。

四、麻醉与体位

全麻或持续硬膜外麻醉。取膀胱截石位,便于从阴道观察出血情况。

五、手术步骤

开腹后,托出子宫,双手加压按摩观察阴道出血控制情况,以估计使用此种缝合法成功的可能性。如果阴道出血能被控制,则按如下程序操作。

1) 用带有2号铬制肠线或1号可吸收缝线的70 mm圆针,从子宫切口右下缘下方3 cm,并距右侧缘3 cm处穿入子宫。

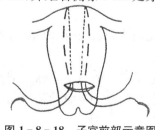

2) 此针在子宫切口上缘上方3 cm,并距侧缘约4 cm(为子宫上段渐变宽)处穿出。

3) 带针的肠线越过宫底,并压在距右宫角3～4 cm的宫底处(图1-8-18)。

4) 被送到后侧的针线在与前侧进针点同一水平处垂直穿入子宫后壁。

图1-8-18　子宫前部示意图

116

5）由助手尽力压迫,帮助拉紧肠线,从后壁在与右侧相同的标志处穿出(图 1-8-19)。

6）穿到后方的肠线像右侧一样垂直绕过宫底到达前方,压在左侧宫底,并将针线在与右侧相对应处穿入宫腔,再在前方距切口左下缘下方 3 cm 处出针。用两手加压拉紧肠线两端,尽可能避免损伤而达到加压目的,在这样的压迫下,检查阴道出血是否被控制(图 1-8-20)。

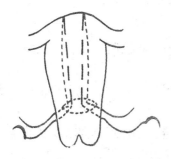

图 1-8-19　子宫后部示意图

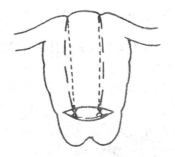

图 1-8-20　子宫缝合后示意图

7）如果获得了良好的止血效果,即可由助手压迫子宫,术者将肠线打 4～5 个结,以确保张力。

8）按常规方法关闭子宫切口与腹壁。

六、手术技巧与要点

1）在行背带式缝合术之前,用双手压迫子宫,然后观察阴道出血能否被控制,这一步骤是决定施行本手术能否成功的关键。

2）如果双手压迫能达到止血目的,则手术的要点在于拉紧缝线,使子宫能被扎紧,而在拉紧缝线时要注意用力的方向须垂直于子宫壁的平面,不要斜向拉拽,以免充满血窦的子宫壁在拉紧缝线时损伤,造成缝合处出血。

3）缝合后,打结要牢靠,以免缝线松脱影响手术效果。术后需再次检查阴道出血是否确实已被控制。

如加压子宫后仍无法控制有效出血,应果断选择其他有效方法。

七、术前准备

建立静脉通道,备血,留置导尿管,监测产妇生命体征,给氧,休克者应同时抗休克。

八、术式特点

该技术简单易行,适用于需急速处理的产后出血,缝合后能立即估计止血是否满意,若手术失败仍可改用其他更彻底的手术方法。此法能保留产妇子宫和生育能力。

第七节　介入性髂内动脉栓塞术

产科大出血及其他原因所致的子宫出血的传统治疗是内科止血、外科缝合止血、宫腔内填纱条、双侧子宫动脉上行支结扎、双侧髂内动脉结扎或子宫切除术等。髂内动脉结扎术因易建立侧支循环而使出血复发率高达 50%,而且创伤较大。子宫切除术虽然具有较好的止血作用,但患者将丧失生育功能。介入治疗即能栓塞血管分支,有效地阻塞出血血管,达到止血的目的,保留患者的生育功能,而且又能保证静脉细血管丛的血流通畅,避免子宫壁、膀胱壁、臀肌以及皮肤的坏死。所以产科介入治疗是一种简便、安全、创伤小以及效果明显的治疗方法。

一、适应证

1) 产后大出血致失血性休克经积极的常规治疗仍不能控制出血者应在抗休克的同时行动脉栓塞术。

2) 经多种治疗方法治疗后子宫出血仍不能控制,或出血控制后再次出现阴道大出血危及患者生命。

3) 经治疗后患者病情不稳定,随时有阴道大出血的可能,而患者难以经受再次出血的打击及麻醉有一定风险者。

二、禁忌证

1) 合并有其他脏器出血的 DIC 患者。
2) 生命体征极度不稳定的患者。
3) 全身重度感染者。

三、术前准备

1) 常规进行血常规、尿常规、凝血三项以及生化分析等化验。
2) 行心电图、X 线胸片、B 超的检查,必要时可以进行 CT 检查。
3) 术前常规洗肠,并放置导尿管。
4) 术前适当应用止痛剂和止吐剂。
5) 准备器械,包括导管鞘、导丝、Cobra 导管、Simmons 导管以及单弯导管等。
6) 准备药物,包括 2% 利多卡因、76% 泛影葡胺或非离子性造影剂、肝素、地塞米松、止痛药、止吐药和急救药品。
7) 准备栓塞剂:①吸收性明胶海绵,是一种最常用的栓塞剂,其栓塞时间持续 2 周至数月,主要用于中小血管的栓塞。②螺圈(Coil),又称不锈钢圈、弹簧圈。其尾端或四周系有羊毛、涤纶丝,主要作用机制是机械性阻塞和涤纶丝引起血管局部的异物反应,是一种长期的栓塞物质,常用于较大血管的栓塞。③聚乙烯醇(Ivalon),聚乙烯醇是一种合成材料,其在体内不能被吸收,是一种长期栓塞物质。

四、手术方法

1) 常规消毒后铺无菌巾,行股动脉穿刺,置入导管鞘,再插入导管,先将 Pigtail 导管放置于腹主动脉下端,行盆腔动脉造影或将 Cobra 导管放置于双侧髂内动脉行髂内动脉造影,了解髂内动脉的解剖,明确出血部位(图 1-8-21)。

2) 发现明显出血征象时,应立即将插管送至出血部位,使用钢圈或吸收性明胶海绵进行栓塞,尽量减少对正常组织的影响。

3）若髂内动脉造影未发现出血征象，可加行髂外动脉造影，寻找出血的供血分支，发现明显出血征象时，即可栓塞。

4）若还不能发现明确的出血部位和征象，则可直接行双侧髂内动脉栓塞或子宫动脉栓塞。栓塞后的血管影像（图1‑8‑22）。

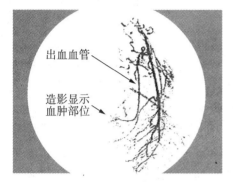

图1‑8‑21　造影显示出血血管和血肿部位

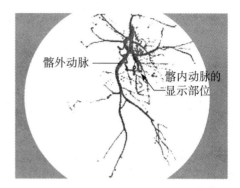

图1‑8‑22　栓塞后未见子宫动脉显影和造影剂溢出

第二篇　妇科手术

第一章　妇科小手术

第一节　子宫腔诊刮术

一、手术体位

膀胱截石位。

二、手术步骤

（1）消毒　消毒铺巾做双合诊，复核子宫大小、位置及附件情况。用窥器暴露宫颈，用1：10碘伏再次消毒阴道、宫颈。

（2）刮取宫颈管内膜　用宫颈钳固定前唇，于后穹隆放盐水纱布一块，用小括匙环行刮取宫颈内口至外口之间宫颈管内膜组织，取出盐水纱布和宫颈管内膜组织。

（3）探测宫腔　宫颈钳夹宫颈前唇后、左手向外牵拉、固定。右手持子宫探针，沿子宫体方向将探针慢慢进入宫腔直达宫底，并用右手指尖贴于探针上标记处。

（4）扩张宫颈　小刮匙能通过颈管内口者可不必扩宫。若宫颈管过紧，可用扩张器逐渐扩张宫颈管，直至可通过小刮匙，扩宫时以执笔式或持宫颈扩张器顺宫腔方向和曲度徐徐探入，通过宫颈内口后不要再前送，以防子宫穿孔。自5号半开始，按序号渐扩张至7号，以刮匙能顺利通过为度。

（5）刮取宫腔内膜　将盐水纱布一块展开放置阴道后穹隆处。将小刮匙顺宫腔方向和曲度送入宫腔底部，宫体至宫颈管内口沿管壁纵行刮宫、自上而下沿宫壁刮取（避免来回刮），依顺序刮了宫之前壁、后壁、侧壁及子宫底及子宫角。刮取宫腔组织，宫底部可横刮，特别要注意刮取子宫底及两侧宫角处，整个手术过程动作要稳、准、轻柔。刮宫时应了解宫腔情况，宫壁光滑或粗糙。有无肌瘤、高低不平感。刮净感是宫腔感觉为宫壁呈一致性平坦感，宫腔形态清楚，流出少量泡沫样的血液或能听到轻微的"沙沙声"，治疗性诊刮以刮净为准（图2-1-1）。

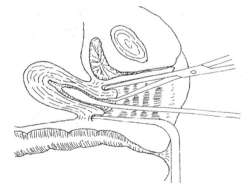

图2-1-1　刮取内膜

（6）检查出血情况　取出阴道盐水纱布，看有无活动性出血，无血即结束手术。

（7）刮出物送病理检查　将宫颈管和子宫内膜组织分别全部装瓶，固定送病理检查。

以上为分段诊刮步骤，普通诊刮则省去第二个步骤。

三、手术技巧与术中要点

1）诊刮的目的是刮取足够的宫颈管和宫腔内容物做病理检查协助诊断,刮出物肉眼观察高度怀疑为癌组织时,则不应继续刮宫,以防出血和癌细胞扩散。若肉眼未见明显癌组织时,则应全面刮取宫腔组织,有助于止血和避免漏诊。

2）刮取组织前,应尽可能擦净宫颈和阴道消毒液及分泌物,然后填入盐水纱布,以利收集内膜组织。

3）小刮匙能通过宫颈管内口者则不必扩宫,否则应予扩宫,直至可通过小刮匙。

四、本术式特点

1）目的是刮取足够的宫颈管和宫腔内容物做病理检查。

2）除癌症外,大多数患者宫腔正常大小、宫腔内组织不多,有时刮出组织可能非常有限。

3）多数患者流血时间较长,可能合并不同程度感染。

五、术后处理

1）组织送检　将刮出组织全部送病理检查。

2）预防感染　保持外阴清洁,口服抗生素 3～5 d。

3）禁盆浴和性生活　禁盆浴 14 d,禁性生活 30 d。

六、常见手术失误

1）癌症患者,过度刮宫,可引起出血和子宫穿孔,因病变组织太局限而易漏诊。

2）非癌患者未能全面刮宫或只刮取某一部位组织,刮取组织后收集不全,刮出物少,不足以用于病理检查或不能全面反映宫腔内膜情况。

3）收集内膜组织的盐水纱布放置失当,导致组织丢失。

4）分段诊刮者,先行探宫和扩宫;刮取宫颈管内膜后未及时取出标本;刮出物混装送检,导致宫颈管和宫腔内膜组织混淆。

第二节　处女膜修补术

一、适应证

1）由于性生活或其他原因造成的处女膜破裂,有要求修补者。

2）阴道分娩致会阴,处女膜陈旧性裂伤者。

3）直肠阴道瘘瘘口接近处女膜环,行瘘修补术须正中切开处女膜环者。

二、手术时机

应选在月经干净后 3～5 d 施行。

三、术前准备

1）常规外阴消毒。

2）瘘修补者术前予无渣全流饮食 3～5 d。

四、体位及麻醉

局部浸润麻醉、骶麻或鞍麻,取膀胱截石位。

五、手术步骤

1）切除处女膜裂伤缘瘢痕,造成新鲜创面(图2-1-2)。

2）修剪处女膜裂伤缘,用可吸收 5/0 号线间断缝合创缘,重建处女膜环。

3）阴道壁松弛伴处女膜锯齿状陈旧性裂伤者,可先将处女膜齿状裂伤瘢痕切除,正中切开阴道后壁黏膜,行阴道后壁修补术,分次以 5/0 可吸收线间断缝合处女膜创缘。

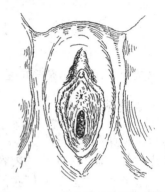

图 2-1-2　处女膜单纯缝合修补法

六、手术技巧要点

根据处女膜损伤或破裂的状况和形态,有两种术式可选择。

1）单纯缝合修补法　常用于一处或相近二处的裂伤,性交的裂伤通常是闪电形,可深达处女膜根部,需用眼科小剪刀精细地修剪裂伤缘,形成新创面,以 5/0 号可吸收线在处女膜内侧面间断缝合 3～4 针足矣,不要过密,以免影响血运(图2-1-3)。

2）"Z"字形黏膜瓣修补法如损伤大,不整齐或阴道口松弛,"Z"形瓣或皮肤或黏膜瓣来修复处女膜的结构。从图中可以看出,3—4 和水平段 2—3,其长度以及 1—2—3 和 2—3—4 构成的角度都可根据处女膜裂痕的形态加以调整改变。即用黏膜瓣来修复处女膜及阴道口结构,首先根据处女膜裂痕的形态设计"Z"字形切开,后将一个黏膜瓣下旋(图2-1-4)。另一个黏膜瓣 2—3—4(图2-1-5)上旋恢复处女膜的连续性,若同时做阴道口紧缩术者,可加大 1—2 及 3—4 的长度,可较多地紧缩阴道口。缝合时,切口从"Z"形变成了 S 形。

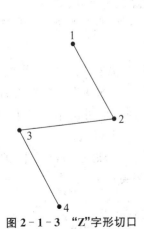

图 2-1-3　"Z"字形切口

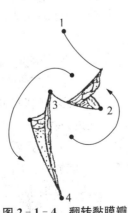

图 2-1-4　翻转黏膜瓣

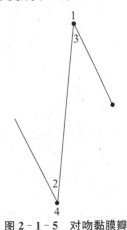

图 2-1-5　对吻黏膜瓣

3）处女膜修补术的麻醉,首选静脉麻醉,因局麻可使组织肿胀,致使切口设计操作受到影响。

七、术后处理

1）术后可下地自由活动。

2）保持会阴部清洁,有时在同一患者身上两种方法可联合应用,亦有用二个"Z"形黏膜瓣修补者,乃因人而异,个体化选择。

第三节 阴蒂整形术

仅做个阴蒂切除,是简单手术,但称之整形,甚为讲究了。

一、适应证

主要是性发育异常,以雄激素不敏感综合征为适宜。若患者选择女性性别,要切除男性性腺进行外阴整形。重要的内容是阴蒂的处理。从前通常从根部将阴蒂一切了之,未免可惜。阴蒂虽然不是性高潮所必需,但其敏感及满足感是不容忽视的,而且如能保留阴蒂头,会使患者心理上更感觉接近"正常"。

手术的基本设计:

1）保留阴蒂头,或只缩小之。

2）保留阴蒂血管及血运。

3）保留阴蒂神经及敏感性。

4）切除过长之海绵体。

5）最后,将有血管、神经的阴蒂头"裁"到阴蒂根部,重建外阴。

阴蒂背深静脉沿中线排列,其两旁为背动脉,再外侧是背神经,尿道在阴蒂下方或尿道下裂当明确。手术目的就是保留小部分阴蒂海绵体和阴蒂头,以及血管、神经,维持及改进,形成有敏感的"小阴蒂"。

二、手术步骤

1）做阴蒂头缝线牵引,在阴蒂包皮上做部分切除,薄薄地只切除包皮皮肤,其下之疏松组织中既有明确之血管、神经,小心勿损伤,并仔细地从包皮上游离下来,直至跟部,此时,海绵体肌和血管神经得以完全分开(图2-1-6)。

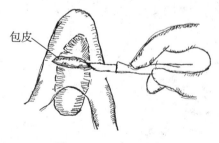

包皮

图 2-1-6 切开阴蒂

2）切除海绵体肌,于耻骨处将"阴蒂"、"裁根"做8字贯穿缝合止血,并留作"阴蒂头"、"裁种"之标记。多余的阴蒂包皮可以切除,也可留作整形小阴唇的"材料"(图2-1-7、图2-1-8)。

3）将阴蒂头(带有血管神经)缝在"裁根"上,观察其颜色应属正常。若阴蒂头较大,可作二个楔瓣切除,以缩小之。

4）阴道成形术视会阴区域情况选择。术后注意局部特别是阴蒂头血运情况,留尿管5～7d,给予雌激素。

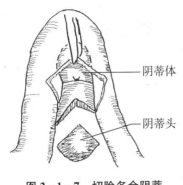

图2-1-7　切除多余阴蒂

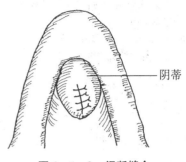

图2-1-8　间断缝合

第四节　处女膜闭锁切开术

处女膜闭锁为先天发育异常所致。闭锁的处女膜在青春期月经来潮后,经血不能排出,逐月潴留,可形成阴道、宫腔甚至输卵管积血,并造成一系列临床症状(图2-1-9)。

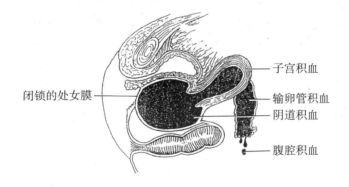

图2-1-9　处女膜闭锁阴道、子宫、输卵管及腹腔积血

患者有逐渐加重的周期性腹痛,检查可见处女膜闭锁,向外膨隆,呈紫蓝色,肛诊可触及闭锁部上方有软肿块,穿刺可得黏稠暗红色陈旧血液。如子宫及输卵管积血,可在耻骨上方触及压痛包块。应与阴道横膈及阴道闭锁相鉴别。

一、适应证

1) 青春期后无月经来潮,出现周期性下腹痛,一经确诊患有处女膜闭锁,即应手术,以消除痛苦并免经血潴留日久,导致阴道、子宫、输卵管积血,继发盆腔输卵管感染、粘连以及破裂子宫内膜异位症等并发症。

2) 幼女处女膜闭锁可待发育稍成熟后再行手术。因炎症愈合或瘢痕挛缩所致处女膜狭窄。

二、禁忌证

1) 在未排除先天性无阴道及部分阴道闭锁前,不宜草率施行处女膜切开术。
2) 急性炎症。

三、术前准备

1) 常规外阴消毒。
2) 术前留置导尿管。

四、麻醉与体位

局部浸润麻醉、膀胱截石位。

五、手术步骤

(1) 常规消毒外阴 略。
(2) 切口 手术者左手戴双层手套,示指伸入肛门,向阴道顶起作引导,以免损伤直肠。
在闭锁的处女膜膨出处阴道口膨隆部位中央先用注射器穿刺,了解闭锁处女膜的厚度及内容物,一般可抽出淤积的经血少量(图 2-1-10)。
在阴道口突出部位在穿刺部位切一小口,见有经血流出后,以穿刺孔为中心,在闭锁的处女膜突出部作 X 形切开,近达处女膜环(图 2-1-11)。

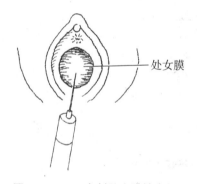

处女膜

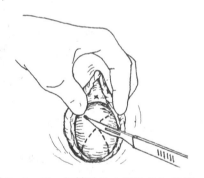

图 2-1-10　穿刺处女膜抽出经血　　　　图 2-1-11　闭锁的处女膜处做"X"形切开

(3) 排出积血 闭锁的处女膜切开后,即可见潴留的暗黑而黏稠的经血流出,用纱布拭净阴道内积血,查看宫颈,如宫口闭合,应用小号扩张器予以扩张,使宫腔积血溢出。输卵管积血以后多能逐渐排出,不可揉捏按压腹部,以免破裂或使更多积血流入腹腔。或通常采取简单的处女膜切开:①于处女膜 2、4、8、10 点钟处,从中心向外侧作放射状切开;②环状剪除中央部处女膜;③切除后处女膜边缘用可吸收缝线连续锁扣缝合,形成处女膜环。切开后的阴道口应能通过两指以上,切开后脱去左手外层手套。如在月经初潮以前手术,切开时尚应放金属导尿管作引导,以免误伤膀胱,并在闭锁的处女膜内注入亚甲蓝,以助识别阴道腔道。

(4) 缝合切口边缘 剪去切口周围多余的黏膜,修剪处女膜切缘,形成圆形阴道处女膜口(图 2-1-12)使其呈瓣状而非圆形,以免日后发生环状狭窄。处女膜切缘出血处用 2/0

号铬制肠线间断缝合其边缘(图2-1-13)。

如处女膜很薄而无出血,亦可不缝。阴道内放凡士林纱条引流。如闭锁部位高,且间隔的组织较厚时,可用金属导尿管插入尿道、膀胱,以食指伸入肛门作标志,引导切割闭锁处,以避免损份尿道、膀胱或直肠(图2-1-14)。对闭锁位置高,组织厚者,可放置阴道模型。以免切缘挛缩或阴道狭窄。给予抗生素预防感染。

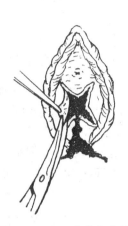 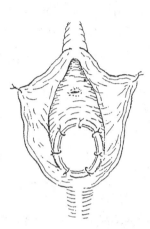 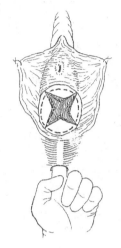

图2-1-12 修剪多余的 　　　图2-1-13 间断缝边缘 　　　图2-1-14 肛指检查
　　　处女膜

四、手术技巧

1) 切口选择要恰当,切开时应避免伤及尿道及直肠,故不能做"＋"字形切开,此为手术关键。

2) 不能行处女膜单纯切开,而不予剪除或不予缝合,因为切口边缘的再黏合可使阴道出口狭小。

3) 术中不做双合诊,以免增加感染机会,经血倒流或输卵管血肿破裂。

五、术后处理

1) 由于陈旧经血的积聚,可有细菌上行感染,术后应常规应用抗感染药物。

2) 保留尿管1~2 d。

3) 注意外阴部清洁,用消毒会阴垫,每日擦洗外阴1~2次至积血排净,禁用坐浴和阴道冲洗。

4) 1个月后做双合诊检查,检查有无子宫或输卵管积血。

第五节　小阴唇修整术

一、适应证

小阴唇过长,或两侧小阴唇不对称,会使一些妇女感觉不舒服,不论是心理上或者是实际生活中,如局部的摩擦、障碍感、性生活不适或不便,有时甚至完全是丈夫之喷有烦言,拟或是一种美学观点,患者主诉和企求是合理的。

二、小阴唇整形有以下的手术方式

1) 根据小阴唇的大小和不对称的情况,设计出减除的图形和位置。
2) 在小阴唇的内侧作长椭圆形切口要浅切,小心剥除黏膜瓣勿切透。
3) 在小阴唇的外侧作相应的地图形切口,亦剥除黏膜瓣。
4) 分别缝合内、外两侧的切口,用 5 号可吸收整形线间断缝合完成手术。

三、要点与评价

1) 小阴唇缩小手术是一种整形手术,若简单地将多余小阴唇剪除,再缝合起来,所形成的小阴唇缘会很不自然,且可引起不适。本法特点是保留了小阴唇缘,使小阴唇的形状光滑、流畅、自然。
2) 减缩的面积根据大小和不对称的情况设计,切口和剥离黏膜瓣形状亦根据小阴唇的形状仔细斟酌。因为是从内外两侧分别切剥,更可使小阴唇减缩得满意和美观。
3) 最后缝合要间断,细腻,避免皱缩、扭曲。
4) 手术宜用静脉麻醉,不用局麻,因局部浸润麻醉使阴唇肿胀变形,不便于整形术。
5) 本法简便,出血少,未发生过感染。手法巧妙,结果尚佳,颇受欢迎。

四、手术要点

1) 若为局部麻醉,可于注药前在切除部位画痕做标记,防止局麻后水肿,无法满意切除,此法可在门诊进行。
2) 也可使用静脉麻醉,防止局部麻醉的肿胀、变形,但需在手术室进行。
3) 修剪面积的设计要因人而异仔细斟酌,以免切除过多或过少。
4) 缝合要细致,缝线勿太紧,对合整齐,减少出血。

五、手术后处理

1) 术后每日温水坐浴,防止感染。
2) 待伤口完全愈合后方可进行性生活。

第二章 外阴手术

外阴手术包括女阴部手术及部分尿道手术。外阴手术多属小手术,不少能在门诊施行。但基于其解剖及组织上的特点:血管丰富易出血,其前方有尿道,后方有肛门易污染发生感染,所以必须认真对待,交待术后注意事项,以期达到手术治愈。

第一节 外阴组织活检术与技巧

活组织检查术即采取病灶的小部分组织作病理学检查,目的在于确定诊断,及早发现恶性病变、尽早处理。

一、适应证

1)外阴部皮肤或黏膜表现异常。如新生物,色素变化,溃疡,皮肤增厚,结节等。

2)外阴良性疾病经过多种方法治疗,长期不愈或症状无改善,面积逐渐扩大,需重复活检。

3)外阴病变性质不明都可以进行活检,以明确诊断。主要有以下几个方面:

A. 外阴白色病变,病理类型不明,或疑有不典型增生、癌变等。

B. 外阴赘生物须明确诊断者。

C. 外阴溃疡久治不愈,疑有恶性可能者。

二、禁忌证

外阴、阴道感染性疾病急性期。

三、术前准备

1)剃除病变部位及周围阴毛。

2)询问病史:主要是外阴瘙痒史和治疗经过,不洁性生活史、糖尿病史等。

四、手术范围

切取病变最严重区域约 1.0 cm×0.5 cm 皮肤。

五、手术步骤

1)患者取膀胱截石位,先用肥皂水擦洗外阴、阴道,冲净后用碘伏棉球消毒,铺无菌孔巾。

2)查看病变范围及程度,选择活检部位。根据病变性质、分布、大小取材,用尖刀于病损处中央作楔形切口或梭形切开,长约 1 cm,宽约 0.5 cm,深达真皮层(图 2-2-1)。

3)用 1% 普鲁卡因 2~5 ml 行局部浸润麻醉。切除一小块组织,深达皮下组织。

4）楔形切取皮肤组织,使切取之皮肤表层皮肤和部分皮下组织;赘生物活检则主要切取病变组织,不一定切取皮肤。较小赘生物则应全部切除送检。取下组织后,纱布压迫止血,三氯化铁烧灼止血。

5）1号丝线缝合创口1～2针(图2-2-2),消毒纱布覆盖。丝线间断缝合皮肤。

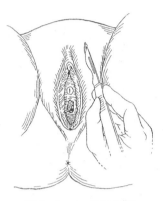 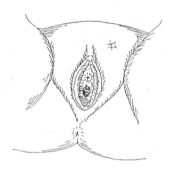

图2-2-1　梭形切口　　　　　　　　　　图2-2-2　缝合皮肤

6）用10％甲醛固定切取之皮肤、部分皮下组织,送病理检查。

六、手术技巧与术中要点

1）消毒范围应包括外阴和阴道,尽可能将阴道的内分泌物清洁干净,以免术后分泌物污染切口。

2）选择活检部位时,应注意病变总体范围,选择病变严重或典型区域活检,必要时可以选择多个活检点。

根据病变性质取材:①在溃疡部位取材时应包括一部分正常组织;②在外阴白色病变患者的皮肤及黏膜取材时,应选取皲裂、粗糙、隆起、瘙痒严重、渗液和硬结区域;③疑滋养细胞病变、尖锐湿疣子宫内膜异位组织时,应整个挖除,不可只钳取部分组织。

3）外阴部感觉神经纤维丰富,不同来源的神经分支分布有重叠。因此,麻醉药物浸润范围应超过活检创口边缘1～2 cm,深度应达皮下。注药后应稍加局部按压,促进药物弥散和提高麻醉效果。

4）皮肤组织做楔形切除,深度应包括全取材要达到一定深度,可多点,以防遗漏。

A. 如遇病变部位伴感染及坏死,应待消炎治疗后,再取活检,以提高阳性率。

B. 若遇病变部位近肛周或尿道外口周围时,注意取材的位置及深度,以避免术后肛门及尿道口功能障碍或带来不必要痛苦。

第二节　单纯外阴切除术

单纯外阴切除术是指将外阴全部切除,包括部分阴阜、阴蒂、大小阴唇和部分会阴后联合。

一、适应证

1）外阴上皮内瘤样病变,包括外阴上皮不典型增生及外阴原位癌。

2）外阴营养不良。

3）外阴干枯症、外阴橡皮症经各种治疗无效者。

二、禁忌证

1）急性外阴阴道炎。

2）除外浸润癌及结核。

三、术前准备

1）高锰酸钾溶液(1：5 000)坐浴,每天 1 次,共 3～5 d。

2）术前一天外阴剃毛,冲洗阴道。

四、麻醉方法

1）持续硬膜外麻醉或骶管麻醉。

2）全身麻醉。

五、体位

截石位。

六、手术步骤

(1) 切口　在外阴用龙胆紫先划好内外两个椭圆形切口(图 2 - 2 - 3A),外圆切口视病情在病变外 1～2 cm 处,先从阴蒂上方开始,沿大阴唇呈椭圆形,分左右两侧,向下伸展达阴唇后联合。内圆切口从尿道上方 1 cm 开始,沿阴道前庭及阴道口外缘至阴唇后联合处作一椭圆形切口,尽量使用电刀电凝减少出血。切至尿道口时可用金属导尿管或橡皮导尿管插入尿道作指示,避免损伤尿道。内切口在阴蒂上方或下方、小阴唇内侧或外侧,应按小阴唇皮肤受累范围而定。

(2) 切除外阴皮肤　切开外圈和内圈皮肤,切除之部分为整个病灶及病灶外围的部分健康皮肤。先从阴蒂开始,用组织钳夹持切开的皮肤边缘,用电刀由上而下逐步切开外圈和内圈之间的皮肤及部分皮下脂肪,于大阴唇外侧斜向内侧切割皮下脂肪组织,止于阴道壁,切除组织的深度在会阴肌筋膜层外,仍留有部分脂肪,先将外圆圈完全切开,使内外交通,然后由下而上(不要深达会阴筋膜),则将整个病灶区完全切除。如病灶小而在单侧,可行单侧切除。手术中注意阴蒂背动脉及两侧大唇的内下方有阴部动脉分支及前庭球静脉丛,因此有出血单纯结扎不能止血时,应缝扎止血(图 2 - 2 - 3B)。用 1 号丝线间断缝合皮下脂肪,使两侧缘靠近。

(3) 缝合皮肤　用 1 号丝线间断缝合皮肤(图 2 - 2 - 3C)与前庭黏膜。

七、术后处理及注意事项

1）保持外阴部清洁,预防感染。

2）术后留置导尿管1周。

3）术后 5～7 d 拆线。

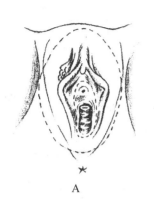 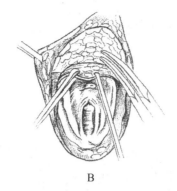 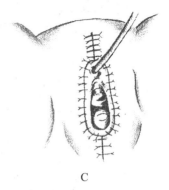

图 2-2-3　单纯外阴切除术示意图

注　A. 切口示意图；B. 切除外阴皮肤；C. 缝合皮肤。

八、常见并发症及处理

止血牢靠，操作认真、细心，一般很少发生并发症，如发生皮下血肿，可用局部压迫、冷敷，切口如感染，应提前拆线，局部换药，很少须切开止血或引流。

第三节　外阴尖锐湿疣的手术

尖锐湿疣是一种病毒性性传播疾病（STD）。主要为性传播，少数可通过污染的衣物、浴巾、浴盆、便器等传染。潜伏期为 3 周至 8 个月，平均 3 个月。发患者群以 20～30 岁妇女居多。

一、适应证

1）手术切除适用于较大的带蒂的疣块以及需送病理检查进一步确定诊断的病变，或经局部涂布化学药物后难以脱落的病灶。

2）其他多发病灶可根据医疗条件选择激光、微波、高频电针或电刀及液氮冷冻等方法治疗。病变太多时，可分批进行，以减轻患者疼痛并配合全身应用干扰素等抗病毒治疗。

二、禁忌证

外阴局部有急性感染表现。红、肿或渗出等情况下，应先抗炎治疗，待急性炎症消退后，可考虑手术。

三、术前准备

1）详细询问病史。

2）仔细检查病灶分布部位及范围，注意检查阴道、宫颈内病灶，必要时在阴道镜下检查。宫颈涂布 5% 醋酸溶液后，尖锐湿疣病灶可呈白的乳头状，便于发现。

3）准备好治疗用激光治疗仪、微波治疗仪或冷冻治疗设备。

由于全身状况和性器官的卫生与本病的发生有关，所以要先解决几个可能的影响因素：①外阴炎、阴道炎的治疗；②避免混乱的性行为，避免性交引起的组织损伤；③保持外阴的清洁干燥;④糖尿病患者应控制血糖。

四、麻醉与体位

1) 表面麻醉或局麻。

2) 取膀胱截石位。

五、手术步骤

1) 消毒,局部麻醉后,用小尖刀沿病变边缘梭形切开皮肤,完整切除病灶,切口以细丝线间断缝合 1～2 针。电烧、冷冻与激光治疗均为物理手段破坏疣组织。

2) 激光治疗采用 CO_2 激光器、激光束直射病灶使其气化、炭化结痂,病灶多时可分批治疗。

3) 采用微波或高频电针治疗时,针状治疗头置于病灶基底部,见病灶基部发白或发黄,有时病灶即脱落或碳化。有良好的生物效应和止血效果。

4) 冷冻治疗时,针状冷冻头直接接触病灶,使局部发白为止,常常取下治疗头时,病灶即随之脱落。

5) 手术切除:对于大的疣块、复发湿疣,可考虑手术切除。为防止复发,术后配合其他治疗。根据疣块大小、覆盖面积选择病灶切除或外阴切除。所得标本应送病理检查,特别是反复发作者,要排除恶变的可能。对尖锐湿疣,一般不主张放射治疗。

6) 妊娠合并尖锐湿疣:巨大疣块可影响阴道分娩,或可能引起新生儿感染,故多主张剖宫产。

六、术后处理

1) 保持会阴部清洁,术后 3～5 d 拆线。

2) 切除物经 10％甲醛溶液固定送病理检查,如发现为疣状癌或尖锐湿疣癌变,应立即按外阴癌手术范围进行手术。

3) 病变范围较大者或反复复发病变应配合全身性应用抗病毒药物治疗。可用干扰素100 万 U,1 次/日,皮下注射,连续 2 周至 1 个月。

4) 有条件时,切除标本作 HPV－PCR 分型,以预测致癌病毒感染。

七、注意事项

1) 单一物理治疗只能清除肉眼所见疣体部分,对潜伏感染、亚临床感染无法根治,而两者的存在正是导致尖锐湿疣复发的主要原因。HPV 感染持久及扩散,因此提高机体免疫功能,对预防复发甚为重要,可为外阴尖锐湿疣的免疫治疗提供免疫功能依据。现临床上常采用干扰素进行辅助治疗。

2) CA 的潜伏期为 3 个月,患者治疗后一定时期内应避免性生活。其性伴侣也需同时接受检查和治疗,亦是尖锐湿疣治疗及预防复发的关键。

外阴尖锐湿疣复发率较高,一般进行物理治疗时应辅助药物治疗。若尖锐湿疣治愈后半年内不复发为治愈,半年后再发生尖锐湿疣者多可能为再次感染 HPV 病毒所致。

八、药物治疗

常用的有 20%～50%足叶草脂溶于安息香酸酊或矿物油内,于病灶局部涂擦。此外,重金属制剂(铋剂、砷剂)、冰醋酸及石炭酸烧灼均可试用。抗癌药如 5 - FU 及 Bleomycin 局部敷贴有一定效果。但药物治疗只限于小病灶,难以消除大病灶。

九、免疫治疗

对于顽固病例、大片不易切除及复发者可用免疫治疗。其中以尖锐湿疣自身疫苗注射有良好效果。取 5 g 疣组织即可制备出足够的疫苗,以 0.5 ml 每周一次,注药后一般第 3 周出现反应,湿疣逐渐变干,根部脱落,残余变平,新的组织愈合。

第四节　前庭大腺手术

一、前庭大腺囊肿切除术

1. 适应证

前庭大腺囊肿反复发作(非急性感染期),为达到根治目的要求手术切除者。

2. 禁忌证

前庭大腺囊肿急性感染期或脓肿已形成。

3. 术前准备

1) 术前 1∶5 000 高锰酸钾坐浴 3 d。

2) 常规消毒外阴。

4. 麻醉方法

1) 局部浸润麻醉或持续硬膜外麻醉。

2) 骶管麻醉。

3) 体位:截石位。

5. 手术步骤

(1) 切口　切口大小依囊肿大小而定。

在囊肿表面皮肤与黏膜交界处,做一与囊肿长度相近的纵切口,深达黏膜与囊肿壁间隙(图 2 - 2 - 4)。

(2) 分离囊肿　用有齿钳提起切口囊壁,钝性分离囊壁与阴道黏膜间结缔组织,钝性加锐性完整游离囊壁到根部,钳夹切断,用 4 号丝线缝扎囊壁基底部组织与血管,切除囊肿(图 2 - 2 - 5)。

(3) 缝合切口　切除多余的黏膜及皮肤,间断缝合切口(图 2 - 2 - 6)。

6. 操作技巧

1) 完整剥离囊肿,避免囊肿破裂和残留。

2) 剥离时注意避免损伤直肠。

3) 缝合时勿留死腔。

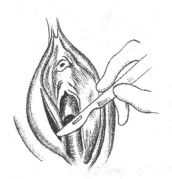

图 2-2-4 切开

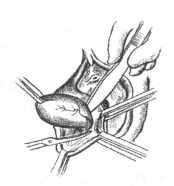

图 2-2-5 分离切除

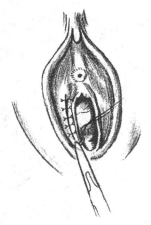

图 2-2-6 缝合切口

7. 术后处理

1）保持外阴部清洁,预防感染。

2）术后 5～7 d 拆线。

8. 合并症

1）血肿或出血。

2）损伤直肠。

3）感染。

二、前庭大腺脓肿切开引流术

1. 适应证

前庭大腺脓肿形成或囊肿局部已有波动感者。

2. 禁忌证

前庭大腺急性炎症期,尚未形成脓肿者。

3. 术前准备

1）1∶5 000 高锰酸钾坐浴 3 d。

2）常规消毒外阴。

3）给予抗生素预防感染。

4. 麻醉与体位

阴部阻滞麻醉或局麻,取膀胱截石位。

5. 手术步骤与技巧

1）在处女膜环外侧黏膜与皮肤交界处,沿脓肿的直径弧行切开,切口长度应与脓肿长度等长,以利彻底引流（图 2-2-7）。也可用尖刀反挑开脓腔,再用剪刀延长切口,排出脓液。

2）排出脓液清洗脓腔,以生理盐水及抗生素液反复冲洗脓腔,以碘仿或抗生素纱条填塞脓腔,最后以消毒纱布覆盖创面（图 2-2-8）。

此术只能暂时解除症状,切口常再度发生粘连而致复发。故目前治疗方法多行造口术或囊肿切除术。

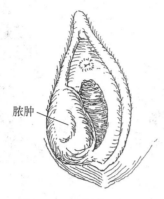

图 2-2-7 前庭大腺脓肿

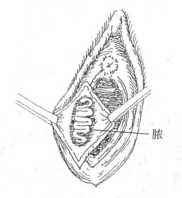

图 2-2-8 抗生素纱条填塞脓腔

6. 术后处理

1) 术后每日擦拭外阴。术后 24 h 更换脓腔引流条。

2) 次日用 1∶5 000 高锰酸钾坐浴。

3) 应用抗生素治疗。

4) 当分泌物排出减少或脓腔变浅时可拔去引流条。

5) 禁止性生活 1 个月。

7. 常见并发症与处理

常见脓腔引流不畅,引流口过早封闭而导致局部病灶反复发作。术中要注意脓腔引流物填塞到位,不要过早拔除,要视引流物多少而定。如残腔反复发作则须待急性炎症期过后,形成囊肿时再次手术,彻底切除囊肿壁。

三、前庭大腺囊肿造口术

1. 适应证

前庭大腺囊肿。

2. 禁忌证

急性生殖道炎症,前庭大腺囊肿炎症急性期。

3. 术前准备

高锰酸钾溶液(1∶5 000)坐浴,冲洗阴道,每天 1 次,共 3～5 d。

4. 麻醉方法

1) 局部浸润麻醉或持续硬膜外麻醉。

2) 骶管麻醉。

5. 手术步骤

(1) 体位　截石位,消毒会阴铺洞巾,以 2% 利多卡因局部浸润麻醉。

(2) 切口　手术切口一般选择小阴唇内侧中下方,处女膜外侧的皮肤黏膜交界处,纵形切开,切口大小视囊肿大小决定。

一般取囊肿长径的 2/3,切口尽量靠囊肿下方,一般距囊肿下极 0.5～1.0 cm 切开囊壁,使囊液外流。

(3) 清除囊内容物　将囊内容物完全清除干净后,用生理盐水冲洗囊腔。

（4）再造瘘口　将囊壁切口边缘提起,用 2/0 号肠线与周围皮肤黏膜外翻间断缝合,使之形成囊口。术后囊腔内放置碘伏纱条引流,24 h 后取出,并开始用 1:5 000 高锰酸钾液或 1:1 000 新洁尔灭液坐浴。肠线无需拆除,自行脱落。

6. 操作技巧

1）囊肿造口应有足够的宽度,一般缝合后有一示指宽为宜。

2）造口选择在切口的下方,以利于腺体分泌液排出。

7. 术后处理

1）保持外阴部清洁,预防感染。

2）术后 5～7 d 拆线。

8. 常见并发症

1）出血。

2）感染。

3）损伤直肠。

4）复发。

四、前庭大腺囊肿介入性穿刺术

对前庭大腺囊肿或脓肿采用介入抗生素治疗是目前治疗前庭大腺囊肿的又一方法。

1. 手术步骤

1）用注射器穿刺抽出全部囊液,并保留穿刺针头于囊腔内,生理盐水将囊肿冲洗干净,后注入庆大霉素 8 万 U,地塞米松 2～5 mg,2% 利多卡因 1～2 ml（3 种药物混合液）。

2）如为前庭大腺囊肿应隔天注射 1 次,通常 4～5 次即可痊愈,若为脓肿,每天注射 1 次。

3）引流术与介入性穿刺术对手术有禁忌或体弱的老年人更有应用价值,患者不需承担手术治疗的心理负担与压力,乐意接受。

2. 介入性穿刺治疗的优缺点

（1）优点

1）术治疗方法简便、安全、可在门诊进行治疗。

2）不会损伤周围脏器。

3）对手术有禁忌证或者体弱的老年患者,更有应用价值。

4）能保留腺体功能。

5）患者不承担手术治疗的心理负担与压力,乐意接受。

（2）缺点　有一定复发率（若再次感染）。

3. 手术并发症

1）感染。

2）出血。

3）复发。

第五节　小阴唇粘连分离术

小阴唇粘连分离术指将外阴炎症或创伤后引起的小阴唇粘连分离。

一、适应证

幼女外阴炎症或创伤后引起小阴唇粘连。

二、禁忌证

急性外阴阴道炎。

三、术前准备

用高锰酸钾溶液(1∶5 000)坐浴,每天 1 次,共 3～5 d。

四、麻醉方法

表面麻醉或局部浸润麻醉。幼女应采用静脉全身麻醉。
体位:截石位。

五、手术步骤

(1) 手分离法　用手分开外阴,术者双手拇指分置于粘连处阴唇两侧,缓缓向外侧施加拉力,逐渐徒手向两侧轻轻分离分开粘连(图 2-2-9)。粘连时间短者可逐渐分离,如粘连时间长、牢固,可分次分离,每次分离一部分,分开后的阴唇边缘可见少许渗血及黏膜破损,应涂以止血粉或雌激素油膏保护创面(图 2-2-10)。

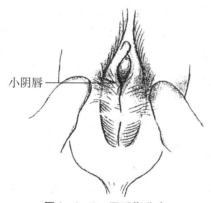

图 2-2-9　双手指分离

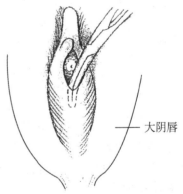

图 2-2-10　止血钳分离

(2) 钳分离法　当粘连时间长而不易分离或手指分离失败者,可用探针或止血钳从上端插入粘连之小孔,在其指引下做钝性分离。粘连的小阴唇完全分离(图 2-2-10)。

(3) 刀分离法　如果钝性分离失败,可用小尖刀沿粘连中线轻轻划开粘连(图 2-2-11)。分离时可用一槽状探针插入粘连组织之后方,最终使粘连完全分开。再涂以止血粉或雌激素油膏。

六、术后处理

1) 保持会阴部清洁。高锰酸钾(1∶5 000)坐浴,每天 1～2 次。

2) 每日温水坐浴后,分离的小阴唇涂以雌激素软膏,紫草油或金霉素软膏,幼女可涂以含有雌激素的消毒油膏,持续 1 周左右,待上皮化为止。至小阴唇创面完全愈合。以防再次粘连。

七、操作技巧

动作轻柔,解剖结构清晰。

八、并发症

1）感染。
2）再次粘连。

第六节 外阴良性肿瘤切除术

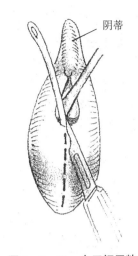

图2-2-11 尖刀切开粘连

一、适应证

外阴良性肿瘤如乳头状瘤、纤维瘤、脂肪瘤、皮脂腺囊肿等。可有带蒂和无蒂之分。

二、禁忌证

急性外阴阴道炎。

三、术前准备

1）高锰酸钾溶液(1∶5 000)坐浴,每日一次,共3～5 d。
2）术前一天外阴剃毛,冲洗阴道。

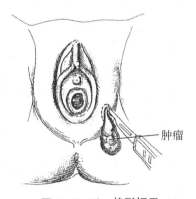

图2-2-12 梭形切口

四、麻醉方法

1）持续硬膜外麻醉或骶管麻醉。
2）局部麻醉。

五、手术步骤

（1）体位 膀胱截石位。
（2）切口 在外阴肿瘤蒂根部周围做梭形切口。切开皮肤、分离出蒂根部,用止血钳夹住蒂根部,切断、取下肿瘤,用1/0合成线贯穿缝扎肿瘤蒂部(图2-2-12)。
（3）用1号丝线 间断缝合皮肤。

六、操作技巧

1）完整切除肿瘤。
2）缝合时勿留死腔。

七、术后处理及注意事项

1）保持外阴部清洁,预防感染。

2) 术后 5～7 d 拆线。

八、常见并发症

1) 感染。

2) 出血。

第七节 广泛外阴切除术

切除范围包括阴阜、大、小阴唇、会阴部、部分阴道壁、或部分下尿道及相应部位的皮下脂肪组织,深度达筋膜和肌膜层。

一、适应证

1) 外阴浸润癌。

2) 外阴恶性黑色素癌。

二、禁忌证

急性外阴阴道炎。

三、术前准备

1) 高锰酸钾溶液(1∶5 000)坐浴,冲洗阴道,每天 1 次,共 3～5 d。

2) 术前 1 天外阴剃毛。

四、麻醉方法

1) 持续硬膜外麻醉。

2) 全身麻醉。

五、手术步骤

(1) 体位 截石位,或"人"字体位。

(2) 切口 外切口自阴阜耻骨联合上 3 cm 起,沿两侧大阴唇皱襞外缘,向后下方会合于会阴后联合。内切口起自前庭尿道口上缘,沿前庭和阴道两侧向下汇合于阴道口后方。切口边界应距肿瘤边缘 1 cm 以上,必要时切除部分尿道和阴道(图 2－2－13)。

(3) 分离皮瓣 游离阴阜皮下脂肪组织,向下剥离至阴蒂悬韧带,并切断、结扎。将切除的皮肤及皮下脂肪向下牵引,并游离耻骨联合下横韧带间的疏松组织。

(4) 切除外阴上部 分离两侧皮瓣后,由上而下将阴阜脂肪组织垫及外阴上部的淋巴脂肪组织整块的切除。在尿道两侧分离暴露阴蒂脚,予以钳夹、切断和缝扎。切除深度达耻骨筋膜及尿生殖膈筋膜(图2－2－14)。

(5) 切除外阴中部 沿耻骨结节而下,将大阴唇外侧、内收肌筋膜前的淋巴脂肪组织整块切除,达阴道壁。

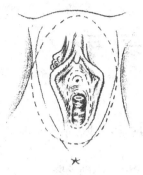
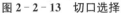
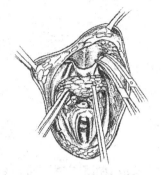

图 2 - 2 - 13　切口选择　　　　图 2 - 2 - 14　切除外阴上部

　　(6) 切除外阴下部　分离外切口下部分的会阴部皮瓣,注意应向前上方阴道壁方向分离,以免误伤直肠,必要时可用左手示指伸入肛门直肠加以指示。剥离深度达处女膜内 1～2 cm,或视阴道侵犯的深度而定。

　　(7) 内切口　从前庭尿道外口上方弧形切开前庭黏膜,向下沿阴道两侧切开阴道黏膜,汇合于阴道后壁(图 2 - 2 - 15A)。沿内外切口之间切除整个外阴组织(图 2 - 2 - 15B)。

　　(8) 缝合及引流　检查创面有无活动性出血,对活动性出血部位应缝扎止血。左、右两侧创面放置皮片引流条,细丝线间断缝合耻骨联合前的皮下组织及皮肤,再缝合尿道口前方和阴道口两侧的皮肤黏膜,最后缝合后联合处(图 2 - 2 - 16)。

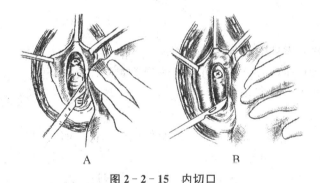
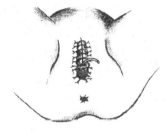

图 2 - 2 - 15　内切口　　　　　　　　　图 2 - 2 - 16　缝合及引流

注　A、B 图示意参见正文。

六、注意事项

　　1) 术前 2 d 低渣饮食,术前当晚和手术当天清晨清洁灌肠,术后适当口服阿片酊止便及保留尿管,以防大小便污染伤口。

　　2) 保持外阴部清洁,预防感染。

　　3) 引流条于术后 48～72 h 取出。

　　4) 术后留置导尿管 1 周。

　　5) 术后 7 d 拆线。

　　6) 术后伤口拆除包扎后给予热照射,促进切口愈合。

第三章　宫颈手术

第一节　宫颈组织活检术

宫颈组织活检术是指钳取宫颈病变组织作病理检查协助诊断。

一、适应证

1）宫颈赘生物需要确诊者。

2）宫颈刮片发现可疑癌细胞或癌细胞；在 TBS 分类中有不典型细胞者。

3）阴道镜检查发现可疑病变或临床检查可疑宫颈癌变者。

二、禁忌证

外阴、阴道、子宫颈或盆腔等急性炎症。

三、手术步骤

（1）体位　截石位。

（2）消毒　消毒外阴皮肤，用窥器暴露宫颈，消毒阴道和宫颈。

（3）活检　用活检钳钳取病变组织，在阴道镜检查可疑处或碘不着色处及宫颈鳞-柱上皮交界 3、6、9、12 点钟处活检。如病灶处坏死组织较多时咬去表面覆盖物后，取深层的新鲜组织（图 2-3-1）。

（4）止血　活检部位压迫止血即可，如出血多压纱块止血，24 h 后取出。

（5）病检　活检组织常规送病理检查。

四、操作技巧

1）选准活检部位。

2）活检组织标明部位并分装送病检。

五、注意事项

1）可适当使用抗生素。

2）禁性生活 2 周。

六、并发症

1）出血。

2）感染。

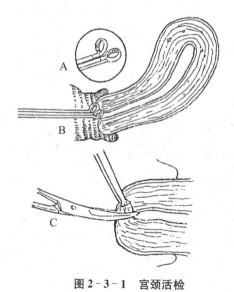

图 2-3-1　宫颈活检

注　A. 活检钳(头部)；B. 钳取；C. 剪取。

第二节 宫颈息肉摘除术

宫颈息肉是由于长期慢性炎症刺激引起的宫颈管局部黏膜组织增生,并逐渐向宫颈外口突出而形成的。宫颈息肉大小不等,一个或多个不等,多为良性,质软,富于血管,呈鲜红色,常有细长的蒂,多附着于宫颈外口,少数来源于宫颈管。

一、适应证

宫颈息肉。

二、禁忌证

1) 外阴、阴道、子宫颈或盆腔等急性炎症。
2) 阴道有明显的脓性分泌物,暂不宜手术。

三、术前准备

(1) 询问病史　包括月经史、孕产史、阴道和宫颈炎症性疾病史,末次月经日期。
(2) 体格检查　主要是妇科检查,目的是确定宫颈息肉大小、数量、蒂的粗细、长短及附着部位,排除阴道感染等。
(3) 化验检查　阴道分泌物白带滴虫、真菌、清洁度化验。宫颈刮片,高锰酸钾(1∶5 000)坐浴。
(4) 排空膀胱　略。

四、手术时机

一旦确诊宫颈息肉,排除阴道感染,白带清洁度Ⅱ度以内即可施行,但最好在月经干净后3～7 d施行。

五、麻醉与体位

不需要麻醉。手术时体位为膀胱截石位。

六、手术步骤

1) 先用肥皂水擦洗外阴、阴道,冲净后用碘伏棉球擦洗,铺无菌孔巾。
2) 阴道窥视和双合诊检查,复核宫颈息肉大小、数量、蒂的粗细、长短及附着部位。用阴道窥器暴露宫颈,1∶10稀释的碘伏再次消毒阴道、宫颈。
3) 息肉摘除:根据息肉大小进行手术对蒂细的小息肉用鼠齿钳钳夹后朝一个方向旋转扭断息肉(图2-3-2)。
4) 蒂较粗大的息肉,可用组织或鼠齿钳钳夹提起息肉,暴露息肉根部,用血管钳钳夹蒂部,切取、剪除或扭下息肉(图2-3-3),如出血则予以缝扎或电凝;少量出血也可用纱布压迫止血或硝酸银烧灼止血。
5) 取出的息肉组织用10%甲醛固定,送病理检查。

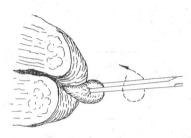

图 2 - 3 - 2　钳取息肉

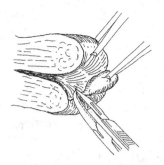

图 2 - 3 - 3　息肉切除

七、术后处理

1）适当使用抗生素。
2）禁性生活 2 周。

八、常见并发症

1）出血。
2）感染。

第三节　宫颈锥形切除术

一、适应证

1）重度慢性宫颈炎保守治疗无效者。
2）宫颈原位癌或癌前病变者；患者年轻、希望保留生育功能者。
3）宫颈刷片多次癌细胞阳性而宫颈活检及诊断性刮宫阴性者。

二、禁忌证

外阴、阴道、子宫颈或盆腔等急性炎症。

三、术前准备

1）月经后 3～7 d，排除生殖道急性炎症。
2）冲洗阴道，每天 1 次，共 3～5 d。

四、麻醉方法

局部浸润麻醉或持续硬膜外麻醉。

五、手术步骤

（1）体位　截石位。
（2）暴露宫颈　阴道拉钩暴露宫颈，用鼠齿钳牵拉宫颈前唇。

(3) 锥切宫颈 用电刀或手术刀距宫颈病灶外 0.5 cm 处作环行切口,向宫颈管内作锥形切除,深度达宫颈管内口(图2-3-4)。

(4) 创面处理 创面少量出血可用碘伏纱条压迫止血,渗血可电灼或缝扎,必要时行宫颈成形缝合(图2-3-5)。

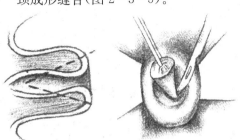
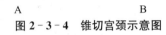

A   B

图 2 - 3 - 4 锥切宫颈示意图

注 A. 侧面示意图;B. 锥形切除图。

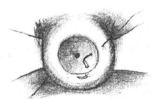
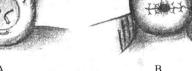

A   B

图 2 - 3 - 5 创面处理

注 A、B. 创面缝合。

六、术后处理

1) 术后 24～48 h 取出阴道纱条。注意有无出血。

2) 使用抗生素预防感染。

3) 术后 6 周探查宫颈管有无狭窄。

4) 术后禁性生活及盆浴 2 个月。

七、常见并发症

1) 出血。

2) 感染。

3) 宫颈管狭窄。

第四节 宫颈环行电切术

一、适应证

1) 慢性宫颈炎,宫颈外翻,宫颈息肉或湿疣。

2) 宫颈上皮内瘤样变。

3) 原位癌。

二、禁忌证

外阴、阴道、子宫颈或盆腔等急性炎症。

三、术前准备

1) 月经后 3～7 d,排除生殖道急性炎症。确定无凝血功能障碍。

2）冲洗阴道,每天 1 次,共 3～5 d。

四、麻醉方法

无须麻醉或局部浸润麻醉。

五、手术步骤

（1）体位 截石位。

（2）窥器暴露宫颈,常规消毒 用3％冰醋涂抹宫颈或0.5％碘伏液标记病变范围。接通电源,开关选"CUT",功率调至50W,根据病变程度选择不同型号的环行电刀。

距宫颈病灶外 0.5 cm 处进行电切,方向从左到右或由上到下,深度 0.6～1.0 cm。

（3）止血 开关调至电凝,进行创面电凝止血。

（4）组织病检 略。

六、术后处理

1）保持外阴部清洁,预防感染。

2）禁性生活及盆浴 2 个月。

七、并发症

1）出血。

2）感染。

3）宫颈管狭窄。

第五节 宫颈陈旧性裂伤修补术

一、适应证

宫颈陈旧性裂伤合并内口松弛或宫颈管内膜外翻合并宫颈管炎者。

二、禁忌证

外阴、阴道、子宫颈或盆腔等急性炎症。

三、术前准备

1）月经后 3～7 d,排除生殖道急性炎症。

2）冲洗阴道,每天 1 次,共 3～5 d。

四、麻醉方法

局部浸润麻醉或骶管麻醉。

五、手术步骤

（1）体位　截石位。

（2）暴露宫颈　阴道拉钩暴露宫颈,用两把鼠齿钳分别牵拉宫颈前后唇,暴露裂伤顶端。

（3）切除宫颈前后唇的陈旧性瘢痕　切口外缘要达宫颈阴道黏膜,形成新鲜创面(图2-3-6)。

（4）用1-0可吸收肠线　自裂伤顶端约0.5 cm处开始进行间断或连续缝合,要贯穿宫颈全层(图2-3-7)。

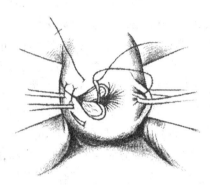 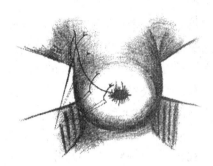

图2-3-6　切除瘢痕　　　　　　　　图2-3-7　缝合切口

（5）进针时注意　先由宫颈外膜进入宫颈间质,同时不穿透宫颈管黏膜,以防感染。结扎时注意将创面合拢对齐。

六、术后处理

1）使用抗生素预防感染。

2）术后禁性生活及盆浴1个月。

3）术后1个月复查。

七、操作技巧

1）宫颈陈旧性裂伤所施行的修补术操作简单,只切除宫颈两侧裂伤的瘢痕组织,重新缝合创面即可。但如缝合不当可造成不孕症。此方法不宜于深度宫颈裂伤的修补,故对要求生育者较少用。

2）宫颈阴道瘘的治疗主要是瘘孔修补术,宫颈上部瘘孔累及阴道后穹隆,位置高、暴露差,修补时须将瘘孔周围的瘢痕组织彻底切除后,用0号肠线分2层进行缝合,操作比较困难。

必要时可将瘘孔与外口间的正常宫颈组织切开后切除瘢痕,再缝合瘘孔及正常宫颈的切缘。为提高修补术的成功率,不必顾虑对正常宫颈组织的切开。

八、主要并发症

1）出血。

2）感染。

3）宫颈管狭窄。

第六节　宫颈功能不全手术（宫颈环扎术）

对妊娠期宫颈功能不全的保守治疗应卧床休息,抬高臀位消除妊娠重量对薄弱的宫颈内口的压力。应用大剂量黄体酮以降低子宫对催产素的敏感性而抑制宫缩,但效果无定论。现公认的是宫颈环扎术。

宫颈功能不全(也称宫颈内口松弛症),主要是指宫颈管内口松弛,是反复晚期流产、早产的主要原因,发生率为 0.27%～1.84%。宫颈内口松弛的主要原因有先天性宫颈组织发育不良及继发性的损伤所致。先天性宫颈功能不良多合并有子宫畸形,而宫颈损伤多见于刮宫时宫颈急剧扩张以及宫颈切除术或急产、难产史而造成宫颈组织损伤。宫颈环扎术最早是在 1950 年开始应用于临床,可以在妊娠期和非妊娠期进行手术,根据宫颈内口的松弛程度、是否妊娠以及孕周大小选择合适的手术方法。宫颈环扎术的目的是修复宫颈,建立正常宫颈内口的形态和功能,使妊娠能够维持至晚期。手术方法主要有经阴道妊娠子宫宫颈环扎术,另外还有非孕期子宫宫颈部分切除环扎术和经腹妊娠或非妊娠子宫宫颈环扎术。

宫颈环扎术是治疗宫颈内口松弛症(宫颈功能不全)导致的反复晚期流产、早产的有效措施,可在孕期或非孕期进行手术。根据宫颈内口的松弛程度和是否妊娠以及孕周选择合适的手术方法。主要有 McDonald 缝合法和 Shirodkar 缝合法。

一、经阴道妊娠子宫宫颈环扎术

1. 适应证

1）既往有习惯性中期妊娠流产或早产史。

2）本次妊娠已经达 14～18 周。

3）在无子宫收缩的情况下进行阴道检查,发现宫颈软化、缩短、颈管松弛,有时可见胎胞膨出。

2. 手术时机

患有此症的患者再孕时于 14～16 周入院,经 B 超确定胎儿无畸形及与孕周符合,行宫颈环扎术。

3. 禁忌证

1）孕妇有严重的并发症或胎儿先天发育异常。

2）孕妇已经有先兆流产或先兆早产的症状。

3）胎膜已破,规律宫缩,子宫出血,宫颈扩张>4 cm,宫内感染及胎儿畸形。

4. 术前准备

1）由于妊娠期手术容易造成出血和流产,所以在手术前 3～5 d 给予保胎治疗,如使用镇静剂和子宫收缩抑制剂等。

2）术前 30 min 应用镇静剂。

3）准备张力线或 10 号粗丝线以及尼龙套管等。

5. 麻醉与体位

常采用硬膜外麻醉或骶管麻醉。采用膀胱截石位。

6. 手术方法

目前妊娠期经阴道宫颈环扎术主要有 McDonald 缝合法和 Shirodkar 缝合法。两种缝合法的主要区别在于缝合位置的高低(见图 2-3-8)。我国现应用 McDonald 缝合法较多。

（1）McDonald 法缝合术　是用张力线或 10 号粗丝线环形缝合子宫颈内口,适用于妊娠中期宫颈管长度≥2 cm 者。McDonald 缝合法缝合位置在子宫颈部。

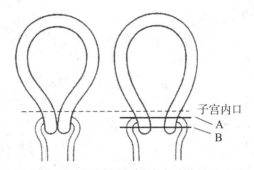

图 2-3-8　二法缝扎位置与子宫内口的关系

注　A. Shirodkar 法；B. McDonald 法。

1）适应证：

A. 宫颈管松弛。

B. 妊娠中期宫颈管长度>2 cm。

2）禁忌证：

A. 胎儿发育异常、难免流产或先兆流产。

B. 宫口开大,>3 cm。

3）准备工作：

A. 患者排空小便,取膀胱截石位,消毒,铺巾。

B. 连硬膜外阻滞麻醉或骶管麻醉。

C. 口服硫酸舒喘灵或必要时静滴硫酸镁抑制宫缩。

4）手术步骤：

A. 用碘酒、酒精消毒外阴和阴道,用阴道拉钩充分暴露子宫颈,用宫颈钳向外下方牵拉宫颈前唇。

B. 在阴道黏膜的膀胱沟相当于宫颈内口处用减张线在相当于 11 点钟处进针,穿透宫颈肌层,于 10 点处出针,继续于宫颈 8～7 点钟、5～4 点钟、2～1 点钟处作环形缝合,于 1 点钟处出针后,将缝线拉紧,并于前穹隆处打结,检查结扎的松紧度以 4 号宫颈扩张器能通过为宜,线尾保留 3～4 cm,利于拆线,也称四角宫颈环绕缝合法(图 2-3-9)。每针缝线之间应套以细乳胶管或软塑料管以保护黏膜组织。缝合时应注意避开 3 点钟和 9 点钟处,以免造成子宫动脉下行支的损伤,引

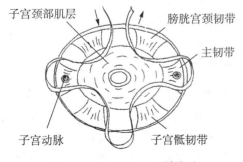

子宫颈部肌层　　膀胱宫颈韧带

主韧带

子宫动脉　　子宫骶韧带

图 2-3-9　McDonald 缝合法

起出血。

5）操作技巧：

A. 缝合时应注意避开 3 点钟处的主韧带和 9 点处的子宫动脉，防止造成的出血。

B. 如宫颈短时，则需上推膀胱以缝合内口。明显陈旧性宫颈裂伤应全层进行缝合，分娩后再进行宫颈裂伤修补术。

C. 宫颈组织缝合深度适当，太深容易穿透黏膜，太浅容易造成缝线的脱落。

6）注意事项：

A. 术后注意休息，并使用宫缩抑制剂。

B. 术后预防性应用抗生素。如有感染症状体征出现，应拆除缝线。

C. 密切观察有无流产或分娩发动征兆。

妊娠达 37 周后应剪除缝线。任何妊娠期如发生流产或分娩发动时，应嘱产妇迅速来医院。无效制止时应拆除缝线，以免带缝线流产或分娩，致使宫颈甚至阴道穹隆、子宫撕裂。

7）并发症：感染、损伤、胎膜早破、流产都有可能发生，术前应交代清楚，患者应知情选择。

（2）Shirodkar 法缝合术　是一种效果较好的宫颈环扎手术，只是操作相对较为复杂。要求结扎位置在宫颈内口水平，但手术一般在妊娠 12 周以后施行。

1）牵拉宫颈，在膀胱底下 1 cm 处横行切开宫颈前壁筋膜，切口长约 2 cm，深达宫颈筋膜，钝性分离并上推膀胱至宫颈内口水平。

2）在宫颈后唇与前壁切口的相应位置切开宫颈后壁黏膜，切口长约 2 cm。

3）从宫颈前唇于子宫颈前壁切口内 11 点钟处进针，沿宫颈黏膜下穿至宫颈后壁切口内约 7 点部位出针（图 2 - 3 - 10）。

4）再从后壁 5 点钟处进针，在前唇 1 点处出针（图 2 - 3 - 11）。Shirodkar 法缝合后的组织结构图（图 2 - 3 - 12）。

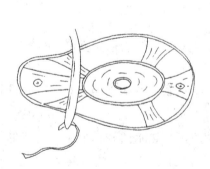

图 2 - 3 - 10　Shirodkar 缝合法的第一针

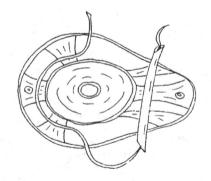

图 2 - 3 - 11　Shirodkar 缝合法的第二针

5）拉紧缝线，在宫颈前唇打结，用肠线缝合宫颈前、后壁切开的黏膜，并将宫颈缝合线暴露在缝合后的切口外，利于拆线。

（3）治疗性宫颈环扎术　McDonald 缝合法和 Shirodkar 缝合法均为预防性的手术方法，但有时可能宫口已经扩张或胎囊已经膨出，则需要进行治疗性的宫颈环扎术。临床上，根据胎囊膨出的程度将其分为 7 度。0 度是子宫颈管未开，胎囊完全在子宫腔内；Ⅰ度是在子宫收缩时颈管内口已开,但胎囊尚在子宫腔内;Ⅱ度是颈管内外口已经开大,但胎囊仍在宫腔内;Ⅲ度是颈管开大,胎囊已经突出在宫颈外口;Ⅳ度是胎囊突出在阴道内;Ⅴ度是胎囊突出在阴道口;Ⅴ度重是胎儿部分已经脱出阴道(图2-3-12)。

1)大量使用子宫收缩抑制剂后,在硬膜外麻醉下取头低臀高膀胱截石位,常规消毒外阴后用阴道拉钩暴露宫颈,直视下消毒阴道,并可见突入阴道的胎囊(见图2-3-13)。

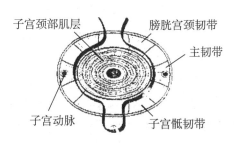

子宫颈部肌层　膀胱宫颈韧带　主韧带　子宫动脉　子宫骶韧带

图2-3-12　Shirodkar法缝合后的组织结构图

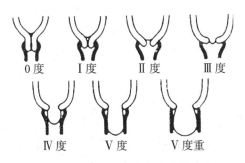

0度　Ⅰ度　Ⅱ度　Ⅲ度　Ⅳ度　Ⅴ度　Ⅴ度重

图2-3-13　胎囊膨出程度的分类

2)如果胎囊突出在阴道内可以采用膀胱充盈法将胎囊还纳,即放置导尿管后向膀胱内注入生理盐水200~800 ml后,胎囊多可自行还纳至宫腔内(图2-3-14)。

3)用细丝线环绕子宫颈边缘间断缝合5~8针,作为牵引线。

4)用手指将胎囊送回宫腔内,用减张线或10号丝线作双层颈管荷包缝合,拉紧后在宫颈前方打结。

5)保留4~5对细牵引线封闭子宫颈外口。

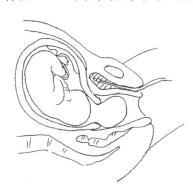

图2-3-14　突入阴道内的胎囊

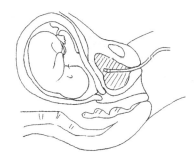

图2-3-15　膀胱充盈法的胎囊还纳术

(4)术后处理　手术后常规应用子宫收缩抑制剂。常规应用2~3 d抗生素预防感染。绝对卧床休息2~3周。一般孕35周后住院,无产兆者,在38周以后拆除缝线。

(5)非孕期宫颈部分切除宫颈缩窄术　非孕期宫颈部分切除宫颈缩窄术是一种较为复杂的宫颈缩窄手术,其主要适用于多次早期流产和早产的孕妇,而且经过妊娠期宫颈环扎术失败者。

1)硬膜外麻醉后,取膀胱截石位。外阴和阴道用碘酒、酒精消毒后,用阴道拉钩充分暴露子宫颈,用宫颈钳向外下方牵拉宫颈前唇。

2）用金属导尿管导尿并探清膀胱下缘位置,在其下 1 cm 处横向切开宫颈前壁筋膜,切口长 2～2.5 cm,深达宫颈筋膜,钝性剥离并向上推膀胱至宫颈内口水平,充分暴露连接部。

3）放入宫颈扩张棒后,在宫颈前唇上方相当于宫颈内口处向下画出一个梭形区域,梭形区域下至宫颈外口,宽 1～1.5 cm,切除部分宫颈。

7. 术中及术后注意事项

手术中宫颈组织缝合深度要适当,太深易穿透黏膜,太浅容易造成缝线脱落。手术后应继续卧床休息 1～2 周,并进行抑制宫缩治疗。术后应静脉使用抗生素预防感染。定期进行产前检查,缝线在孕 38 周以后拆除。

McDonald 法应用较多,但失败率较 Shirodkar 法高。宫颈环扎术以预防性施行为宜,如急诊情况下手术,失败率很高。成功率与结扎因数无关。胎膜早破(38%)是最多见的并发症。在选择性地做紧急手术时,子宫颈口扩张 2 cm 以上者,感染率明显增加。如行第一次手术,Shirodkar 法及 McDonald 法的效果一致,但行第二次手术时,若以 Shirodkar 法代替 McDonald 环扎术,新生儿体重明显增加,只是剖宫产率明显增高。

二、经腹妊娠子宫宫颈环扎术

腹式子宫颈环扎术(transabdominal cervicoisthmic cerclage)主要用于妊娠时宫颈或子宫峡部松弛。此种手术方式于 1965 年由 Bensong 和 Durfee 最初创立,当时也只用于因子宫颈畸形引起的晚期流产或早产的病例,以后其适应证逐渐扩大。

1. 适应证

经腹妊娠子宫宫颈环扎术适用于宫颈在解剖上存在着异常或已有多次中晚期流产或早产的孕妇。手术适应证包括:

1）先天性宫颈过短,严重的宫颈扩张或畸形,而过去未进行过合理的治疗者。

2）宫颈部分切除术后存有严重的瘢痕组织。

3）损伤性宫颈深部缺陷或穹隆深部撕裂。

4）宫颈管进行性消失或显著消失,但羊膜完整。

5）亚急性宫颈炎治疗无效者。

6）曾经有过经阴道类似手术,但未成功者,或手术失败后宫颈有显著的瘢痕者。

2. 禁忌证

1）孕妇存有严重的并发症或胎儿先天发育异常。

2）难免流产或宫口已经张开≥3 cm 者。

3. 术前准备与麻醉

经腹环扎术比经阴道手术更能避免感染的发生,但宫口扩张在 2 cm 或妊娠已经＞20 周者,手术前应给予抗生素治疗。一般为了减少手术对子宫的骚扰,多采取硬膜外麻醉。

4. 手术时机

手术的时机一般选择在妊娠 10～20 周,但有时也可推迟到 26 周。在 16 周以前手术,子宫容易移动,双侧的阔韧带后叶容易看清,便于手术操作。

5. 手术方法

目的是使子宫峡部有坚强的圆周性支持,在主韧带与子宫骶韧带上部放置一个特制的条带,牢固地把持膨胀的宫颈,使宫颈管紧紧地关闭,宫颈本身具有的张力得以恢复。

1) 取下腹部纵切口,进入腹腔。

2) 在膀胱腹膜返折线上做一横向切口,上下分离,下界到达子宫颈内口水平。仔细辨认两侧子宫旁的子宫动脉上、下支,找到其间的间隙(图 2-3-16)。

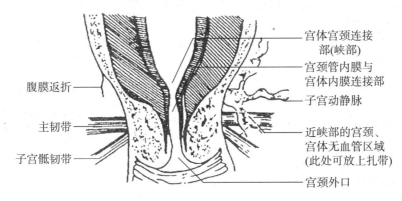

腹膜返折

主韧带

子宫骶韧带

宫体宫颈连接部(峡部)

宫颈管内膜与宫体内膜连接部

子宫动静脉

近峡部的宫颈、宫体无血管区域(此处可放上扎带)

宫颈外口

图 2-3-16　子宫峡部解剖及结扎区

3) 用长直角钳穿透间隙的结缔组织,进行钝性分离并形成一个小洞。手术时由助手将子宫体向上牵引,使血管拉直,这样不易使血管受损。

4) 将直角钳继续向后方分离,使其成为一个深约 2 cm 的隧道,在子宫骶韧带上方水平穿破阔韧带后叶。

5) 直视下将一宽 0.5 cm、长 15 cm 的 Mersilene 条带(商品名)经孔内穿入。对侧用同种方法操作。此时条带已经围绕在子宫峡部区域,后方则处在骶骨韧带进入子宫位置以上的腹膜层上。

6) 条带放平后应适当加以固定,使围绕条带的组织均匀地受到压迫,但注意不要太紧。条带两端在子宫前面的筋膜层与膀胱子宫返折下紧紧打结。两侧切缘用细丝线缝扎,使条带固定,最后用可吸收缝线缝合腹膜返折。

6. 术后处理

1) 术后常规给予抗生素治疗。

2) 术后给予子宫收缩抑制剂。

3) 手术后无宫缩,7 d 后出院,以后每周复查。

7. 并发症

(1) 出血　手术时用长直角钳打洞时容易造成出血,另外条带打结过紧容易造成组织内静脉撕裂出血。

(2) 胎盘缺血　条带结扎太紧容易使子宫血管完全闭合,子宫胎盘血流量减少,造成胎儿宫内窒息。

8. 缺点

要经过两次开腹手术,分娩时必须行剖宫产术。剖宫产时可以不取出条带。

第七节 宫颈部分切除术

一、适应证

1) 年龄较轻、宫颈延长的子宫脱垂患者。
2) 原位癌、宫颈癌 I a_1 期希望保留生育功能者。
3) 严重宫颈炎经保守治疗无效者。

二、禁忌证

外阴、阴道、子宫颈或盆腔等急性炎症。

三、术前准备

1) 月经后 3～7 d,排除生殖道急性炎症。
2) 冲洗阴道,每日 1 次,共 3～5 d。

四、麻醉方法

局部浸润麻醉或骶麻。

五、手术步骤

1) 体位:截石位。
2) 暴露宫颈:阴道拉钩暴露宫颈,用鼠齿钳钳夹宫颈前唇,用 4 号扩宫头探测宫颈方向及深度。
3) 于膀胱附着点下约 0.5 cm 处横行切开阴道黏膜,至膀胱宫颈间隙,向上分离膀胱。(图 2 - 3 - 17)。
4) 用鼠齿钳钳夹宫颈后唇并向上牵拉,将切口延至宫颈后方呈环形。
5) 将宫颈牵向一侧,钳夹、剪断对侧主韧带及子宫动、静脉宫颈分支,用 7 号丝线缝扎,同样处理对侧(图 2 - 3 - 18、图 2 - 3 - 19)。
6) 环形切除宫颈,创面电凝止血(图 2 - 3 - 20)。

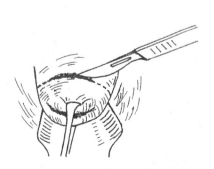

图 2 - 3 - 17 切开阴道黏膜

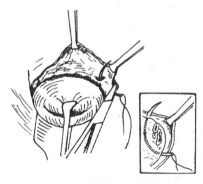

图 2 - 3 - 18 宫颈两侧各线一针止血

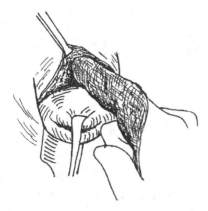

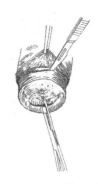

图 2-3-19　游离黏膜片　　　　　图 2-3-20　环行切除有病变的宫颈

7）用 1/0 可吸收肠线从阴道后壁正中贯穿缝合,两线等长,一侧自颈管黏膜穿透肌层向宫颈左后方穹隆出针,一侧自颈管黏膜穿透肌层向宫颈右后方穹隆出针,两针间距约1.5 cm,拉紧缝线打结。同样处理对侧。

8）用 1/0 可吸收肠线间断缝合前后唇黏膜。

9）宫颈管内放置橡皮引流管,防止狭窄或粘连。

六、术后处理

1）用抗生素预防感染。

2）宫颈管内橡皮引流管 1 周后拔除。

3）术后禁性生活及盆浴 2 个月。

4）术后 1 个月复查。

七、主要并发症

1）出血。

2）感染。

3）颈管粘连、狭窄。

第四章　阴　道　手　术

第一节　阴道口狭窄扩张术

阴道口狭窄多见于炎症、损伤后瘢痕形成、先天性处女膜坚韧肥厚及发育不良等。阴道口狭窄影响性生活，可引起性交困难，性感不快。治疗阴道口狭窄手术方法有：阴道口扩张术或阴道口切开术矫正。

一、阴道口扩张术

1. 麻醉

1％普鲁卡因溶液局部浸润麻醉，使阴道口达到麻木感。

2. 手术步骤

阴道口扩张术要注意选择适当的阴道扩张器、扩张时间与操作次数。阴道扩张器的选用，根据阴道口狭窄程度和开始容受的大小决定，一般从直径 2.5 cm 开始，将准备好的阴道扩张器轻柔推入阴道，直到 4.5 cm 为止，使阴道口能容两横指。每天反复操作 2～3 次，每次 30 min 以上，直到阴道口扩开不影响功能为止。注意不能强行扩张，以免造成损伤。

二、阴道后壁及会阴纵行切开术

1. 麻醉

局部浸润麻醉。

2. 手术步骤

1）自阴道后壁正中线处女膜向阴道内 2 cm 处，做一纵行切口，逐步切开阴道黏膜、处女膜环、舟状窝直至肛门轮前 2.5～3 cm 处，深达肌层。注意勿伤及直肠（图 2-4-1）。

2）分离切口黏膜下与皮下组织，向两侧牵拉，使切口呈棱形（图 2-4-2）。

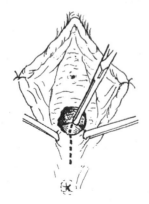

图 2-4-1　切开阴道后壁黏膜至会阴体

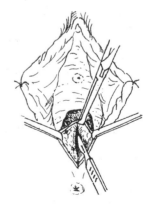

图 2-4-2　分离切口下组织

3）提起切口两端,用 1/0 号肠线横行间断缝合黏膜下与皮下组织(图 2-4-3)。

4）用丝线横行间断缝合皮肤(图 2-4-4、图 2-4-5)。

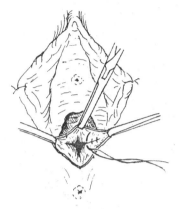

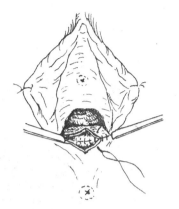

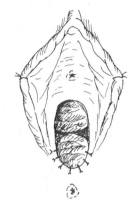

图 2-4-3　横行缝合皮下层　　　图 2-4-4　横行缝合皮肤　　　图 2-4-5　皮肤缝合后

三、阴道口及会阴"T"型切开术

1. 麻醉

局部浸润麻醉。

2. 手术步骤

1）在阴道后壁正中皮肤黏膜交界处横行向两侧切开 4 cm(图 2-4-6)。

2）锐性剥离阴道后壁黏膜 2 cm,超过阴道口狭窄处(图 2-4-7)。

3）做会阴正中切开,距离肛门 1.5~2 cm(图 2-4-8)。自切口分离会阴组织,注意勿损伤直肠。

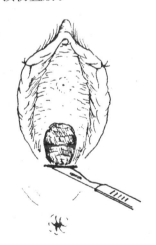

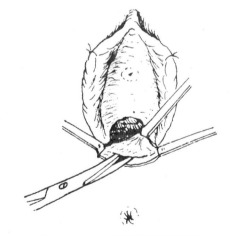

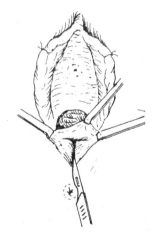

图 2-4-6　近阴唇系带处　　　　图 2-4-7　游离后壁阴道黏膜　　　图 2-4-8　会阴正中切口
　　　　　做一横切口

4）如果阴道后壁黏膜切缘长度短于会阴皮肤切缘,可将阴道黏膜瓣中段垂直剪开 1~2 个小口,使切缘横向延伸,以便使切口对合(图 2-4-9)。

5）用 1 号肠线褥式缝合游离的阴道后壁黏膜中央与会阴纵切口的皮下组织,关闭组织间隙(图 2 - 4 - 10)。

　　6) 阴道后壁黏膜与会阴皮肤用 4 号丝线间断缝合(图 2 - 4 - 11)。

　　3. 术后处理要点

保持会阴清洁,2 周内禁止性生活,防止感染。

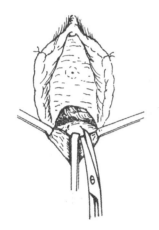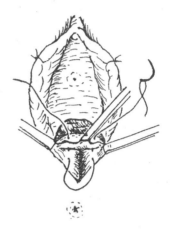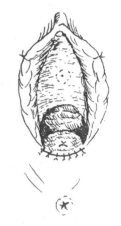

图 2 - 4 - 9　剪开后壁阴道黏膜　　图 2 - 4 - 10　做褥式缝合　　图 2 - 4 - 11　缝合切口

第二节　阴道瘢痕松解术

一、适应证

各种原因引起的阴道瘢痕狭窄影响性生活或有临床症状者。

二、禁忌证

1) 全身或局部急、慢性炎症者。

2) 糖尿病患者未治愈或症状未得到控制。

三、准备工作

1) 阴道准备:术前 3 d 阴道冲洗,每日一次。

2) 肠道准备:术前 3 d 无渣半流质饮食,口服肠道杀菌剂,术前晚清洁洗肠。

3) 月经干净 2～3 d 手术。

四、麻醉

连续硬膜外麻醉或骶管麻醉。

五、操作步骤

　　1) 选择薄层的膜状瘢痕狭窄环,先在 3、9 点钟处用小刀沿瘢痕环行放射状切开,必要时加 2、4、8、11 点钟处,切开深度与正常阴道黏膜相平且能通过 3 横指,避开 6、12 点钟处(图 2 - 4 - 12)。

2）用 2/0 号肠线缝合切口，缝合方向与切口方向垂直以避免术后狭窄，瘢痕环较薄且无渗血者可不做缝合。

3）切口缝合后，阴道内油纱布填塞。

六、操作技巧

1）放射状切开狭窄环时尽量避免 6、12 点钟处尿道、膀胱及直肠部位，以免造成损伤。

2）术中切开应充分，切口缝合时方向与切口垂直并覆盖粗糙的创面，防止术后阴道狭窄。

七、术后处理

1）选择月经干净后 2～3 d 手术。

2）术后留置导尿管 24 h，24 h 后取出阴道内油纱布。

3）抗生素预防感染 5～7 d。

八、常见手术失误

1）出血。

2）损伤邻近器官或组织。

3）感染。

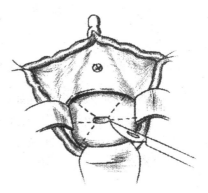

图 2 - 4 - 12 切口选择

第三节 阴道膈切除术

一、阴道横膈切除术

依阴道横膈发生于阴道部位的不同，可分为高位、中位和低位阴道横膈。依照横膈结构的不同，可分为完全性和部分性阴道横膈。阴道横膈厚度不一，薄者几毫米，厚者几厘米甚至占据阴道全长。多数阴道横膈存有小孔，保持经血畅通，但也有无孔者。

阴道横膈临床可表现为原发闭经、周期性腹痛、盆腔包块、性交困难以及不孕等症，严重者可伴有内膜异位症。往往合并有尿道畸形，因之施行矫形术。但手术步骤却因横膈部位的差异而不同。

1. 适应证

阴道横膈造成经血潴留，影响性生活、受孕或阻碍分娩者。

2. 禁忌证

急性生殖道炎症，严重心、肝、肾等全身性疾病无法耐受手术或严重出血倾向者。

3. 术前准备

1）低位横膈坐浴，每天 1 次，连续 3 d。

2）高位横膈阴道冲洗，每天 1 次，连续 3 d。

4. 手术步骤

1）暴露阴道横膈，低位阴道横膈在其基底部行局部浸润麻醉（图 2 - 4 - 13）。

2) 从横膈上小孔插入探针以了解腔隙的大小及膈的厚薄(图 2-4-14)。

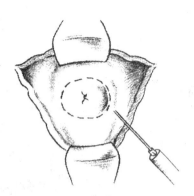

图 2-4-13　局部浸润麻醉

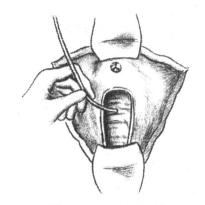

图 2-4-14　插入探针

3) 以止血钳伸入孔内做指引切开阴道横膈(图 2-4-15)。

4) 进一步向两侧剪开,沿阴道横膈环行切除上、下半部(图 2-4-16)。

5) 切除阴道横膈后暴露宫颈,切口边缘 2-0 肠线横行间断缝合。

6) 切除及缝合后,阴道内油纱卷压迫。

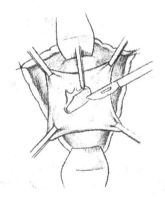

图 2-4-15　切开阴道横膈

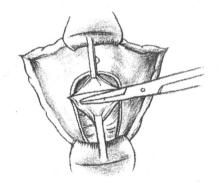

图 2-4-16　切除横膈

5. 操作技巧

切除阴道横膈后,手指做阴道检查应无阻力,否则应向四周做放射状切开以防术后阴道环形狭窄。

阴道横膈剪开时应注意方向,不能"+"形切开,防止损伤尿道、膀胱及直肠。

6. 术后处理

1) 月经干净后 2~7 d 手术。

2) 术后预防应用抗生素。

3) 酌情保留尿管,禁止性生活 1 个月。

7. 并发症

1) 感染。

2) 阴道狭窄。

8. 改良式阴道横膈切开术

改良式阴道横膈切开术适用于阴道横膈厚而韧,缺少弹性,阴道发育较狭小者。

1) 充分暴露阴道横膈,自横膈中央小孔向周围放射状切开横膈的外侧面阴道黏膜,锐性分离横膈的外侧黏膜。

2) 横膈内侧面黏膜也行放射状切开,切线沿外侧黏膜两条放射状切线夹角的角平分线方向(图2-4-17)。

3) 充分游离切开根部黏膜下组织,随后推开前面尿道及膀胱,后面直肠。

4) 阴道内可容三指松后,用 2-0 肠线将横膈外侧黏膜面 A 与内侧面 A′点缝合,外侧面放射状切开的基底处 B 点,与内侧面位于横膈中央部切线的顶端 B′点缝合。以上两针之间创缘行间断缝合(图2-4-18)。这样依次环绕阴道一周,将游离后的横膈的内、外侧黏膜面,像齿轮状互相嵌合铺平。

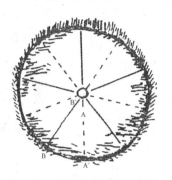

图 2-4-17　切开阴道横膈

5) 用 0 号肠线间断缝合切线创缘。横膈的内外侧黏膜面覆盖在阴道创面上(图2-4-19)。

6) 放置导尿管保留 48 h,保持外阴清洁。

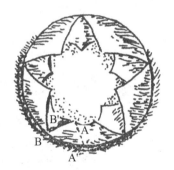

图 2-4-18　缝合阴道横隔

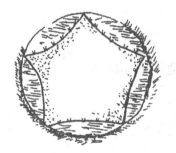

图 2-4-19　缝合后示意图

二、阴道斜膈切除术

1. 适应证

子宫畸形,因阴道斜膈导致一侧子宫腔经血潴留者。

2. 禁忌证

禁忌证同"阴道横膈切除术"。

3. 术前准备

1) 盆腔超声及CT,必要时做子宫碘油造影,了解子宫畸形情况。

2) 术前做双肾超声及静脉肾盂造影,了解有无泌尿系畸形,以免损伤膀胱。

4. 手术步骤

1) 存在阴道斜隔者,选在月经期手术,暴露阴道后可见一侧阴道壁突起,用 20 ml 注射器粗针头于膨出明显处即阴道斜隔下界穿刺,抽出暗红色积血证实进入潴留经血阴道腔(图

2-4-20)。也明确诊断。

2）充分暴露膨出阴道斜隔面，在其上做一梭形切口，切除阴道斜隔，造口使其充分引流（图2-4-21）。

3）用2/0肠线间断缝合梭形切口边缘（图2-4-22）。

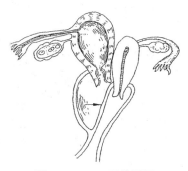
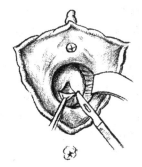

图 2-4-20　阴道斜隔　　　　图 2-4-21　切口选择

5. 操作技巧

识别阴道斜隔，造口充分以保证术后造口侧经血引流通畅，合并宫颈管瘘者不须处理。

6. 注意事项

同"阴道横膈切除术"。

7. 术后处理

同"阴道横膈切除术"。

三、阴道纵膈切除术

1. 适应证

完全性或部分性阴道纵膈影响性生活或妨碍分娩者。

2. 禁忌证

禁忌证同"阴道横膈切除术"。

3. 术前准备

术前准备同"阴道横膈切除术"。

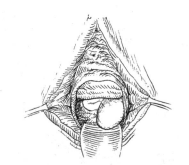

图 2-4-22　双子宫双阴道左侧
阴道闭锁（斜）

4. 手术步骤

1）查清阴道纵膈与阴道后壁的关系，在距离阴道前后壁 0.5 cm 处用两把直钳平行阴道壁钳夹阴道纵膈（图 2-4-23）。

2）用剪刀在两把直钳之间剪除阴道纵膈（图 2-4-24）。

3）用 2-0 号肠线间断或连续缝合创面。

4）阴道置凡士林油纱卷压迫止血，24 h 后取出。

5. 操作技巧

若纵膈较薄可直接用电刀切除，减少出血。

6. 注意事项

注意事项同"阴道横膈切除术"。

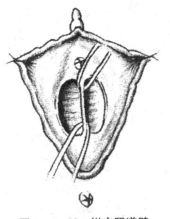

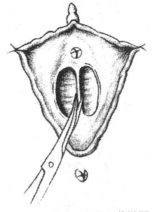

图 2-4-23　钳夹阴道壁　　　　　图 2-4-24　剪除阴道纵膈

7. 并发症

并发症同"阴道横膈切除术"。

第四节　阴道壁良性肿物切除术

一、适应证

阴道壁良性肿物,如加氏囊肿、包涵囊肿、纤维瘤、平滑肌瘤、乳头状瘤及神经纤维瘤等影响性生活及分娩者,或有膀胱直肠受压症状,阴道肿物临床疑为恶性。

二、禁忌证

1) 急性生殖道炎症。
2) 严重心、肝、肾等全身性疾病无法耐受手术。
3) 严重出血倾向者。

三、术前准备

月经干净后 3～7 d 手术。

术前外阴备皮,冲洗外阴、阴道;分泌物多者连续冲洗阴道 3 d。

四、麻醉与体位

局麻,阴部神经阻滞麻醉均可。个别位置高或深处而稍大者可用鞍麻或硬膜外麻醉。侧壁,中下段取膀胱截石位;前壁深高处者,可取臀高蛙式俯卧位。

五、手术步骤

(1) 暴露肿物部位　先作双合诊查清肿物大小、性质、与周围组织器官的关系。再用阴道拉钩及扩阴器扩开阴道使肿瘤暴露于术野。

用组织钳、鼠齿钳夹住并固定覆盖肿瘤表面的阴道黏膜,但切勿夹穿肿瘤壁。小肿瘤切口在其中央表面作与肿瘤等长的纵切口,贯穿肿瘤直径全长(图2-4-25)肿瘤较大而突出时则在表面做一长梭一纺锤形切口,深达肿物包膜表面(图2-4-26)切开肿瘤表面的阴道黏膜全层,勿伤肿瘤壁。

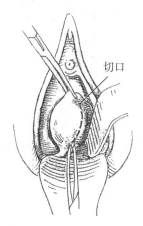
图2-4-25 肿物纵切口

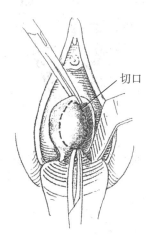
图2-4-26 肿物楔形切口

　　(2)分离肿物　沿肿瘤表面的阴道黏膜切口,用刀柄或手指钝性剥离肿瘤,以右手示指缠纱布或用刀柄在阴道黏膜与瘤壁之间做钝性剥离直达肿瘤根部。至完全游离摘除(图2-4-27)。如根部有蒂,则剥离出蒂部,以弯止血钳夹住根部,切断肿瘤蒂部,用4号丝线缝扎近侧残端,取出肿瘤(图2-4-28)。无蒂者直接剥出肿瘤。无论囊性或实质性均以完整剥出为佳。切除多余的阴道黏膜。用2/0号肠线间断或连续缝合阴道黏膜,如肿瘤较大,残腔较大时,可先用2/0号肠线缝合腔隙闭锁囊腔,再缝合阴道壁(图2-4-29)。缝合阴道壁,闭锁瘤床。

　　(3)缝合　留下的瘤腔不大者,修剪阴道黏膜多余的边缘后,用2/0可吸收缝线或2/0肠线间断缝合阴道黏膜及黏膜下组织关闭创面;残腔稍大者,用2/0肠线或3-0可吸收缝线作一荷包缝合缩小残腔关闭腔隙,以利止血及不留死腔,并防术后积血感染。再修剪多余的阴道黏膜切口边缘,并用2/0可吸收缝线间断缝合阴道壁(图2-4-30),术毕,阴道内可置小纱条1支压于阴道切口缝线上协助止血。

　　(4)送病理检查　凡肿瘤均须送病理检查。并在手术室当场切开观察,如需保留形态外观,可先拍照。

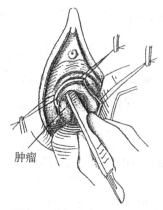
图2-4-27 钝性剥离肿物

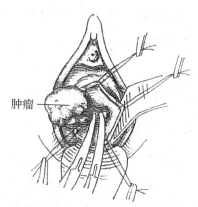
图2-4-28 钳夹瘤蒂切除

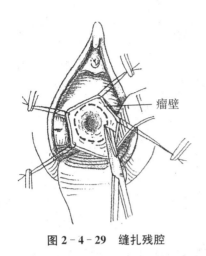

图 2 - 4 - 29　缝扎残腔

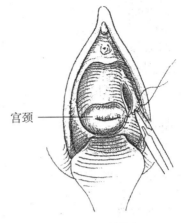

图 2 - 4 - 30　缝合切口

六、术中注意要点

1）切割或剥离肿瘤时切勿损伤肿瘤壁。如不慎剥破,必须尽可能将肿瘤取净,不遗留瘤囊壁或瘤组织以免复发。性质不明者尤应彻底取净。并冲洗残腔务使其完全清出。

2）阴道前壁或后壁肿瘤较大较深者,注意勿伤及膀胱和尿道,后壁则避免损伤直肠。并注意与尿道憩室相鉴别。最好在剥离前后壁时以金属导尿管插入尿道膀胱或肛门指诊作为警戒。

3）阴道壁内静脉丛多,尤其经产妇,剥离肿瘤时防止出血过多,止血要牢靠以防术后出血或血肿形成。肿瘤近尿道口者,术后留置导尿管 3 d。

七、术后处理

1）抗生素 5 d,卧床休息 3 d。

2）阴道油纱条 48～72 h 取出。

3）保持外阴阴道清洁。

4）阴道后壁肿物切除者,术后注意保持软大便。

八、主要并发症

1）出血。

2）损伤邻近器官或组织:膀胱阴道瘘、直肠阴道瘘等。

3）感染。

第五节　阴道囊肿抽吸术

一、适应证

阴道壁内囊肿者。

二、禁忌证

1) 生殖器急性炎症者。

2) 月经期者。

3) 有不规则子宫出血,出血未净者。

三、术前准备

1) 常规消毒。

2) 术前排空膀胱。

四、手术步骤

1) 窥器扩开阴道、暴露阴道壁囊肿,再次用碘伏液消毒阴道及宫颈。

2) 用 20 ml 注射器在阴道壁囊肿最隆起处穿刺抽吸囊内液,直至抽空囊肿。

3) 0.5％碘伏纱布填塞阴道以压迫囊肿并预防感染。

五、操作技巧

囊内容物常规送细胞学检查,抽吸之后应挤压排净囊内液体。

若囊内液为脓性,应用甲硝唑液反复冲洗囊肿。

六、术后处理

术后 24 h 取出阴道内碘伏纱布。

七、常见并发症

1) 损伤邻近器官或组织。

2) 出血。

3) 感染。

第六节　阴道后穹隆损伤修补术

一、适应证

外伤、分娩、性生活粗暴等引起的后穹隆损伤。

二、准备工作

1) 仔细检查有无其他脏器合并损伤。

2) 术前外阴、阴道冲洗消毒。

三、操作步骤

1）先检查损伤范围,确定修补方案。对于阴道出血量较多者应先结扎止血,否则可以边缝合边止血。

2）止血处理后,1/0 号肠线间断或连续缝合阴道黏膜,缝合第一针超过损伤端 0.5 cm(图 2 - 4 - 31)。

3）阴道内凡士林油纱卷填塞。

四、操作技巧

1）术前必须仔细检查阴道及邻近器官以明确损伤范围,对于伤及肠管或形成腹膜后血肿等需开腹手术修补者及时开腹,以免贻误病情;合并膀胱损伤或尿瘘者能通过阴道修补则同时处理,不能处理者也需开腹手术。

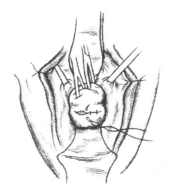

图 2 - 4 - 31　缝合止血

2）暴露好损伤部位,缝合时第一针超过损伤端以防小血管断端回缩造成术后出血。

3）缝合时将阴道后穹隆黏膜提起,以免缝线穿至直肠壁,必要时左手示指放入肛门内做引导。

五、术后处理

1）保持外阴清洁,抗生素预防感染 5 d。

2）留置导尿管 48～72 h。

3）术后 48～72 h 取出阴道内油纱卷。

六、常见并发症

1）血肿。

2）感染。

第七节　阴道后穹隆穿刺术

一、适应证

1）疑盆腔内有液体,判定盆腔内积液的性质。

2）超声介导下经穹隆穿刺取卵。

3）盆腔脓肿抽吸及注入抗生素治疗。

4）直肠窝性质不明肿物,需做细胞学或组织学检查者。

二、禁忌证

1）生殖器官急性炎症,穿刺可能引起感染扩散者。

2）怀疑肠管和子宫附件有严重粘连时。

3）疑诊卵巢肿瘤或不能除外恶性者。

三、术前准备

1）嘱患者排空膀胱，术前 1 d 冲洗阴道。

2）盆腔超声检查了解子宫附件及盆腔情况。确定盆腹腔积液的位置、液量，及时发现异位妊娠。

四、手术步骤

1）取膀胱截石位。外阴、阴道消毒后，铺无菌孔巾，三合诊了解子宫附件和直肠窝积液或与盆腔肿物间的关系，放置阴道窥器或阴道拉钩暴露宫颈及后穹隆，再次消毒后穹隆及阴道壁。

2）宫颈钳钳夹固定宫颈后唇，向上牵拉暴露后穹隆（图2-4-32）。

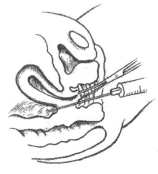

图 2-4-32 牵拉后穹隆

五、操作技巧

1）穿刺点：用 18 号长穿刺针头连接 10 ml 注射器于后穹隆正中横径下 0.5 cm，勿偏斜。穿刺方向：距离阴道宫颈交界处下方 1 cm 处平行宫颈及宫体方向稍后进针（刺入）。穿刺深度 2~3 cm，针头通过阴道壁至子宫直肠陷凹时失去阻力，有突破感，有落空感，可适当改变针头方向和深度抽吸液体，穿刺抽吸见积液后，边抽吸边退针头。

2）选择最突出或囊性感最明显部位，必要时在超声定位下穿刺。进针不宜太深太偏以免伤及邻近组织。

六、穿刺所得液体的性质鉴别

1）暗红色液体：根据内出血量的多少和出血后经过时间长短不同所抽出血液的性质亦有差异。如抽出暗红色液体，新鲜或陈旧者，血液不凝固，特别是混有细小碎渣（杂有碎屑）多属异位妊娠。异位妊娠的盆腔积血，一般不凝，原因不十分肯定，有人认为：血液流入腹腔后，能刺激腹膜，产生一种纤维蛋白溶解的激活因子（纤维原活化质）使血液中的纤维溶酶液原转为纤溶酶，便已经凝固的纤维蛋白重新裂解为流动的分解产物。纤维酶活性很大，同时能水解很多血浆蛋白如纤维蛋白原，凝血酶（原）及其他凝血因子，以致血液不易凝固，也有人认为腹腔内的血液与光滑的腹膜接触移动，也使血液不易凝固。

2）新鲜血：静量后不久凝固者，多为刺伤血管所致，如将血滴在洁白的纱布上能出现一红晕，但不见细小的凝血碎渣，血液放置后短时间即凝固，多为静脉血。

3）淡红色血水样液体，如抽出此液，可能由于内出血极少，并混有腹水，也可能由于宫内妊娠流产时，少量血液回流至腹腔与腹水相混合。还可能因刺伤组织出血，而混有腹水，遇此情况，必须详细严密观察患者变化以便及时确诊。

4）粉红色稀薄血性液。

5）稀释血浆样液：附件肿物（如囊肿等）扭转后，有时因蒂部坏死，可有血浆渗出。

6）腹水：极少量草黄色液体为正常情况；量多时为异常，有血性、黏液性及浆液性等。

要记录外观及量,送常规化验送病理及细胞室检查。

7）稀薄、清亮液体：为腹水,囊肿、输卵管积水内容。

8）炎性诊出液：为粉红色或淡黄色混浊液体,表明盆、腹、腔内有炎症。镜下可见大量白细胞,穿刺液就作细菌学检查,并作细菌培养及药敏试验。

9）脓液可为黄色、黄绿色或淡巧克力色,为化脓性病变,脓肿腹膜炎所致,并可进行涂片或培养并可作药敏试验。

10）酱油样(巧克力色)黏液液体,可能系子宫内膜异位囊肿内容。

11）黏稠或白色液体：多为卵巢肿瘤内容。

12）皮脂油样液：多为卵巢囊肿内容。

13）粪汁：为误刺肠腔所致。如为血性,粉红色液体等涂片在显微镜下观察：新鲜血红细胞呈线串形,散在红细胞很少,而陈旧血可见相当数量皱缩的陈旧性红细胞,散在分布,非列呈鱼鳞状或镶花地板状故对异位妊娠诊断有一定的诊断价值。如后穹隆穿不出陈旧血,也不排除异位妊娠的可能性,同时也出现假阳性、假阴性,应注意仔细鉴别。

七、适应证选择不当可能发生的失误及防治

1. 盆腔内肿瘤

不宜通过后穹隆穿刺进行诊断或缩小肿瘤体积。因穿破肿瘤可使肿瘤内容物流入腹腔,造成盆腔脏器粘连,给手术摘除肿瘤带来困难,如为黏液囊肿被穿破,黏液流入腹腔,以后可发生腹腔黏液瘤。如穿刺时误伤肿瘤壁的血管时,则可引起肿瘤出血甚至有大出血的危险。如果肿瘤为恶性,穿破后可造成瘤细胞的扩散,发生转移。

2. 肠梗阻盆腔内充气扩张的肠襻

此类患者,在做妇科检查时,可触到后穹隆饱满并可有波动感,如误行后穹隆穿刺,即可刺破肠管,人为地造成肠穿孔,如未及时发现则有形成阴道后穹隆部肠瘘的危险。

3. 结核性包裹性积液继发感染

此种情况最易损伤肠管,妇科检查时常可触及后穹隆处似有脓肿样肿物的下极,但其周围往往粘连着肠襻,故不可轻易试行穿刺。

八、穿刺方法不当可能发生的失误及防治

1. 进针方向不当

穿刺针刺入的方向过于向前时,有刺入宫腔的危险,尤其当子宫呈后倾屈的位置时更应注意,临床上有过因穿刺针误入子宫腔,将子宫内的月经血抽出而误诊为宫外孕。进针方向过于偏后时有刺入直肠造成盆腔感染的危险,方向过于偏向侧方时,应该在后穹隆中部比较膨隆处进行,进针的方向应该与子宫颈平行然后向上,多可避免损伤周围器官。

2. 抽吸方法不当

当穿刺针进入适当的深度后,就边退针边抽吸,退针速度要慢,当有液体被抽出时应立即停止退针,继续抽吸达 3 ml 左右即可进行诊断。进针的深度一般在 3～4 cm 即可,进针的深度过浅未达到液体潴留处,或虽已刺入液体内但因退针过快或者进针过深超过液面,亦可出现抽不出液体的结果。此外,穿刺前应仔细检查穿刺针是否通畅,与注射器的交接处是否

严密,注射器本身有无漏气等。因为这些情况均可出现有液体而抽不出的错误结果。应该正确选择穿刺点和掌握进针的方向和深浅,退针的速度应适宜,如退针过快,则抽不出液体。也可采用边进边吸或边退边吸。

九、注意事项

1) 穿刺时针头不可伸向两侧,或太前或太后刺入,以免伤及重要脏器。

2) 如抽出血液,放置 1～2 min 后凝集,则为误抽血管内血液。如放置 6 min 仍不凝集,则可诊断为内出血。如抽出稀薄的液体或脓液,则为盆腔炎症的渗出液、盆腔积脓或脓肿。

3) 术后必要时可用 1∶5 000 高锰酸钾溶液坐浴。

十、术后处理

1) 穿刺部位有出血可用无菌纱布或带线棉球压迫,12 h 后取出。

2) 盆腔炎症或脓肿者全身应用抗生素。

3) 观察抽出液体性质,判定是积血或积液,如抽出粪便,应为伤及肠管,需做抗炎治疗。

十一、常见并发症

1) 出血。

2) 感染。

3) 损伤:如直肠或盆底血管。

第八节　阴道后穹隆切开术

一、适应证

盆腔积脓引流或取出子宫直肠窝血块。

二、禁忌证

盆腔有严重的粘连或可疑恶性病变者。

三、操作步骤

1) 手术时消毒及穿刺同"后穹隆穿刺术"。

2) 穿刺抽出脓液或陈旧血后针头保留不动,沿穿刺针点向两侧横行切开阴道壁 1.5～2 cm(图 2 - 4 - 33)。

3) 用长弯钝头剪刀向深层分离,提起腹膜横行剪开 1.5～2 cm 直达子宫直肠陷凹(图 2 - 4 - 34)。

4) 用长弯止血钳或手指进入盆腔轻轻扩大切口以利于引流。

5) 盆腔脓肿者引流后切口内放入烟卷引流或胶管引流,切口不缝合,引流管末端用丝线缝合固定于大腿内侧。

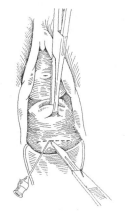

图 2 - 4 - 33 切开阴道后壁

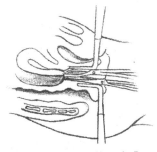

图 2 - 4 - 34 剪开腹膜

四、操作技巧

1）切开及深层分离后穹隆组织时注意深度及范围,避免损伤直肠、肠管、血管等邻近组织。

2）放置引流时引流管不宜过长或过短,外侧端固定,以防止缩进入腹腔。

五、术后处理

1）抗感染治疗至体温平稳、血象正常。

2）半卧位,以利引流管通畅。

3）体温平稳 3 d 后拔除引流管。

六、常见并发症及处理

1. 出血

（1）切口出血 主要是由于分离层次不清所致,过深分离至宫颈组织或过浅损伤阴道黏膜血管。渗血时,可局部注射垂体后叶素或纱布压迫止血。

（2）损伤血管 阴道后壁切口不宜过长 2～3 cm,如切口过横、过长,则有损伤血管的危险。

2. 感染

如引流管外露过长,超过阴道外口,则易引起细菌的感染。引流不畅易使切口过早闭合,故术后每天活动,引流管保持引流通畅,待内容物基本流尽,方可拔管。取半侧位,有利于引流。

3. 损伤

（1）损伤直肠 未按手术操作常规或切口偏低而误伤直肠。

（2）损伤盆腔脏器 后穹隆切开后,器械进入应轻柔,特别是尖锐的刀、剪及血管钳等,最好在 B 超指引下进行分离,直达脓腔或血肿处,不要粗暴的过前、过后或向两侧盲目分离,否则可损伤膀胱直肠或子宫等。

第九节 阴道紧缩术

一、适应证

1) 阴道内腔松弛者,会阴严重撕裂影响性生活者。

2) 夫妻双方主动要求手术者。女性在夫妻性生活中性快感低下,进入性高潮时间慢的女性,也可行此术。

二、禁忌证

1) 急慢性外阴、阴道炎或有溃疡者。

2) 生殖器疑有恶变者。

三、术前准备

1) 术前排空膀胱。手术应在月经干净后 3～7 d 进行。

2) 常规消毒。

四、麻醉与体位

手术体位及麻醉方法:局部浸润麻醉或骶管麻醉。患者取截石位。局部浸润麻醉出血量明显少。

五、手术方法

1. 第一种方法

(1) 切口设计 在阴道口处 6 点处开始设计出一菱形切口,即"◇"字切口。长 6～12 cm,宽度应根据阴道口的大小及阴道松弛程度来决定。应以缝合后顺利通过术者两指为度。

(2) 切开缝合

1) 按设计阴道口外黏膜处,用剪子剪开,手指缠纱布或用剪子剥离阴道后壁黏膜,剪出一块菱形阴道后壁黏膜。

2) 从阴道内开始用 4 号丝线拉拢连续缝合阴道黏膜下左右侧肌肉组织,到阴道口附近处。

3) 用 4 号丝线间断缝合肛提肌和阴道括约肌 4～6 针。

4) 从阴道内向外,用 4/0 号肠线连续缝合阴道黏膜。

5) 若有阴道口大,会阴部 Ⅱ、Ⅲ 度陈旧裂伤者,一并切除瘢痕后缝合。会阴部皮肤用 3/0 号丝线缝合。

6) 有轻度阴道松弛和年龄偏大者,在阴道黏膜下剥离后不切除阴道黏膜,在黏膜下拉拢缝合阴道后壁肌肉及括约肌。

2. 第二种方法

1) 在阴道和会阴部之间做横切口,并向内做钝性分离约 5 cm,在阴道内做后壁两侧切口,深达横切口,将游离的后缘切除,按层次缝合。

2) 缝合时不要穿过直肠黏膜,术后检查阴道应能过两指,以免术后阴道狭窄。

六、注意事项

1) 术前设计,应考虑切除阴道黏膜范围和切除的阴道黏膜形状,关系到术后愈合和性生活。

2) 术中缝合肛提肌和肛门括约肌,使阴道口的紧缚力增强是手术成功的关键。

3) 阴道缩紧术后一般不需住院,疼痛轻,出血少,并发症也少。术后几天内应提倡多活动,以便防止阴道内分泌物的滞留,服抗菌药 1 周,禁止性生活 2 个月。

术后抗生素预防感染。

第十节 阴道异物取出术

阴道异物多见于幼女和生育年龄的妇女。妇科门诊儿童患者中,4‰为继发于阴道异物的病症,多为幼童顽皮好奇。病史通常是无帮助的,因为母亲常没有看到,孩子又不记得放异物进入阴道。临床上许多种异物被发现,异物种类甚多,大小不同,形状各异。

最常见是小的卫生纸团。其他有小的、硬的物件如发卡、小玩具的部件、蜡笔、小石子和塑料棒、别针、发卡、纸团、贝壳,少见者有小灯泡、玻璃试管等易碎物体。

症状轻重有别。典型症状是常有腐臭气味的血性阴道分泌物,白带增多,阴道流血,局部疼痛或性感不快等。造成阴道黏膜损伤或感染,出现流血性或脓性分泌物。

一、适应证

1) 任何情况下发现阴道异物。
2) 经阴道灌洗不能冲出的异物。
3) 用常规方法难以取出的成年女性的阴道异物。

二、麻醉与体位

1) 静脉麻醉或全身麻醉。
2) 取膀胱截石位。

三、禁忌证

外阴局部有急性感染表现。红、肿或渗出等情况下,应先抗炎治疗,待急性炎症消退后,可考虑手术。

四、术前准备

1) 详细询问病史。
2) 仔细检查。其余同一般外阴手术术前准备。

五、手术步骤

1) 迅速取出异物,对已婚妇女用窥器扩开阴道。

A. 大的物体可以在麻醉下用扁嘴钳取出。

B. 小的物体可通过阴道灌洗冲出阴道。

C. 粘连于阴道壁上的异物可经小的鼻镜或宫腔镜下取出(图2-4-35)。

对幼女或处女阴道内异物若有嵌入组织者,往往取出有困难。应在麻醉下以特小号阴道窥器撑开阴道,暴露异物后用止血钳或镊子小心取出异物。

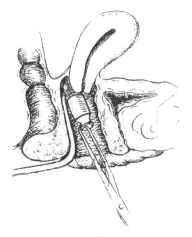

图2-4-35　取出阴道异物

2)异物取出后遇有新鲜损伤者,例如外阴、阴道裂伤、后穹隆破裂或直肠、膀胱穿孔等应及时予以缝合修补。

3)如果异物存留过久,继发感染,应全身或局部应用消炎药物治疗。必要时小剂量口服或局部涂抹求偶素软膏,借以促进阴道上皮生长,加速伤口愈合。

六、术后处理

1)保持会阴部清洁。

2)如果异物在体内存留过久,阴道黏膜溃疡、肉芽组织增生明显,日后易发生阴道狭窄,也可因炎症粘连而发生阴道部分闭锁。因此,异物取出后应全身或局部应用抗生素积极治疗感染。

3)几个月后,孩子可能再放另一个异物。最好穿封裆裤,并教育孩子不要往阴道等处放异物。

4)成年患者术后1个月随访,如有阴道瘢痕挛缩,酌情应用阴道模型扩张阴道。

第十一节　阴道内黏膜下子宫肌瘤切除术

在阴道内能见到的黏膜下肌瘤可来自两个部位,一种是发生于子宫颈肌层,另一种发生于子宫体黏膜下肌层。随肌瘤增长常自然脱出宫颈外口,显露于阴道内。这类黏膜下肌瘤绝大多数可经阴道切除,不一定作子宫切除术。其蒂有粗有细、有长有短,一般蒂直径都在1 cm以下。肌瘤较小时可见到蒂的粗细,若瘤较大见不到蒂,可通过双合诊手指触摸、探针等器械探知,然后进行处理。子宫黏膜下肌瘤随着肌瘤的生长逐渐增长,常常脱出子宫颈外,蒂长者可脱出阴道口外,可伴有肌瘤表面糜烂、出血感染(炎变)及坏死,病患者主诉子宫出血或阴道流臭水。

一、适应证

1)子宫黏膜下肌瘤,其底部可见到或触及。

2)瘤蒂直径小于1 cm者不超过2 cm。

3)若有阴道感染须经治疗后再做手术。

二、禁忌证

1)全身情况差不能胜任手术。

2）严重外阴、阴道感染。

3）肌瘤较大占满阴道或瘤蒂宽,无法暴露者。

4）瘤蒂部位高,肌瘤嵌于宫颈处部分露于阴道,阴检触不到瘤蒂。

5）月经期。

三、术前准备

1）对肌瘤表面有感染者应用(0.1%碘伏液)作阴道冲进及选用抗生素治疗。

2）手术时间应选择在月经干净后 3～7 d 为宜。阴道分泌物做细菌培养及药敏试验。

3）用 0.05%氯己定(洗必泰)纱球擦洗阴道、宫颈,每天 1 次,共 3～5 d,必要时局部上消炎药。若病情需要,术前应用抗生素,以控制感染。有贫血者应积极纠正。术前肌肉注射阿托品 0.5 mg,苯巴比妥 0.1 g。

4）若估计经阴道切除肿瘤,可能会遇到困难,术前应做好腹部手术的准备。

5）常规 B 超检查详细了解肌瘤的部位、大小、瘤蒂的位置、宽度和长度。术前应查清肿瘤的大小、瘤蒂的高低、粗细及长短。

四、麻醉与体位

如肌瘤小,已脱出宫颈口外,可见到瘤蒂者,则无需麻醉;若肌瘤较大,瘤蒂较高,需暴露以后方可手术者,可用骶管麻醉。取膀胱截石位。

五、手术范围

切除带蒂的肌瘤。

阴道内无蒂肌瘤因发生的部位、大小不同,则切口稍有不同。肿瘤较小时可做与肿瘤等长的阴道黏膜纵切口,肿瘤较大时,则可选择近瘤体根部环形或棱形切口,切口深度达瘤壁。如肿瘤位于阴道穹隆易损伤输尿管、膀胱和直肠,可采用阴腹联合切口。

六、手术步骤

（1）常规 外阴、阴道消毒。铺无菌巾。

（2）暴露 用阴道拉钩扩张阴道,显露宫颈口暴露肌瘤及瘤蒂,瘤蒂的直径及位置。

（3）按下列方式处理肌瘤

1）钳夹瘤蒂法:若黏膜下肌瘤蒂短而粗(1 cm 左右)瘤体偏大时,位置低,遮挡瘤蒂,外观看不见蒂,可用组织钳或鼠齿钳夹持肌瘤的外露部分,向外牵拉,尽可能显露瘤蒂,两把大弯或直角血管钳从左右两侧或上下夹住瘤蒂,注意两钳之间应部分重叠,以免遗漏血管,钳夹时贴近肌瘤侧,勿伤及宫颈。钳靠近蒂根部钳夹,沿钳外侧剪掉或切除肌瘤,或在两钳之间切除剪去肌瘤组织,切断瘤蒂(图 2-4-36)。注意残端应瘤

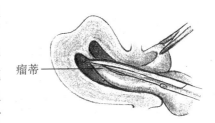

瘤蒂

图 2-4-36 钳夹瘤蒂

1 cm。切下瘤体后保留近端血管钳 24 或 48 h 后取下。如果瘤蒂靠近宫颈管,可用 7 号丝线双重缝扎用 2/0 合成线(可吸收线)贯穿缝合结扎瘤蒂断端(图 2-4-37、图 2-4-38)。

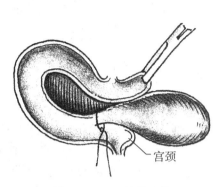

图 2-4-37 结扎瘤蒂

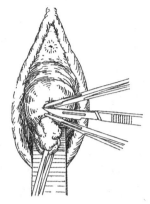

图 2-4-38 钳夹切断瘤蒂

由于黏膜下肌瘤脱垂时往往伴有不同程度的子宫底部内翻,故切断瘤蒂时应于蒂根部稍下方离断,以免损伤子宫肌壁引起穿孔和出血。

如缝针困难时,则将两把血管钳扣死,留置近端血管钳,用纱布于阴道口外固定,留置尿管。术后 24~48 h 后取下长弯血管钳如子宫黏膜下肌瘤蒂粗且位置不高,可用 7 号丝线行结扎法或环套法摘除子宫黏膜下肌瘤。肌瘤蒂较粗或位置高,暴露钳夹困难时应在有宫腔镜检查手术条件下手术。若肌瘤蒂部较粗时可用长弯钳钳夹蒂根部,剪断,丝线结扎(图 2-4-37)。

较大的肌瘤蒂部粗,充满阴道,手术暴露困难,可先用鼠齿钳钳夹固定肌瘤,稍向外牵拉,打开肌瘤包膜或瘤较大,瘤蒂粗大并附着于宫底部者,可先将肌瘤被膜切开,提起肌瘤于蒂部切开被膜,手指沿被膜内分离,逐步剥出肌瘤,娩出肌瘤,蒂部钳夹剪断,然后将残留被膜和瘤蒂于根部切除。然后钳夹基底部,钳上剪下残留包膜,7 号丝线结扎残端(图 2-4-39、图 2-4-40)。

2) 扭转法(拧除扭脱法):息肉状黏膜下肌瘤脱入阴道内,如肌瘤瘤蒂较细,附着部位较表浅或肌瘤蒂细长,但估计直径<1 cm,越长越好,肌瘤大小不甚要紧,一般在 5 cm 以下肌瘤旋拧无困难。拧除方法是用宫颈钳或组织钳牢固钳住肌瘤的外露部分夹住瘤体,蒂部向下牵组织,并按一个方向作旋扭旋转,不要逆向,对蒂长而纤细(<0.5 cm)的子宫黏膜下肌瘤,可以用血管钳钳夹瘤蒂,顺时针或逆时针朝一个方向扭转多圈,使瘤蒂变细,阻断血供,瘤体多可扭出。不要强拉,只要旋扭 2~3 圈,患者无不适则有成功希望(图 2-4-41、图 2-4-42)。

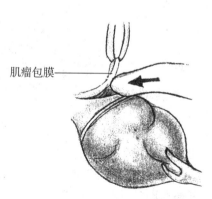

图 2-4-39 剥离肿瘤

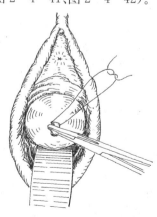

图 2-4-40 缝扎瘤蒂

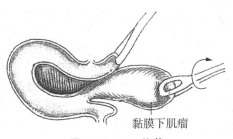

图 2-4-41 旋蒂

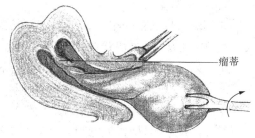

瘤蒂

图 2-4-42 扭蒂

夹持肌瘤旋转瘤蒂根部离断后会感觉"脱落"为完成,90%不出血。

3) 缝合结扎切断瘤蒂法:如子宫黏膜下肌瘤蒂短而粗。瘤体偏大,外观看不见蒂时,且位置不高,向外牵拉瘤体,用一止血钳尽可能钳夹瘤蒂根部,在钳外侧切除瘤体,然后用1-2号肠线贯穿缝合结扎瘤蒂断端(图2-4-43、图2-4-44、图2-45)。

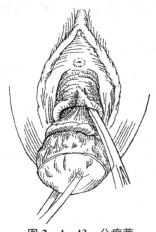

图 2-4-43 分瘤蒂

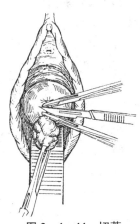

图 2-4-44 切蒂

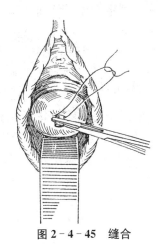

图 2-4-45 缝合

4) 根部结扎、及套环法摘除子宫黏膜下肌瘤:这是对付根蒂较粗,估计拧除有困难的"缓兵"之计。即用粗丝丝在根部结扎或长血管钳夹持根蒂或用橡皮弹力套环于根部套勒——目的都是使根蒂缺血,坏死,便于拧除,撤下,此法48 h后就可观察"动静"下手摘瘤了。

5) 碎分切除术(楔形切除)或分解法:子宫黏膜下肌瘤如果瘤体太大或瘤蒂太粗,体积较大的黏膜下肌瘤往往将颈管扩张充满了整个阴道,其瘤蒂粗大,附着较深,基底部较宽无法暴露和合并子宫内翻者,且蒂附着位置较高者,手术时难度大,可采用碎分法切除(图2-4-46)。即先楔形切除部分肌瘤,缩小肿瘤体积,然后分离肌瘤被膜,分次、分块地将残留的肌瘤瘤体切除。术者左手用组织钳夹住肌瘤。右手持剪刀或刀,将子宫黏膜下肌瘤中部作楔形切除剪碎,以缩小肿瘤体积。肿瘤体积缩小后,即可沿剪开的子宫黏膜下肌瘤被膜边

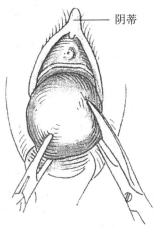

阴蒂

图 2-4-46 碎瘤

缘逐步剥出肌瘤,随剥离被膜随分块剪除子宫黏膜下肌瘤基底部,完全剜除子宫黏膜下肌瘤,注意勿损伤宫壁。

根部减缩切除法根蒂粗大,上法不成,可静脉麻醉,阴道松弛后便于操作,牵拉肌瘤在蒂部或可见肌瘤上极,均可切开包膜,向上游离,用电刀最好,减缩根蒂,变狭细后即可拧除,残根可结扎。如肌瘤大,难操作,可将肌瘤劈分部分,让出空间,若肌瘤刚好在颈管内,使颈管变薄扩张,但又未脱出宫口,即所谓"可望而不可及"时,可采取宫颈切开之法,肌瘤即可脱下,再用减缩根部法摘除肌瘤。可见,手术当估计各种情况,见机行事,灵活变通,也是要决心大,方法对,技术巧,操作慎,此乃外科12字诀也。

为减少出血,蒂瘤根部注射催产素。

(4)操作技巧 需要根据肌瘤大小及瘤蒂直径及位置高低等选择合理的切除方式和残端处理方式:

1)细长或为息肉状肌瘤时,可直接用鼠齿钳钳夹瘤体后旋转摘除。

2)当肌瘤较大或瘤蒂过粗而无法钳夹瘤蒂或瘤体充满阴道至暴露困难时,可先用鼠齿钳钳夹固定瘤体,于肌瘤游离缘切开包膜,分辨出瘤体界限而完整剥除肌瘤,再用长弯钳钳夹基底部后切除包膜组织,缝扎残端。

3)当子宫肌瘤嵌入宫颈管时,可先将宫颈前唇切开,暴露瘤蒂宫再切除。

4)嵌入子宫颈管的黏膜下子宫肌瘤切除法:组织钳钳夹肌瘤组织,向下牵拉,暴露瘤蒂,两把血管钳钳夹瘤蒂,在两钳之间切断,贯穿缝扎瘤蒂断端并加固一次。

嵌入子宫颈管的黏膜下肌瘤因子宫颈管未扩张而难以暴露瘤蒂,或肌瘤位于子宫颈管前壁,可将子宫颈前唇纵行切开暴露瘤蒂(图2-4-47),或横行切开子宫颈前唇阴道壁黏膜,适当上推膀胱,切开子宫颈前唇,暴露肌瘤瘤蒂根部,切除肿瘤(图2-4-48、图-4-49、图2-4-50)。

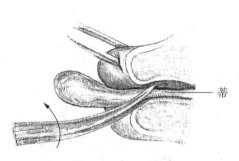

图2-4-47 夹蒂

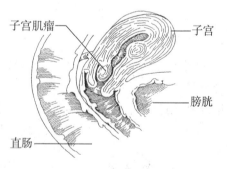

图2-4-48 子宫颈管内肌瘤

(5)阴道可见直径>5 cm 的子宫黏膜下肌瘤手术步骤

A. 剪除部分肌瘤:术者左手用组织钳夹住肌瘤。右手持剪刀或刀,将子宫黏膜下肌瘤中部作楔形切除剪碎,以缩小肿瘤体积,将肿瘤下端分次剪除(图2-4-51)。

B. 剥离被膜:肿瘤体积缩小后,即可沿剪开的子宫黏膜下肌瘤被膜边缘逐步剥出肌瘤,随剥离被膜随分块剪除子宫黏膜下肌瘤基底部,随剥离随剪除肌瘤(图2-4-52)。

C. 剜除肌瘤:完全剜除子宫黏膜下肌瘤,注意勿损伤于基底部宫壁(图2-4-53)。

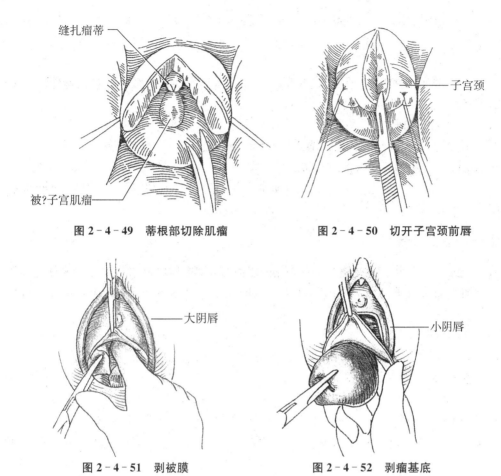

缝扎瘤蒂

被?子宫肌瘤

图 2-4-49 蒂根部切除肌瘤

子宫颈

图 2-4-50 切开子宫颈前唇

大阴唇

图 2-4-51 剥被膜

小阴唇

图 2-4-52 剥瘤基底

D. 剪除被膜：用卵圆钳夹住被膜于基底部剪除之。如有出血可用纱布条填塞止血。如蒂瘤较宽，可用钳扭法加蒂瘤根部注射缩宫素。

七、术式评价

本术式简单易行，可免除剖腹手术，保留生育功能。

八、术中注意要点

1) 夹瘤蒂时，尽可能贴近肌瘤侧，离子宫侧远些，以免血管回缩后止血困难或因切除瘤蒂时损伤子宫壁。

2) 缝扎瘤蒂要紧，以防断端滑脱出血。

九、术后处理

1) 卧床休息。术前肿瘤有出血、感染者应用抗生素。

2) 术后 3～4 d 可有少许出血，无需处理。若出血增多，应检查原因，对症处理。

3) 必要时给予止血药和宫缩药。

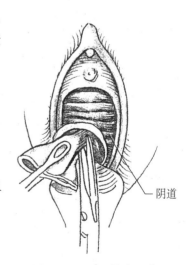

阴道

图 2-4-53 剪除肌瘤

4）术后阴道内可填塞干纱布压迫止血,放置 24 h 取出。

十、注意事项

1）瘤蒂残端及包膜的处理,缝扎或套扎牢固,防止其回缩出血。留置长弯钳或血管钳者术后需平卧至取出,以免造成滑脱出血。

2）术后患者需禁性生活及盆浴 1 个月,术后抗感染、止血等治疗。

3）若应用止血药后几天仍有出血,则可能需要宫腔镜检予以诊断治疗。

4）术后 3~4 d 的少许阴道出血无需特殊处理,如出血增多或持续不净应寻找原因并处理。

5）术前未诊刮者,取出肌瘤后可以全面刮宫,探查宫内情况并可清除残留瘤蒂,缝扎瘤蒂者则谨慎操作。

十一、主要并发症

（1）出血　主要由于钳夹缝扎瘤蒂过松,使血管回缩,瘤蒂断裂,断端缝线滑脱或血管钳钳夹时损伤瘤蒂或子宫体造成出血,可以采用纱布条填塞宫腔止血,如无效可能需进一步治疗,如栓塞或结扎子宫动脉乃至切除子宫。

（2）残端感染

1）术前肌瘤已有感染,未得到控制,术后继而扩散;

2）肌瘤残端坏死感染。表现为阴道分泌物恶臭,体温升高。应及时应用抗生素控制感染。

（3）子宫损伤较少见　多由于过度牵拉瘤蒂引起子宫部分外翻,切除肌瘤瘤蒂时穿通子宫。若穿孔小且无感染,可剖腹缝合子宫裂口止血;如损伤面积大,则应行子宫切除术。

第五章 子宫体部手术

第一节 无痛诊断性刮宫

一、适应证

无痛诊断性刮宫是诊刮术的一种，是将全身麻醉和诊刮术相结合。其目的和诊刮一样都是刮取宫腔内容物（子宫内膜和其他组织）做病理检查协助诊断。

1）子宫异常出血或阴道排液，疑为子宫内膜癌或宫颈管癌。

2）月经失调如功血、闭经者，需诊刮了解子宫内膜变化及其对性激素的反应。

3）不孕症患者诊刮，可了解有无排卵、有无子宫内膜结核。

4）当宫腔内有组织残留或功血子宫出血较多、时间较长者，诊刮既可帮助诊断，又可治疗子宫出血。

二、禁忌证

1）滴虫、真菌或细菌感染的急性阴道炎、宫颈炎。

2）急性或亚急性盆腔炎。

3）术前体温＞37.5℃。

三、术前准备

1）术前 3 d 避免性生活。

2）对阴道或（和）宫腔有感染者，应先行抗感染处理。

四、手术步骤

1）术前禁食水 6 h，术中首先开通静脉通道，消毒后，开始静脉推注异丙酚，一般一次性缓慢（1～2 min）推注异丙酚 2 mg/kg，总量为 100～150 mg。患者意识消失后即可行诊刮术。

2）排尿后取膀胱截石位，外阴、阴道消毒，铺无菌孔巾。

3）做双合诊，了解子宫大小、位置及旁组织情况。

4）阴道窥器暴露宫颈，再次消毒宫颈及宫颈管，钳夹宫颈前唇或后唇，子宫探针缓慢进入，探子宫方向及宫腔深度。

5）若宫颈内口过紧，可用扩宫条扩张至小刮匙能进为止。

6）阴道后穹隆处置盐水纱布一块，以搜集刮出的内膜碎片。3～5 min 术毕。待苏醒。

五、操作技巧

1）因子宫较为柔软，所以动作要更为轻柔、准确，术前均应查清子宫位置并仔细操作，以防子宫穿孔。

2) 长期阴道出血者,宫腔内常有感染,刮宫能促使感染扩散,术前术后应给予抗生素,术中严格无菌操作。

3) 有些疾病可能导致刮宫时大出血,术前应输液、配血并做好手术准备。

4) 操作时切忌反复用力刮宫,易伤及子宫内膜基底层,造成子宫内膜炎或宫腔粘连,导致闭经。

六、注意事项

1) 对不孕症患者,诊刮时间应在月经前或月经来潮 12 h 内,以判断有无排卵。

2) 功能失调性子宫出血,如疑为子宫内膜增生症,应于月经前 1～2 d 或月经来潮 24 h 内刮宫;疑为子宫内膜剥脱不全时,则应于月经第 5～7 天刮宫;不规则出血者随时可以刮宫。

3) 疑为子宫内膜结核者,应于经前 1 周或月经来潮 12 h 内诊刮,刮宫时要特别注意子宫两角部,因该部位阳性率较高。术前及术后肌注链霉素 0.75 g 及异烟肼 0.3 g 口服,以防诊刮引起结核病灶扩散。

4) 疑有子宫内膜癌者,随时可诊刮,除宫体外,还应注意自宫底取材。

5) 若为了解卵巢功能而诊刮时,术前至少 1 个月停用性激素,否则结果有误。

七、常见并发症

(1) 出血　一般出血较少,无须处理。如遇大出血应止血及输血,必要时子宫动脉栓塞或子宫切除。

(2) 感染　常为消毒不严格或术前已存在感染所致,应按急性炎症处理。

(3) 子宫穿孔　多为探针所致,可能对子宫曲度判断错误、使用暴力。

第二节　无痛葡萄胎清宫术

一、适应证

葡萄胎。

二、禁忌证

1) 休克。

2) 子痫前期。

3) 甲状腺功能亢进。

4) 水、电解质紊乱。

5) 贫血。

三、准备工作

1) 术前 3 d 避免性生活。

2) 对阴道有感染者,应先行抗炎处理。

四、手术步骤

麻醉同"无痛诊断性刮宫"。

1) 排尿后取膀胱截石位,外阴、阴道消毒,铺无菌孔巾。

2) 做双合诊,了解子宫大小、位置及旁组织情况。

3) 阴道窥器暴露宫颈,再次消毒宫颈及宫颈管,钳夹宫颈前唇或后唇,子宫探针缓慢进入,探子宫方向及宫腔深度。

4) 充分扩张宫颈,选用大号吸管吸引。

5) 待葡萄胎组织大部分吸出、子宫明显缩小后,改用刮匙轻柔刮宫。

6) 为减少出血和预防子宫穿孔,术中应用缩宫素静脉滴注。3～5 min 术毕。待苏醒。

五、操作技巧

1) 葡萄胎的患者子宫大而软,手术时出血较多,也易穿孔,所以应在手术室内进行。

2) 该手术要在输液、备血准备下,充分扩张宫颈,并且要选用大号的吸头。

3) 缩宫素的使用要在充分扩张宫颈和大部分葡萄胎组织排除后开始使用,避免滋养细胞压进子宫血窦,导致转移和栓塞。

4) 子宫小于妊娠 12 周可以一次刮净,子宫大于妊娠 12 周或术中感到一次刮净有困难时,可在 1 周后再行第二次清宫。

六、常见并发症

1) 出血。

2) 感染。

第三节 子宫肌瘤摘除术

一、经腹子宫肌瘤摘除术

1. 适应证

1) 单个或多个子宫肌瘤,影响生育。

2) 子宫肌瘤引起月经失调、痛经。

3) 宫颈肌瘤需保留生育功能。

2. 禁忌证

1) 怀疑肌瘤有恶变者。

2) 宫颈怀疑恶性病变者。

3) 子宫肌瘤较多,占肌壁 1/3 以上者。

4) 月经异常或合并子宫内膜病变者。

5) 合并有感染者。

3. 麻醉方法

1) 持续硬脊膜外腔阻滞麻醉。

2) 气管内插管全身麻醉。

4. 术前准备

1) 术前行宫颈涂片、诊断性刮宫，以排除子宫颈和宫体恶性肿瘤。

2) 了解对生育的要求，夫妇双方进行不孕检查，并对患者及家属谈清子宫能否保留的可能性，及子宫肌瘤复发的可能。

5. 手术步骤

(1) 切口　下腹正中纵切口或耻骨联合上横切口。

切口选择：原则上是取近肌核的主体部位，纵行或斜行切开，避免切开表面明显血管，根据肌瘤的位置，选择"一个可以剜出几个肌瘤"的切口，但也不应勉强从一个切口剜出过于分散的肌瘤，切口的长度以估计易剜出肌瘤的肌核为主。以利解剖的功能的恢复。一般选前壁纵切口，切口附近的肌瘤是通过切口暴露的肌层"隧道"或达到剜出目的的。只有较大肌瘤，才行横或梭形切口，要注意勿伤及输卵管入口处，子宫壁不易切除或修剪过多，以防缝合困难。

(2) 探查　了解子宫肌瘤所在的部位、大小、数目，以决定子宫切口(图 2-5-1)。

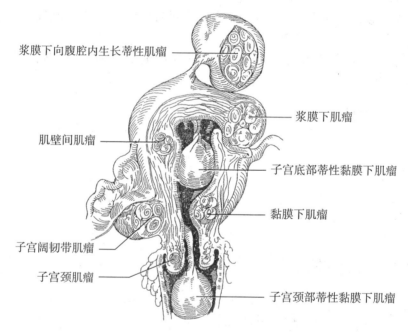

浆膜下向腹腔内生长蒂性肌瘤

浆膜下肌瘤

肌壁间肌瘤

子宫底部蒂性黏膜下肌瘤

黏膜下肌瘤

子宫阔韧带肌瘤

子宫颈肌瘤

子宫颈部蒂性黏膜下肌瘤

图 2-5-1　子宫肌瘤的种类

(3) 阻断子宫血供　行宫体部肌瘤切除前，在子宫峡部的左右侧阔韧带无血管区各做一小口，贯穿置胶管止血带，束扎子宫动、静脉，暂时阻断其供血。如手术时间较长，每 10~15 min 放松止血带 1 min。术时亦可向子宫肌层注宫缩剂，以减少术时出血。

(4) 壁间肌瘤剥除　在肌瘤表面血管较少的部位，视肌瘤大小行纵向、梭形或弧形切口，深至肌瘤包膜，沿包膜表面钝性分离，至基底部血管较多时，可钳夹后切除肿瘤，缝扎残端。用可吸收线行"8"字或连续缝合肌层 1~2 层。缝合时注意避免出现死腔。浆肌层用 0号可吸收线间断或连续褥式缝合。

对多发肌瘤,应尽可能从一个切口切除多个肌瘤。靠近宫角部的肌瘤,切口应尽量远离宫角部,以免术后瘢痕影响输卵管通畅。

(5)浆膜下肌瘤切除　此类肌瘤常带蒂,可贴近子宫壁夹住瘤蒂,切除肌瘤。瘤蒂较宽时,可在基底部做一梭形切口,切除肌瘤及子宫肌瘤蒂部的浅肌层(图2-5-2～图2-5-4)。

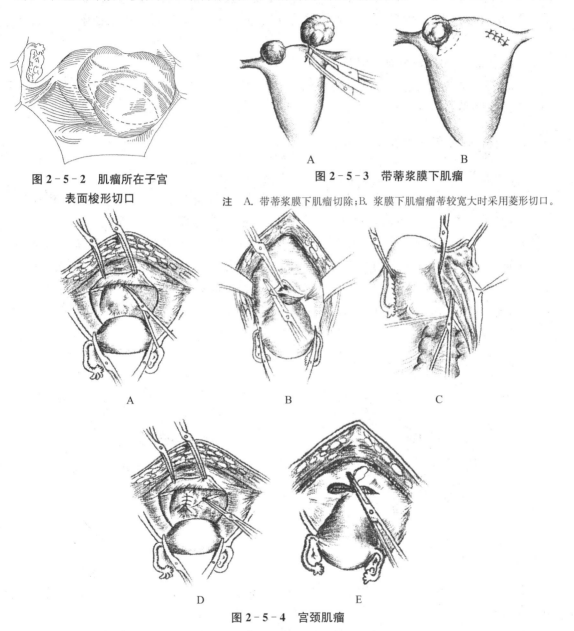

图2-5-2　肌瘤所在子宫
表面梭形切口

图2-5-3　带蒂浆膜下肌瘤

注　A. 带蒂浆膜下肌瘤切除;B. 浆膜下肌瘤瘤蒂较宽大时采用菱形切口。

A　　　　　　　　　B　　　　　　　　　C

D　　　　　　　　　E

图2-5-4　宫颈肌瘤

注　A. 分离推开膀胱;B. 打开膀胱腹膜反折;C. 分离输尿管;D. 缝合宫颈肌层;E. 缝合膀胱反折腹膜。

(6)黏膜下肌瘤切除　若肌瘤明显突入宫腔,需进入宫腔内切除肿瘤,缝合肌层时,应避开黏膜层,以免内膜植入肌层,人为造成子宫内膜异位。对带蒂的黏膜下肌瘤,可经阴道进行切除。

(7)宫颈肌瘤剔除　应了解肌瘤与膀胱、直肠及输尿管的关系。对宫颈前壁肌瘤,先打开膀胱反折腹膜,锐性分离膀胱至肌瘤下缘及侧缘,切开宫颈前壁组织至肿瘤表面,沿肿瘤包膜钝性分离至基底部,钳夹、切除肌瘤,残端缝扎。宫颈肌层用可吸收线行"8"字或连续褥式缝合1～2层,并缝合膀胱腹膜反折。

若为宫颈后壁肌瘤,应先打开宫颈-直肠间隙反折腹膜,推开直肠,再剔除肌瘤。对宫颈巨大肌瘤,可先打开阔韧带后叶,找到输尿管,必要时切开输尿管隧道,游离输尿管,再做肌瘤剔除。

(8)关腹 分层缝合腹壁各层。

基本原则即凡肉眼能看见或手能摸到的肌瘤均应一一剜出,尽量减少出血及创伤,时刻注意保护输卵管及重建子宫。

二、宫颈侧方子宫肌瘤摘除术

1. 手术步骤

取下腹正中切口或腹直肌旁切口,常规切开腹壁,探查肌瘤的部位、大小、数目及与子宫的关系并了解与周围脏器的关系,向对侧上提子宫,显露位于宫颈侧方的大小宫肌瘤(图2-5-5)。用弯曲管提起阔韧带后叶,用剪刀剪开输尿管跨越髂总动脉处的侧腹膜,并向下延长切口至子宫颈肌瘤表面,从而显露匍行于子宫颈肌瘤表面的输尿管(图2-5-6)。用两把弯血管钳于患侧输卵管峡部和卵巢固有韧带根部进行钳夹(图2-5-7),然后在两钳间切断输卵管峡部和卵巢固有韧带根部,再用7号丝贯穿缝扎残端(图2-5-8)。

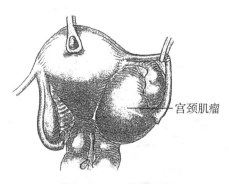

图 2-5-5 宫侧肌瘤

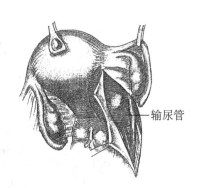

图 2-5-6 分离肌瘤

2. 手术技巧

(1)子宫的托出和检查 开腹后应将整个子宫托出切口外,详细检查肌瘤的数目、位置和大小,以便设计剜出方案,不要急于"见一个,剜一个"。

(2)止血问题 肌瘤剜出并不是都比子宫切除简单、容易的手术,出血是主要的危险之一,多发生在大范围地剥离大个肌瘤或多个肌瘤、宫颈肌瘤、妊娠子宫肌瘤等手术。减少出血的要点:

A. 剜出开始前用止血带将宫颈勒紧,在子宫血管水平上通过阔韧带之"无血管区"套入止血带,止血15 min,放松2 min,再重复之。

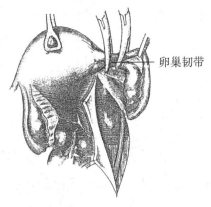

图 2-5-7 钳夹附件

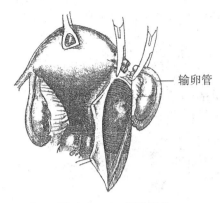

图 2-5-8 切除附件

B. 也可用 Bonney 设计的夹持宫颈的特制钳。

C. 缩宫素注射子宫肌层。

D. "瘤床"往往渗血很多,缝合时务必关闭"死腔"。

(3) 切口选择 根据肌瘤的位置选择一个可以剜出几个肌瘤的切口,以利于子宫解剖和功能的恢复。但不必勉强从一个切口剜出过于分散的肌瘤。最好选择前壁,施行纵向切口。切口附近的肌瘤是通过切口暴露的肌层"隧道"式达到剜出目的的。只有在较大的肌瘤,才施行横向或梭形切口。要注意勿损伤输卵管入口处,子宫壁不宜切除或修剪过多,以防缝合困难及子宫严重变形。

(4) 剜出技巧 剜出的关键是找好肌瘤与正常肌层的界限,宁可切深一些,层次便可以暴露出来。一般用钝性剥离,以手指或刀柄,层次对头,很容易分离;层次不对,则难以剥离且容易出血。锐性分离常造成假层次。用双爪钳钳夹肌瘤做一牵引,便易于剥离。分离到最后,所剩"根部"应拧断,如切断则易出血。

三、子宫颈或子宫下段巨大肌瘤切除术

子宫颈肌瘤发展到一定程度,可以塞满盆腔,使膀胱、输尿管、直肠受压,大小便困难,严重时可有肾盂积水、腰腿痛。由于下肢血管及淋巴回流受阻,造成下肢肿胀等一系列症状,需及时手术切除(图 2-5-9～图 2-5-14)。

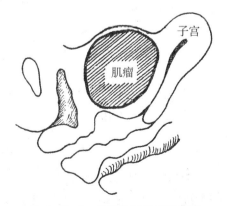

图 2-5-9 宫颈前唇肌瘤示意图

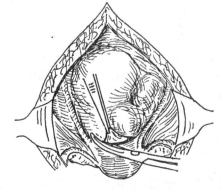

图 2-5-10 剪开膀胱腹膜反折

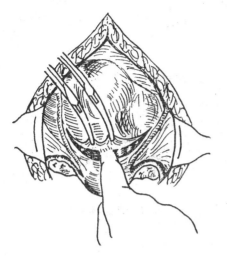

图 2-5-11　将膀胱沿肌瘤推开

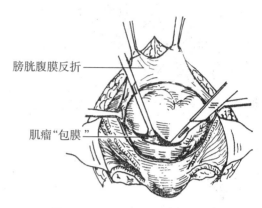

膀胱腹膜反折

肌瘤"包膜"

图 2-5-12　切开肌瘤的"包膜"

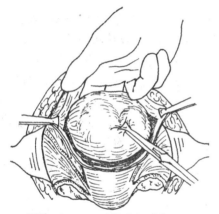

图 2-5-13　手指进入剥离肌瘤

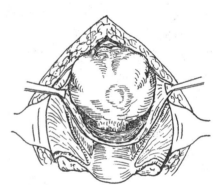

图 2-5-14　肌瘤即将全部剥出

四、不同部位肌瘤剜出

1) 后壁肌瘤一般从后壁纵向切入,如较大肌瘤可做横切口,如"帽状"向内剥离。如肌瘤深藏肌层靠近黏膜,亦可在进入宫腔时从黏膜面剜出。

2) 阔韧带肌瘤常使输尿管走行改变,或输尿管紧靠其旁或其后,要格外小心。最安全的办法是打开阔韧带,用手指分离将肌瘤剜出,或切开肌瘤包膜将其剥出。切不可用刀剪在其周围切断组织。肌瘤剜出后也要认真检查输尿管。

3) 在剜出宫颈前壁肌瘤时要打开膀胱腹膜反折,避免损伤膀胱。要确定好宫颈管,以免切开和缝闭。在缝合时亦注意宫旁的血管,以减少出血(图 2-5-15)。

五、子宫切口缝合及"子宫重建"

修剪多余的或破碎不整的肌层组织,用肠线间断缝合2~3层。创腔大的可增强缝合,一定要缝闭死腔,彻底止血,尽量使子宫形状完好,但重建后的子宫仍大于正常和不甚规整,日后可收缩复原。常规缩短圆韧带,维持子宫前倾位。如输卵管有粘连或积水等,应酌情行整形手术。

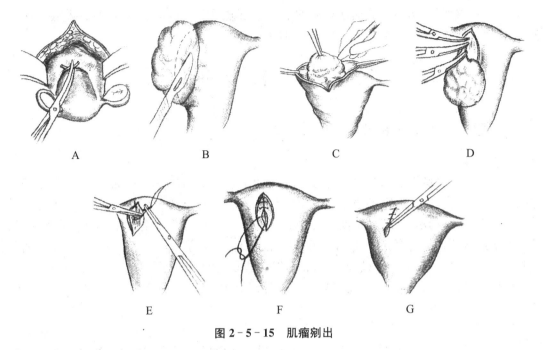

图 2 - 5 - 15 肌瘤剜出

注 A. 在宫颈峡部束扎子宫血管;B. 子宫表面切口;C. 分离肌瘤分膜;D. 处理肌瘤底部;
E. 基底残端缝扎;F. 封闭瘤腔;G. 缝合浆基层。

六、注意事项

(1) 特殊时期的肌瘤剜出

1) 妊娠合并子宫肌瘤,一般持保守态度,避免手术。因为妊娠时子宫充血,层次不清,出血多,又可引起流产、早产。除非浆膜下肌瘤发生扭转,或肌瘤位置低甚至阻碍产道,才考虑肌瘤剜出术。

2) 剖宫产时,发现肌瘤,亦可切除,但要注意止血,特别是肌瘤位于子宫血管附近或胎盘部位。若是带蒂的浆膜下肌瘤易于切除,乃为举手之劳,则应予以切除。

(2) 是否进宫腔 浆膜下或肌壁间单发肌瘤一般不必进入宫腔,黏膜下肌瘤则必须进入宫腔。对于多发肌瘤,为了彻底清除肌瘤,甚至应该有意识地切进宫腔,可以更清楚检查,尤其能摸到一些小的肌瘤。还能视诊有无黏膜下肌瘤、息肉等。如有疏漏,则可能是术后出血症状仍未改善的原因。切开宫腔并不增加术后并发症和再次妊娠子宫破裂的机会。

七、常见手术失误

1) 出血:术中分离层次不清,未沿肿瘤包膜分离,导致出血。有时虽然层次适宜,但肌瘤与血管或肌层粘连致密,血管丰富,如强行钝性分离,可致严重出血。应该用止血钳钳夹后再切断结扎。

2) 多发性肌瘤挖除不彻底,导致少数小肌瘤残存。术中误夹宫颈或误伤子宫壁。

3) 子宫肌壁缝合不当,术后发生瘤腔血肿、子宫腺肌病等。

4) 邻近脏器损伤:特殊部位肌瘤处理不当,宫颈肌瘤或阔韧带肌瘤较大,可致膀胱、直肠、输尿管位置变异,术中可能损伤相应的器官。当输尿管位置不清时,应打开盆腹膜游离输尿管,使其远离肿瘤,在直视下进行肌瘤剔除。

第四节 子宫切除术

一、腹式全子宫切除术(图 2－5－16)

1. 适应证

①子宫肌瘤等良性疾病或伴有子宫出血,经药物治疗无效者需要切除子宫;②早期子宫恶性肿瘤,如子宫内膜癌,宫颈原位癌以及绒毛膜癌等;③卵巢恶性肿瘤;④严重的功能失调性子宫出血,经药物治疗无效,重度不典型增生者;⑤两侧附件病变需要子宫全切除者;⑥因节育手术造成严重子宫穿孔者;⑦子宫破裂无法修复者;⑧子宫卒中;⑨药物治疗无效的子宫腺肌病;⑩其他情况,如子宫脱垂、子宫积脓、无法复位的子宫内翻等;⑪盆腔炎性肿块,结核性包块等经保守治疗无效者;⑫产后子宫收缩乏力严重出血、前置胎盘剖宫产后大出血、植入性胎盘、羊水栓塞。

2. 禁忌证

1) 子宫肌瘤合并有附件恶性肿瘤,子宫内膜癌 Ⅱ 期以上或宫颈癌 I_b 期以上者不宜行单纯全子宫切除术。

2) 急性盆腔炎症。

3. 麻醉与体位

连续硬膜外麻醉。

4. 术前准备

(1) 手术前准备工作

1) 全面系统地了解病史。

2) 认真做好全身体格检查及必要的各项辅助检查。

3) 术前合并症、各种并发症的处理及患者的心理宣教。

4) 阴道准备:术前 3 d,每日用消毒液(1∶1 000 苯扎溴铵或 1∶5 000 呋喃西林液)灌洗阴道。必要时做阴道拭子培养。

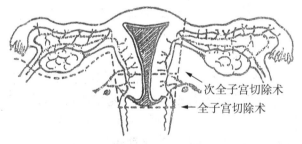

次全子宫切除术

全子宫切除术

图 2－5－16 全子宫切除示意图

5) 制定手术方案。

6) 手术前 1 d 准备:

A. 术前谈话(包括手术、麻醉、输血等)。

B. 剃掉腹部、背部麻醉部位的汗毛及外阴部的阴毛并清除肚脐内的污垢。

C. 术前 3 d 开始做阴道准备。

D. 备血。

E. 手术前 1 d 进容易消化的饮食。

F. 作青霉素、普鲁卡因等过敏试验。

G. 灌肠,手术前 1 d 晚用 1‰肥皂水灌肠 1 次,如手术较复杂则进行清洁灌肠。

H. 手术前 1 d 睡前给安眠药。

(2) 手术当日准备

1) 阴道准备,手术当日晨作最后一次阴道冲洗,用碘酒、酒精棉球或碘伏消毒阴道,然后用 1‰甲紫涂擦阴道穹隆,并在阴道内放置一块小干纱布。

2) 手术当日晨,禁饮食和水。

3) 灌肠,手术当日再灌肠 1～2 次,或用其他方法清洗肠道。

4) 留置开放导尿管。

5) 进手术室之前,肌肉注射镇静剂(地西泮或苯巴比妥或哌替啶等)和阿托品。

5. 手术步骤

(1) 麻醉与体验 麻醉成功后,取仰卧位或臀部抬高仰卧位。

(2) 常规 消毒,铺灭菌巾。

(3) 切口 取下腹左旁正中切口或下腹正中切口或下腹横切口,切口一般长 12 cm 左右,也可根据具体情况适当延长切口。根据病情决定切口长短。

(4) 开腹 探查腹腔或盆腔,首先探查切口周围情况,了解有无粘连。了解子宫和附件,以及与其周围器官的解剖关系。如有粘连先分离粘连,使子宫、输卵管及周围器官的解剖关系清楚。

(5) 暴露 助手用腹壁拉钩或弹性拉钩牵拉开腹壁切口,也可在腹壁切口置放固定拉钩,以暴露手术野。

(6) 提出子宫 可采用 3 种方法:

1) 钳夹宫角法:用两把长弯止血钳(弯头朝里可更好地阻断子宫动脉上行支并有利于以后手术进行)于子宫两角处紧贴子宫侧壁,分别钳夹两侧,钳尖要夹过卵巢固有韧带、输卵管及圆韧带,抓住两把止血钳使子宫能被自由地提起并拉向左或右侧(图2-5-17)。

2) 缝吊子宫法:用大角针、粗丝线双道,分两次交叉缝子宫底中间部并扎紧,用 1 把小弯止血钳夹住缝线,握住止血钳,提出子宫。

3) 也可以用子宫抓钳提拉子宫法。

A. 排垫肠管:向切口下端方向牵拉子宫,用 1～2 块湿盐水大纱布,沿子宫后壁遮盖肠管,将肠管从盆腔移向腹腔,充分暴露手术野。

B. 处理切断圆韧带:手术一般自左而右顺序对称进行。提起子宫,找到右侧圆韧带及附件,在距圆韧带子宫附着点外侧 2～3 cm 处,用 2 把中弯钳夹住圆韧带,间距约1 cm,手术刀在 2 把弯钳中间切断圆韧带,剪断时注意避开血管。远侧端用 7 号丝线做马蹄形贯穿缝扎,进出针时应紧贴断端侧边,防止残端组织漏扎出血(图 2-5-18)。

结扎线可暂不剪断,用小止血钳夹线尾,放在腹壁切口外,以作为手术包埋缝合时的标记。如果用缝线提吊子宫,因为子宫两侧没有钳夹止血钳,则用两把止血钳平行钳夹圆韧带,以后做法同前。同法处理左侧圆韧带。也可以处理右侧附件后,再处理左侧圆韧带。

C. 打开膀胱腹膜反折,将膀胱腹膜反折中央松薄部分夹起剪开,用钝剪刀向两侧延伸,达两侧圆韧带断端处(图 2-5-19)。也可提拉圆韧带子宫端的血管钳,暴露阔韧带的两叶,用钝头剪刀由此插入阔韧带内,沿子宫附着的边缘,由外向对侧弧形剪开阔韧带前叶及膀胱腹膜反折,直达对侧圆韧带下方阔韧带的前叶(图 2-5-20)。

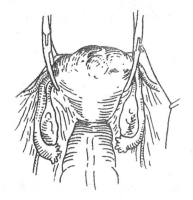

图 2-5-17 钳夹提吊子宫

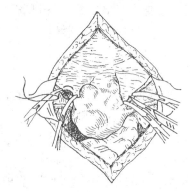

图 2-5-18 夹住、切断、缝扎圆韧带

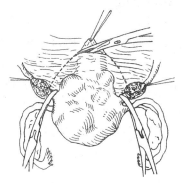

图 2-5-19 剪开膀胱腹膜反折

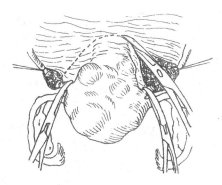

图 2-5-20 从一侧圆韧带断端起向内弧形剪开膀胱腹膜反折

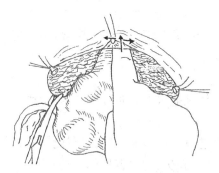

图 2-5-21 沿宫颈向下推开膀胱

D. 将膀胱自子宫下段、宫颈及两侧推开,用血管钳夹住剪开的膀胱腹膜反折边缘向上提起,用示指将膀胱沿子宫下段、子宫颈及阴道前穹隆的中间向下推开,中间部分血管少,下推时不易出血(图 2-5-21),然后向两侧分离,如无粘连,层次清楚,出血不多,也较顺利,此时输尿管也随之向两侧推离。也可用剪刀锐性分离膀胱宫颈间疏松组织,如有出血,用细丝线结扎止血,如渗血,可用盐水纱布填塞压迫止血。

E. 附件处理(卵巢及输卵管),应根据患者的年龄、卵巢外形,决定卵巢的去留问题。

经探查为子宫肌瘤、卵巢、输卵管正常,患者年龄在 50 岁以下,或超过 50 岁,但尚未绝经,手术按保留卵巢及输卵管进行。将圆韧带子宫端向上提拉,以左手将右侧输卵管及卵巢向上侧方提拉,用食指靠近宫侧,将阔韧带后叶向前顶出然后剪开(图 2-5-22),此处为无血管区,因子宫动脉在其下方,上行支贴近子宫壁。用 3 把弯带齿血管钳贴近子宫侧并排夹住输卵管及卵巢韧带,钳夹到剪开的阔韧带缘,在贴近子宫端的两把钳间切开(图 2-5-23),以中号丝线双重贯穿缝扎断端(图 2-5-24)。

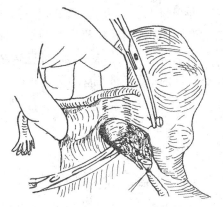

图 2－5－22 顶薄阔韧带后叶并剪开

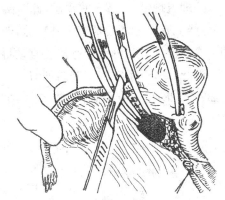

图 2－5－23 切断输卵管及卵巢韧带

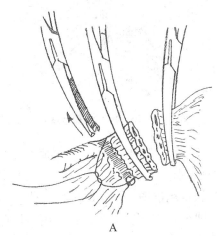

A

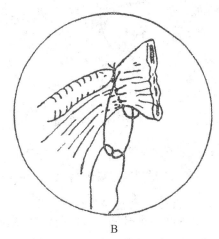

B

图 2－5－24 贯穿缝扎断端

注 A. 第一道贯穿缝扎；B. 第二道加固缝扎。

如卵巢不保留,应按切除输卵管、卵巢进行。用三指弯带齿血管钳并排夹住骨盆漏斗夹,注意紧贴输卵管及卵巢侧,剩余足够的韧带,以免切下的断端过短,血管滑脱而引起血肿,同时也避免高位处理卵巢血管而误夹在其附近的输尿管。在贴近输卵管和卵巢的两钳之间切开(图 2－5－25),以粗丝线贯穿缝扎,再以中号丝线加固缝扎(图 2－5－26、图 2－5－27)。对侧同法处理。

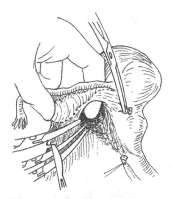

图 2－5－25 切断骨盆漏斗韧带

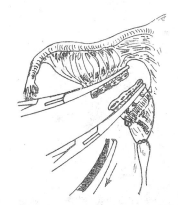

图 2－5－26 贯穿缝扎骨盆漏斗韧带

F. 处理阔韧带,暴露子宫动脉,此时阔韧带前叶早已随膀胱推开,仅需处理附件断端下方的部分阔韧带。为清楚暴露子宫动脉,如无粘连,可将阔韧带内疏松蜂窝组织轻轻向下推开,即可暴露出沿子宫侧壁走行的子宫动脉上行支,用手可触及其搏动,此时可见阔韧带后叶仅为薄片组织,近子宫侧从上向下剪开,直到近子宫颈内口处(即子宫动脉上行支所在部位,图2-5-28)。如有小血管出血应予结扎止血。

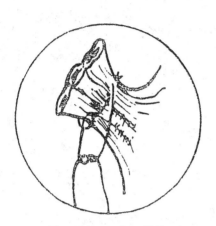

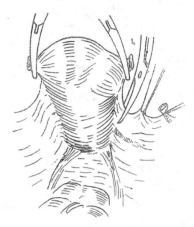

图2-5-27　加固缝扎　　　　　　图2-5-28　剪开阔韧带后叶

G. 处理子宫血管,将子宫向一侧牵拉,即可见子宫动、静脉,用三把弯带齿血管钳在子宫内口水平,紧贴宫颈侧,钳夹子宫血管。注意前后检查勿误夹其他组织。在近子宫两钳之间切开(图2-5-29),以粗丝线贯穿缝扎,再以中号丝线加固缝扎(图2-5-30),对侧同法处理。

H. 处理两侧宫骶韧带,将子宫向前向上提拉,即可显露两侧宫骶韧带。用两把弯血管钳平宫颈内口水平,贴近宫颈夹住宫骶韧带,从两钳之间切开(图2-5-31),用7号丝线贯穿缝扎(图2-5-32)。为避免损伤在其外侧的子宫动脉及输尿管,在缝合时针头由外向内侧贴近韧带穿缝比较安全。在两侧断端之间,将宫颈后腹膜打开(图2-5-33),由此向下将直肠推开(图2-5-34)。如韧带较薄,子宫直肠陷窝宽,即直肠离宫颈距离大,也可以不单独处理宫骶韧带,而与主韧带一起处理。

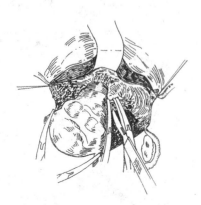

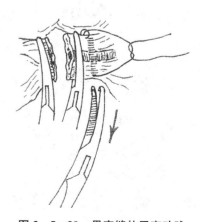

图2-5-29　钳夹、切断子宫血管　　　图2-5-30　贯穿缝扎子宫动脉

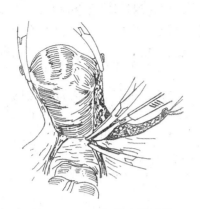

图 2 - 5 - 31　切断宫骶韧带

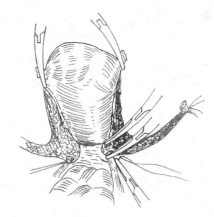

图 2 - 5 - 32　缝扎宫骶韧带

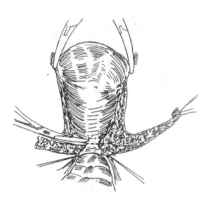

图 2 - 5 - 33　剪开后腹膜

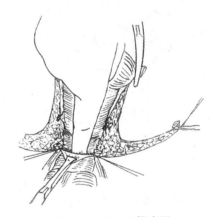

图 2 - 5 - 34　下推直肠

　　I. 处理宫颈旁组织(主韧带),将膀胱与直肠向下向两侧充分推开后,用两食指在宫颈下相遇,并触及穹隆部位(图 2 - 5 - 35)。将子宫向一侧牵引,此时主韧带即可暴露。用一把有齿直血管钳,从宫颈侧横向滑下来,贴近宫颈,夹住宫颈旁组织,钳子下端在阴道穹隆上方,沿宫颈侧切开(图 2 - 5 - 36)。因主韧带内有子宫动脉下行支,故必须行贯穿缝扎(图 2 - 5 - 37)。对侧同法处理。当所有韧带处理后,子宫即成为一游离体,仅与阴道相连。

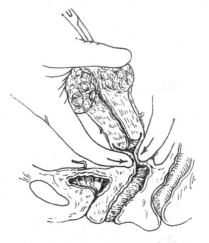

图 2 - 5 - 35　两示指在宫颈下相遇

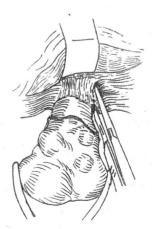

图 2 - 5 - 36　切断主韧带

J. 将子宫颈前、后、左、右的组织全部剥离后,用一腹部深拉钩,将膀胱拉开,以暴露宫颈及阴道前穹隆。先以示指摸清宫颈顶端以及宫颈与穹隆交界处,然后以刀尖由此切通阴道黏膜(图2-5-38)。进入阴道后再以鼠齿钳夹住阴道壁边缘,围绕宫颈,沿穹隆剪断阴道壁(图2-5-39),再以鼠齿钳夹住阴道断端。

K. 缝合阴道断端:在缝合前应消毒阴道断端。因在术前虽已经进行阴道内清洗及消毒,但仍有隐藏感染源的可能,故在缝合前必须用碘酒、酒精、盐水涂擦消毒断端,再用1~2块无菌纱布塞入阴道,以隔开与外界的接触(图3-5-40)。然后用肠线"8"字缝合阴道两侧角,缝扎包括血管,以扎紧止血(图3-5-41)。再用0-1号肠线行间断"8"字缝合(图3-5-42)。也可行连续锁边缝合。两侧各保留一线头作固定圆韧带用。

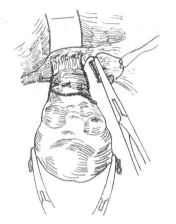

图2-5-37 贯穿缝扎主韧带

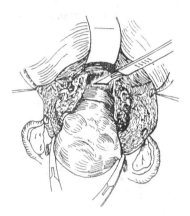

图2-5-38 切开阴道前壁

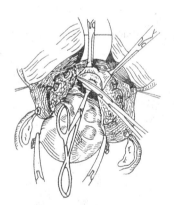

图2-5-39 沿穹隆剪断阴道壁

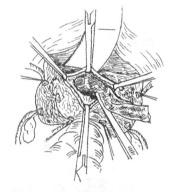

图2-5-40 向阴道内送入纱布

L. 悬吊阴道断端,利用留在阴道两侧端的线头,穿过圆韧带及宫骶韧带断端,固定于阴道的一角。同法处理对侧(图3-5-43)。

M. 缝合盆腔腹膜覆盖粗糙面,先检查各断端确无出血后,用盐水洗净盆腔,自一侧输卵管、卵巢韧带断端附近,将腹膜提起,以2/0号肠线连续穿缝,将断端粗糙面翻入,同线连续缝合前后盆腔腹膜(图3-5-44),直到对侧断端,成一条缝合线,使盆腔表面光滑,以免发生术后粘连(图3-5-45)。

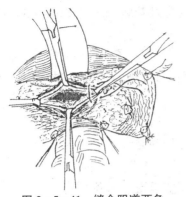

图 2-5-41　缝合阴道两角

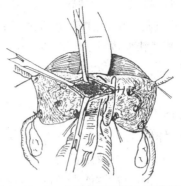

图 2-5-42　"8"字间断缝合阴道断端

N. 最后取出纱布垫,将乙状结肠还纳盆腔内,轻轻将大网膜拉下,包盖小肠,清点器械、纱布、纱垫后,按层缝合腹壁。术后将阴道内纱布取出。

二、筋膜内全子宫切除术

筋膜内与筋膜外全子宫切除的主要区别是自子宫峡部以下的操作在宫颈筋膜内进行,对有盆腔内严重粘连患者,可避免术中损伤输尿管、膀胱或直肠。

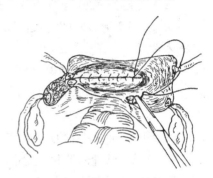

图 2-5-43　将圆韧带、宫骶韧带悬吊于阴道断端

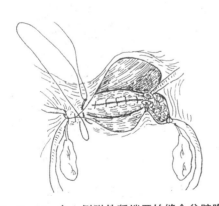

图 2-5-44　自一侧附件断端开始缝合盆腔腹膜

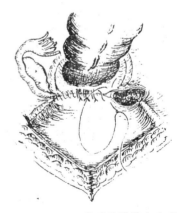

图 2-5-45　盆腔腹膜缝合完成

筋膜内全子宫切除术实际上是全子宫切除术的一种变式。主要适用于子宫体部良性病变合并宫颈良性病变患者,有助于保留足够长度的阴道,对盆底韧带的张弛度几乎没有影响。

1. 适应证

1) 子宫及宫颈子宫附件良性疾病患者,及盆腔良性病变:子宫腺肌病、比较年轻而需全子宫切除者已排除宫颈癌或子宫内膜癌者。

2）子宫肌瘤>3个月妊娠子宫者，或虽小于3个月妊娠大小，但伴有多量子宫出血，药物治疗无效者或肌瘤生长过速，怀疑恶变者。

3）子宫颈鳞状上皮非典型性增生中一重度。年轻妇女子宫良性疾病需切除子宫者。

4）严重功能失调子宫出血病，出血量多，经药物治疗无效，影响身体健康者且病检内膜有不典型增生。

2．禁忌证

1）需要保留生育功能者，宫颈严重病变或有恶性肿瘤者。

2）阴道、宫颈、子宫及附件恶性肿瘤患者需筋膜外全子宫切除术者。

3）各种疾病的急性期或严重的全身性疾患，不能承受手术者。

4）盆腹腔急性炎症期；慢性炎症急性或亚急性发作。

5）月经期，阴道流血时间过长，疑有盆腔潜在感染，未治疗者。

3．手术步骤

（1）腹壁切开　处理圆韧带、骨盆漏斗韧带，剪开膀胱腹膜反折，推开膀胱及处理子宫血管同全子宫切除术。但膀胱下推范围比全子宫切除少。

（2）切除子宫　于子宫内口水平，子宫血管断端上方环形切开宫颈筋膜层深2～3 mm，以组织钳夹持切缘，伸入手术刀，与颈管平行向下切开（图2-5-46），直至宫外口处仅留一薄层宫颈组织，子宫骶骨韧带和主韧带随之下移（亦可在筋膜鞘内钳夹、切断、缝扎子宫骶骨韧带及主韧带）。随后切开阴道切除子宫。

（3）缝合断端　以1/0号肠线褥式或荷包缝合残腔，彻底止血，关闭管腔（图2-5-47）。

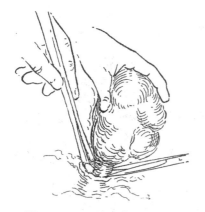
图2-5-46　宫颈管下切子宫

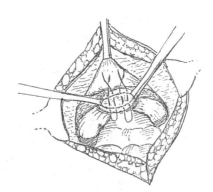
图2-5-47　关闭残端

三、半腹膜外全子宫切除术

手术的特点与腹膜外剖宫产近似，通过在膀胱顶部做一横切口，打开腹腔，待处理完圆韧带、双附件及子宫动静脉后，分离子宫后方的腹膜，与前片腹膜缝合关闭腹腔。

在腹膜外操作处理子宫血管、主韧带、骶韧带及环切阴道穹隆为本术式的特点，手术操作紧贴宫颈进行，由于引起感染机会最大的操作在腹腔封闭后进行，使手术后发病率及感染机会减少，并有利于肠功能的恢复。手术操作难度及手术时间略有增加。

1. 适应证

1）凡需切除子宫的良性疾病均可行经腹半腹膜外子宫切除术。全子宫或次全子宫切除视需要而定。

2）子宫或肿块不能太大，如直径＞10 cm，则操作困难。

3）恶性肿瘤或可疑有恶性者不宜施行此术式。

4）盆腹腔有炎症、粘连、既往曾做过剖宫产及其他子宫手术、膀胱或其他手术可能影响到打开膀胱腹膜反折者。

2. 麻醉

以连续硬膜外麻醉最常用。

3. 体位

仰卧位。

4. 手术步骤

(1) 子宫膀胱的解剖　指示线为打开腹腔的切口所在，本手术的特点为不切开腹膜的壁层，而通过切开膀胱子宫间的腹膜反折打开腹腔(图2-5-48)。

1）腹壁切开：下腹正中切口或横切口，切开皮肤、皮下脂肪、腹直肌前鞘，暴露腹膜前间隙。

2）分离腹膜膀胱间隙：同腹膜外剖宫产术，可用侧入法或顶入法。手术关键在于正确分离膀胱腹膜间隙，推开宫颈前膀胱反折腹膜，沿膀胱前筋膜切口向下、向上以手指钝性分离。

(2) 切开膀胱前筋膜　在膀胱顶部下2 cm左右用刀子切开膀胱前筋膜一小口，切缘上下用血管钳或鼠齿钳夹住提起，剪刀向两侧延长切口到膀胱边缘，长为8～10 cm，打开膀胱前鞘，可一直分离到膀胱肌层，此时可见到纵形的膀胱血管(图2-5-49)。

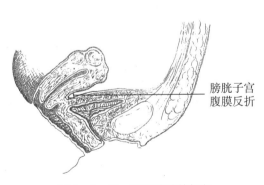

图2-5-48　子宫膀胱的解剖

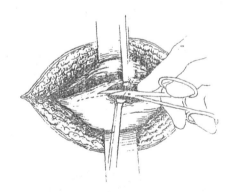

图2-5-49　切开膀胱前筋膜

(3) 分离及下推膀胱　由膀胱前筋膜中点向上分离找到膀胱顶部，再反折向下分离膀胱，术者以左手执纱布轻压膀胱前壁，使膀胱与腹膜间有一定的张力，右手钝性轻轻先向上分离腹膜达膀胱顶部，再向下分离达膀胱腹膜反折膀胱中部的脐中韧带如较菲薄，钝性分离无困难，否则可用剪刀剪开后再下推膀胱，当膀胱下推到膀胱腹膜反折时，手指在推动腹膜反折时可有双层薄膜的滑动感(图2-5-50)。

(4) 切开膀胱腹膜反折　在已游离的腹膜反折下缘约1 cm处，用镊子或血管钳提起腹膜反折的前片,刀子切开并用剪刀扩大切口 5～6 cm(图 2 - 5 - 51),此时腹腔已被打开。

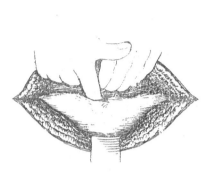

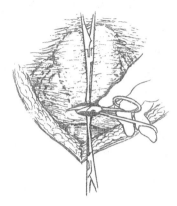

图 2 - 5 - 50　分离下推膀胱　　　　　图 2 - 5 - 51　切开膀胱腹膜反折

(5) 取出子宫及附件　术者用手指探查子宫及附件,如与手术前估计相同,可把子宫底向前下方推挤,使子宫及附件暴露在腹腔外(图 2 - 5 - 52),此时的腹膜切口因子宫挽出的压挤而自然扩大到所需要的程度。按计划病变的性质处理圆韧带、附件、骨盆漏斗韧带及子宫动静脉,处理方法同腹式子宫切除术,均需做双重贯穿结扎,保留近断端的缝线,作为关闭腹腔的标志。

(6) 打开宫颈后腹膜　在宫颈后方正中切开后腹膜,并向两侧扩大切口,直到子宫骶骨韧带外缘(图 2 - 5 - 53),向后下方推开直肠,钳夹、切断并用 7 号丝线缝扎子宫骶骨韧带。也可采用下法处理子宫附件及开腹切断缝扎子宫圆韧带、卵巢固有韧带及输卵管子宫动静脉。不保留卵巢者,在骨盆漏斗韧带处切断缝扎。向上牵拉子宫,两侧分别将反折腹膜切缘与附件或骨盆漏斗韧带断端及圆韧带同阔韧带后叶作半荷包缝合(图 2 - 5 - 54),将各韧带断端置于腹膜外。同法处理左侧。

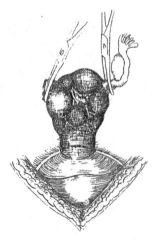

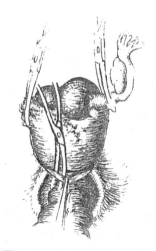

图 2 - 5 - 52　从膀胱反折切口取出子宫　　　图 2 - 5 - 53　打开宫颈后腹膜

(7) 封闭腹腔　用 1 号丝线分三段或连续缝合盆腔腹膜——宫颈后腹膜的下片及膀胱腹膜反折的上片,使腹腔关闭(图 2 - 5 - 55)。左右两端的缝线须将已切断的圆韧带、骨盆漏斗韧带或输卵管、卵巢的断端置于腹腔以外,使腹腔内壁光滑。

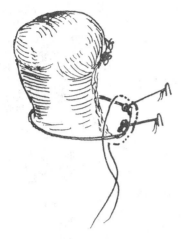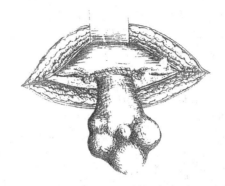

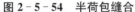

图 2-5-54 半荷包缝合   图 2-5-55 封闭腹腔

再按腹式全子宫切除的方式处理主韧带,切开阴道、取下子宫及缝合阴道,次全子宫切除方法亦同腹式,间断或 8 字缝合膀胱前筋膜及常规关腹,腹膜因早已关闭,故仅需缝合腹直肌前鞘、皮下脂肪及皮肤。

5. 术中注意要点

1) 分离腹膜膀胱间隙时,解剖层次要清。手术中避免提拉膀胱,以防膀胱损伤或损伤膀胱血管和神经。输尿管损伤:在操作中要随时注意。

2) 分离中止血彻底,操作应轻柔细致,尽量在直视下操作。

6. 术后处理

1) 保留导尿管 48 h,注意膀胱功能恢复,必要时适当延长导尿时间。

2) 术后半个月内不宜活动过多,2 个月内禁止性生活。

3) 应用抗生素预防感染。

7. 手术并发症

1) 由于腹膜的切口相对较小,手术野的暴露不如经腹全子宫切除术充分,手术时更应注意止血问题,结扎须牢靠,圆韧带、骨盆漏斗韧带、输卵管、卵巢、子宫动静脉均应做双重贯穿缝合结扎,防止线结滑脱而大出血。

2) 膀胱上的操作较多,术时应注意解剖关系,防止膀胱损伤,一旦有损伤须及时修补。

3) 子宫切除时应注意切口周围的防护,在关腹前用温盐水冲洗伤口,以减少手术后感染及膀胱周围脓肿机会。

四、经腹次全子宫切除术

子宫次全切除术是将子宫体部切除、保留子宫颈的手术(图 2-5-56)。

1. 适应证

1) 子宫肌瘤、子宫功能性出血、子宫腺肌瘤,宫颈检查正常,患者要求保留宫颈。

2) 因各种原因需切除子宫,但切除宫颈有困难者。

3) 需紧急切除子宫而来不及阴道消毒准备者。

2. 禁忌证

1）绝经。

2）白带异常和慢性宫颈炎。

3）原发性痛经。

4）经前紧张综合征。

5）轻度尿失禁。

6）绝经后阴道流血。

7）异常的阴道或宫颈细胞学检查。

3. 术前准备

基本同全子宫切除术。

术前行宫颈涂片、诊断性刮宫,以排除子宫颈和宫体恶性肿瘤。

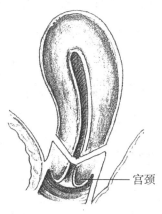

图 2-5-56　次全切子宫

4. 麻醉

一般选用腰麻或连续硬膜外麻醉。

5. 手术步骤

1）～9）同腹式全子宫切除术。

10）剪开膀胱子宫反折腹膜:操作基本同腹式子宫全切术,但推离膀胱不必到子宫颈外口以下,仅下推膀胱到子宫峡部以下 1.5 cm 左右即可。

暴露子宫下段　沿子宫两侧打开阔韧带前叶及膀胱反折腹膜提起膀胱反折腹膜,在膀胱筋膜与子宫颈筋膜间的疏松组织间隙,向前分离膀胱,达子宫峡部,再沿子宫两侧剪开阔韧带后叶至子宫峡部。

11）处理子宫动静脉:于子宫峡部水平紧贴子宫侧壁钳夹切断子宫动、静脉及宫旁组织,残端缝扎。

12）切除子宫:提拉子宫,于子宫峡部稍上方环行斜向子宫颈管楔状切下子宫体(图 2-5-57)。

13）缝合宫颈:用组织钳夹住两侧宫颈断端边缘,提起宫颈,宫颈残端消毒后,用可吸收线"8"字或用 10 号丝线间断缝合宫颈断端(图 2-5-58)。断端缝合也可用 1～2 号铬制肠线间断缝合。要注意残端两侧角如有出血,加缝一针并扎紧。

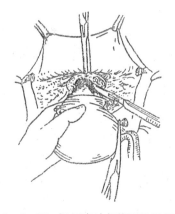

图 2-5-57　沿子宫峡部楔形切除子宫

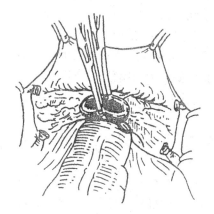

图 2-5-58　缝合子宫颈断端

14）包埋残端：重建盆腹膜　缝合盆腔盆腹膜,将双侧附件断端、圆韧带断端宫颈残端包埋其中。

五、射频消融术治疗子宫肌瘤

在超声实时监测下,将射频电极经阴道宫颈管送入宫腔,直接穿子宫肌瘤瘤体,利用高频电磁波使子宫肌瘤组织产生生物高热效应,生凝固、变性、坏死,最后被吸收或经阴道排出,达到治疗目的。

1. 适应证

1）黏膜下子宫肌瘤。

2）肌壁间肌瘤。

3）无蒂的浆膜下肌瘤。

4）患者拒绝开腹或腹腔镜手术。

5）患者一般情况不允许接受较大型手术。

2. 禁忌证

1）子宫肌瘤直径>5 cm,数目超过 3 枚,肌瘤位置过偏不能采用。

2）脑血管意外。

3）心血管系统疾病：重度高血压、心律不齐、心功能不良、新发病或未控制的心力衰竭。

4）呼吸系统疾病：肺部严重感染或肺结核活动期。

5）肾功能不全。

6）肝功能明显异常。

7）严重糖尿病。

8）血液系统疾病：重度贫血、血小板减少或其他出血性疾病,凝血功能障碍。

9）全身或生殖遭严重感染。

10）生殖道恶性肿瘤。

11）带蒂的浆膜下肌瘤。

3. 准备工作

1）时间：月经净后 3～7 d,之前禁性生活 3 d。

2）术前检查：必做术前常规检查,肿瘤标志物排除恶性肿瘤,阴道分泌物检查排除生殖器急性炎症。选做宫颈液基薄层细胞学检查排除宫颈恶性肿瘤,诊刮排除子宫内膜恶性疾病。

3）监测生命体征。

4）阴道冲洗或擦洗 3 d。

5）肠道准备：术前流质饮食 1～2 d,前晚清洁灌肠。

6）术前常规肌内注射阿托品,给予苯巴比妥。

4. 操作步骤

1）麻醉：一般不需麻醉,视情况可采用丙泊酚静脉注射或硬膜外麻醉。

2）体位：膀胱截石位,腰骶部放置电极板。

3）上尿管,灌生理盐水充盈膀胱。

4）超声确定子宫倾屈和肌瘤位置。

5）常规消毒铺巾，置窥器，暴露宫颈。宫颈钳夹持宫颈，探测宫腔深度和形态。顺次扩张宫颈置 7/8 号。

6）肌壁间和浆膜下肌瘤：在 B 超引导下，将射频探针送入宫腔探及肌瘤，即可进行治疗。当肌瘤位于子宫右侧壁，向左下牵引宫颈位于左侧壁，向右下牵引宫颈。根据肌瘤大小，选择相应型号的治疗刀，功率 20 W。在 B 超引导下，分数个点对肌瘤进行穿刺治疗，治疗后测量子宫和肌瘤的大小以作比较，当 B 超图像显示肌瘤呈现强回声时停止治疗。

7）带蒂黏膜下肌瘤：钳夹瘤体下端，用探针探及瘤蒂附着在子宫具体位置、距宫口距离和宽度后，选用凝切刀，功率 40 W，刀刃向瘤蒂，边凝边切，断离瘤蒂，组织钳钳夹取出瘤体。改用内膜消融刀，对残端附着部进行彻底消融止血。

8）再次消毒阴道，术毕。

5. 操作技巧

1）协助止血可采用缩宫素 20 U 宫颈局部注射或加入静脉输液中，也可采用米索前列醇片 1～2 片直肠给药。

2）子宫肌瘤如位于子宫下段前后壁，可将宫颈向上牵拉，刀柄放平以便于观察。

3）如经宫腔凝切黏膜下肌瘤蒂部有困难，可以直接凝固瘤体，坏死完全后可自行排出。

4）尽量避免损伤内膜。超声监测始终与刀尖和刀柄平行，时刻暴露刀体的弧形，切不可与刀柄交叉，否则可能误穿子宫。如子宫肌瘤直径＞5 cm，或位置过偏，可连续口服米非司酮 3 个月待肌瘤缩小后再做治疗。

5）操作过程应注意动作轻柔，尤其是穿刺时力度要适中，过大易突入腹腔内造成周围脏器损伤。

6）穿刺点的选择：当肌瘤直径＜3 cm 时，穿刺点应在肌瘤中间；当直径＞5 cm 或多个瘤体时，穿刺点应选择在瘤体的两侧，先穿刺一侧，然后再在另一侧穿刺，可较为彻底的使肌瘤凝固，或在手术前使用药物，使瘤体缩小，以提高射频治疗效果。

7）穿刺深度：自凝刀在 B 超引导下穿刺到瘤体中心，进刀时超声探头应保持纵切，自凝刀应与探头方向平行。如为黏膜下肌瘤或肌壁间肌瘤则刀尖不宜穿透包膜；如为浆膜下肌瘤则刀尖距浆膜的距离应＞0.8 cm。

8）穿刺顺序：对于多发性肌瘤者，先穿刺后壁肌瘤，再穿刺前壁肌瘤。

6. 注意事项

1）为避免射频消融热效应损伤到子宫周围脏器，整个治疗过程必须在 B 超连续动态监视下进行，密切关注肌瘤变性范围，同时关注患者反应。必要时心电监护。

2）术后抗感染止血治疗，保持外阴清洁，禁止性生活 2 个月。1、2、6 个月后复查 B 超，观察肌瘤变化大小，并了解月经过多、贫血等症状的改善。

7. 常见并发症

（1）出血　术后 4～7 d 内阴道可能有少量暗红色出血或血性分泌物。术后 2～4 周脱痂时阴道会有少量出血。

（2）腹痛　最常见的是肌瘤缺血或者子宫收缩引起的下腹痉挛性疼痛，常于术后 3 d 自行缓解。可能也由感染、子宫穿孔和误伤周围脏器引起。罕见黏膜下肌瘤脱落嵌顿。

（3）损伤　子宫穿孔，损伤肠管、膀胱。

（4）发热　吸收热。

（5）类人流反应综合征　刺激牵拉宫颈所致。

（6）感染　创面感染。

（7）宫颈粘连　略。

（8）治疗不完全　略。

六、腹腔镜下子宫切除术

1. 全子宫切除术

指切除范围包括宫颈和宫体在内的子宫切除术。

（1）适应证

1）患子宫肌瘤、子宫脱垂等疾病不需要保留生育能力者。

2）患子宫内膜异位症、子宫腺肌症致严重痛经需切除子宫者。

3）卵巢肿瘤或其他附件病变不能或不必要保留子宫者。

4）子宫颈上皮内瘤变Ⅱ～Ⅲ级、宫颈原位癌、子宫内膜不典型增生或子宫内膜癌Ⅰa期者。

5）功能失调性子宫出血经药物治疗无效者或老年妇女子宫内膜异常增生性出血者。

6）其他如产科相关疾病致子宫破裂或大出血难以控制而危及生命者。

（2）禁忌证

1）急性阴道炎症,急性或亚急性盆腔炎症。

2）严重心肺肝肾等重要脏器疾病不能耐受手术者。

3）重度肥胖、严重盆腔粘连、弥漫性腹膜炎、腹壁疝、妊娠等不宜行腹腔镜手术者。

（3）术前准备

1）选择月经干净后2～7 d手术。

2）术前辅助检查：血、尿常规、凝血功能、肝肾功能、电解质、白带常规、胸片、心电图、血型等,宫颈细胞学检查或宫颈组织活检,疑有内膜病变者先行诊断性刮宫。

3）术前阴道冲洗3天,对于妇科检查附件区压痛或宫体压痛怀疑存在炎症者,手术前一天用抗生素抗感染,有贫血者应尽量纠止。

（4）手术步骤（图2-5-59～图2-5-63）

1）患者采取全身麻醉后,取膀胱截石位。

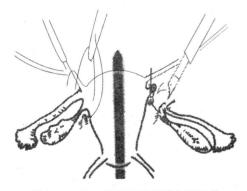

图2-5-59　处理双侧附件与圆韧带

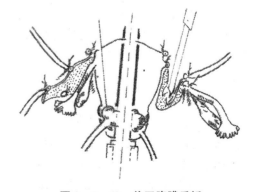

图2-5-60　剪开腹膜反折

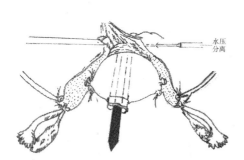

图 2-5-61 切除子宫颈与宫体

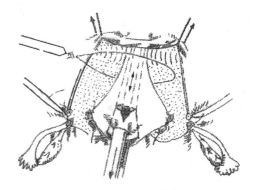

图 2-5-62 用 Roeder 套圈收紧以防气栓

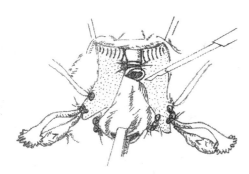

图 2-5-63 切下子宫体暂放于腹腔

2）常规腹部、会阴、阴道消毒后铺无菌巾,留置导尿管,经阴道置入举宫器。

3）连接腹腔镜及相关装置,穿刺置入 Trocar 及腹腔镜,维持气腹压力在 13 mmHg。

4）观察盆腔内解剖结构,分辨清楚各脏器尤其是输尿管、膀胱、肠管的位置。若有盆腔粘连,则需先行适当粘连松解;若有内膜异位症则需用电凝刀清除异位病灶。

5）暴露圆韧带,双极电流凝固后在子宫旁 2～3 cm 处离断,同法处理对侧。

6）若要保留附件,用双极电流凝固输卵管峡部,用电凝刀切断其近侧端。暴露卵巢固有韧带,在阔韧带下方将其电凝后离断。若不需要保留附件,则提起一侧输卵管暴露同侧骨盆漏斗韧带,双极电流凝固后切开并离断。同法处理对侧。

7）沿阔韧带前叶切口转向膀胱上剪开膀胱腹膜反折,水分离术或钝性分离膀胱子宫间隙直至宫颈外口,贴近宫颈下推膀胱。

8）平行子宫剪开双侧阔韧带后叶直至宫骶韧带水平,暴露子宫血管后电凝并切断。

9）助手用举宫器将子宫举向对侧,操作者紧靠子宫壁用双极电流电凝子宫主韧带和宫骶韧带。

10）长弯钳钳夹生理盐水纱布将阴道穹隆上顶,使腹腔镜下阴道穹隆暴露明显,先后切开阴道前后穹隆,沿宫颈环形切开,直到宫颈完全切下。

11）自阴道取出子宫标本,若标本过大时可经组织粉碎器将标本碎片经腹取出(图 2-5-64、图 2-5-65、图 2-5-66)。

12）自腹腔镜下或阴道缝合阴道残端。

13）腹腔镜下再次探查盆腔和残端有无出血,冲洗腹腔。

14）取出腹腔镜、Trocar,缝合腹壁穿刺点。

（5）操作技巧

1）输尿管的辨别:腹腔镜下首先观察盆腔内整体情况,尤其需要弄清双侧输尿管从骨盆入口水平到主韧带水平之间的走向,可以先切开腹膜游离输尿管至膀胱。若盆腔解剖结

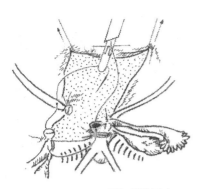

图 2-5-64 附件残端固定

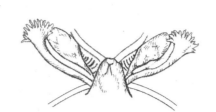

图 2-5-65 残端腹膜化

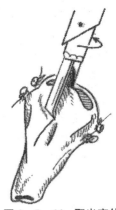

图 2-5-66 取出宫体

构因粘连严重而无法辨清时,在有条件的情况下可在膀胱镜下插入输尿管导管加以识别。

2) 切开膀胱腹膜反折后,分离时易引起膀胱损伤及膀胱静脉丛致出血,因此分离时层次应清晰。当膀胱上缘被粘连在子宫体中下部,而导尿管的气囊在偏下方,这时就容易弄错膀胱界限而误伤,怀疑存在这种情况时,可先用 300 ml 生理盐水充盈膀胱,了解界限后再行分离。若怀疑有膀胱损伤,可将稀释亚甲蓝液逆行注入膀胱以明确。

3) 处理子宫血管及宫骶韧带、主韧带时要格外注意避免伤及输尿管和直肠。子宫血管于子宫内口旁约 2 cm 处与输尿管相交并行于其上方,若手术开始时未分离输尿管,则在电凝切断子宫血管前先打开阔韧带后叶无血管区有助于推开输尿管。对于主韧带、宫骶韧带的分离应该十分精细,应用举宫器将子宫举向对侧以更好暴露视野。若直肠粘连紧密,可用拨棍伸入直肠并推开以便于手术,防止误伤直肠。

4) 阴道穹隆切开后为防止腹腔内气体经切口逸出,可将生理盐水放入无菌手套后塞入阴道堵住切口。

5) 阴道残端的缝合可经阴道或在腹腔镜下进行,可将阴道两侧角缝合在双侧宫骶韧带及主韧带上,以使患者术后阴道得到支持。若残端出血时尽量不要电凝,以避免缝合时缝线恰好落在坏死组织上日后脱落引起出血感染。

6) 处理附件时电凝一定要充分彻底而且要具有足够的宽度,且不宜太过靠近子宫,否则不易电凝完全而导致出血。

7) 注水加压时盐水中可加入垂体后叶素,减少局部出血。

8) 如果推膀胱时不能顺利显露子宫动脉,可以将子宫向对侧轻拉,继续向阔韧带两叶间注水,同时在距离子宫峡部 1 cm 处以分离钳小心分离,暴露子宫血管。此时勿紧贴子宫峡部,否则不易达到水压分离的效果,而且容易引起出血。

9) 腹腔镜下缝合残端时可将主韧带和阴道壁缝在一起以加强盆底支持。

10) 冲洗盆腔用生理盐水,可在水中观察有无活动性出血。

(6) 注意事项

1) 出血:操作应轻柔细致,尽量在直视下操作。

2) 输尿管损伤:在操作中要随时注意。

3) 手术结束后,有条件者可以腹腔内注入防粘连药剂。

4) 术后抗生素预防感染。

5）电凝血管时要注意彻底、宽度足够。

6）术后需要积极预防感染。

7）手术操作较困难时要注意观察术后排尿情况，有必要时做 B 超、肾盂造影或膀胱镜检查。

（7）手术并发症

1）出血：腹腔内血管残端或阴道残端。

2）感染：残端感染。

3）损伤：损伤输尿管、膀胱、肠管。

4）腹膜后大血管损伤：一旦发生患者预后不良，应立即中转开腹手术止血。

5）腹壁血管损伤：尤其是腹壁下动脉。

2. 次全子宫切除术

次全子宫切除术又称部分子宫切除或阴道上子宫切除术，手术切除子宫体而保留子宫颈。腹腔镜下次全子宫术做的相对较少。

（1）适应证　同全子宫切除术，但对于不必行子宫全部切除而且宫颈正常者、盆腔粘连严重者或全子宫切除技术上有困难者可行腹腔镜下次全子宫切除术。对于产科大出血急需切除子宫挽救生命或老年、心肺肝肾功能严重疾患又必须手术者，可做次全子宫切除以缩短手术时间及手术范围。

（2）禁忌证　同腹腔镜下全子宫切除术。

（3）术前准备　同腹腔镜下全子宫切除术。

（4）操作步骤

1）前 1～7 步同腔镜下全子宫切除术。

2）在主韧带水平电凝并切断子宫血管。

3）使用电凝刀或剪刀将子宫下段切断，切下子宫体，宫颈残端电凝止血或缝扎止血。

4）宫颈残端用膀胱腹膜反折覆盖后间断缝合固定。

5）用组织粉碎器将标本取出。

（5）操作技巧

基本同腔镜下全子宫切除术。

1）于子宫峡部切除平面之下 1 cm 处，套扎宫颈次，于套扎处之上以电凝钩切除子宫体，残端用双极电凝钳止血。宫体暂时放置于子宫直肠陷凹内。

2）冲洗盆腔，彻底止血。

3）上提膀胱子宫反折腹膜向后覆盖宫颈残端，缝合固定。

4）以电动旋切器粉碎子宫体成条状后取出。

5）生理盐水冲洗盆腹腔，查无活动性出血和内脏损伤，停止进气，排尽二氧化碳气体，拔出套管鞘，缝合皮肤。

宫颈残端宫颈管上皮用电凝钳进行电凝摧毁，但患者术后仍有宫颈上皮内瘤变的可能性，故怀疑病变者还是应定期复查。

（6）操作技巧

1）宫颈管黏膜予以电灼。

2）可以将圆韧带远端缝合于宫颈上以防止宫颈日后脱垂。

3）如无电动旋切器，可以在腹壁穿刺孔或阴道后穹隆做一小型切口，取出子宫体。

4) 电凝残端的时候注意不要损坏套扎圈。

5) 有子宫肌瘤存在时，可以先将肌瘤剥除取出，再取出宫体。

(7) 并发症

(1) 出血　腹腔内血管残端或阴道残端。

(2) 感染　残端感染。

(3) 损伤　损伤输尿管、膀胱、肠管。

(4) 腹膜后大血管损伤　一旦发生患者预后不良，应立即中转开腹手术止血。

(5) 腹壁血管损伤　尤其是腹壁下动脉。

七、腹膜外剖宫产术子宫半切除术

1. 适应证

在壁薄而血管少的峡部切除子宫，出血不多，操作简单，适用于情况危急的病。例如，子宫大出血、再次剖宫产术或宫旁内膜异位症形成粘连等病例。

(1) 子宫半切除术(次全切除术)指征

包括：① 严重子宫出血；② 植入胎盘；③ 胎盘早剥子宫卒中；④ 宫体部肌瘤；⑤ 子宫破裂或不全破裂。

(2) 概念　腹膜外剖宫产术子宫半切除术(次全切除术)系施行腹膜外剖宫产术后，横行切开腹膜反折，将子宫经此腹膜切口娩出腹腔外，闭合腹膜腔，在腹膜外行子宫半切除术。

此术式不复杂，能独立施行腹膜外剖宫产术的医师，通常可施行腹膜外子宫半切除术。适合产时严重感染病例，可减少感染菌的子宫内容物对腹腔的污染，对降低产后患病率是有意义的。

2. 手术步骤

(1) 切开腹壁　多采用腹壁纵切口。

(2) 腹膜外剖宫产术取出胎儿及附属物，吸净宫腔溢出血液及液体　腹膜外剖宫产术式不限，根据施术者的技术水平和习惯，可采取侧—顶联合式，或顶入式，或侧入式，或顶—侧联合式腹膜外剖宫产术。

(3) 处理胎盘　若胎盘植入，或胎盘粘连可暂不取出胎盘。

(4) 缝合子宫切口　用 10 号粗丝线连续缝合子宫切口全层，并仔细吸净宫腔溢出的液体。

(5) 切开腹膜囊　用弯止血钳提起近子宫下段的腹膜反折，将其横行剪开。将宫体从此切口移出腹腔，注意剪开时勿伤及肠管、膀胱及输尿管。

(6) 关闭腹膜腔　将子宫经腹膜切口娩出腹腔外。用细丝线将腹膜切口缘连续缝合于阔韧带后叶和子宫颈后壁浆膜上，关闭腹腔。

(7) 切除子宫　在腹膜外行子宫半切术。

(8) 夹持子宫　决定切除子宫时，近子宫的两侧用直 Kocher 钳夹持卵巢固有韧带及输卵管之根部，Kocher 钳尖达圆韧带附着处稍下方 5 mm 左右。夹持子宫的这两把 Kocher 钳具有牵拉、扶持宫体，协助手术进行，及止血的作用。

(9) 切断圆韧带，处理圆韧带及附件　在距圆韧带子宫附着点(距子宫角旁)2～3 cm处，用 Kocher 钳夹持圆韧带，在距 Kocher 钳尖 1 cm 处，并从两钳中切断，用双粗丝线缝扎圆韧带盆侧端，留线(图 2 - 5 - 67)。

将 Kocher 钳放开,圆韧带上留有钳夹压迹。将 Kocher 钳在距此压迹处上方 1 cm 处,在压迹处剪断圆韧带。

（10）保留附件　若附件无异常,术者用手指将阔韧带后叶向圆韧带离断处顶托,在无血管区,用血管钳穿透(图 2-5-68)。

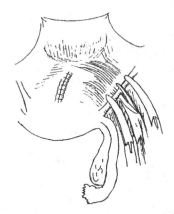

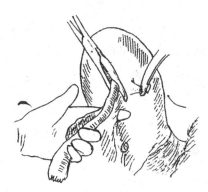

图 2-5-67　钳夹、剪断圆韧带　　　图 2-5-68　保留附件,在阔韧带无血管区打洞

用 Kocher 钳距子宫 1.5 cm 处二重钳夹输卵管根部及卵巢固有韧带,切断,体侧端用 7 号丝线双重缝扎,子宫端用 7 号单粗丝线缝扎。

（11）切除附件　若附件有病变,应将其切除。有以下两种方法:

1)用爱利斯钳将附件提起,在其外侧,用 3 把 Kocher 钳,向圆韧带离断处钳夹骨盆漏斗韧带,切断,7 号粗丝线双重缝扎;子宫端用 7 号单粗丝线缝扎(图2-5-69)。

2)术者用右手指从阔韧带后叶向圆韧带切断处顶托,寻找无血管区后穿通,用 3 把大弯钳距子宫 2 cm 处钳夹输卵管、卵巢固有韧带及阔韧带前后叶,在靠近子宫的一至二钳间切断,用 10 号丝线双重缝扎,对侧同法处理。如需切除一侧附件,用 3 把大弯钳从盆外侧向圆韧带切口处钳夹骨盆漏斗韧带,于两钳间切断,用 10 号线双重缝扎盆侧端。

将 Kocher 钳放开,圆韧带上留有钳夹压迹。将 Kocher 钳在距此压迹处上方 1 cm 处,在压迹处剪断圆韧带。

（12）保留附件　若附件无异常,术者用手指将阔韧带后叶向圆韧带离断处顶托,在无血管区,用血管钳穿透(图2-5-70)。

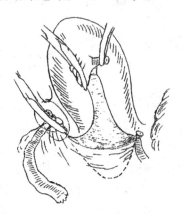

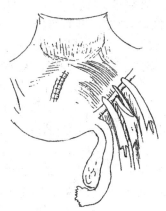

图 2-5-69　钳夹、切断、缝扎子宫附件　　　图 2-5-70　钳夹附件

用 Kocher 钳距子宫 1.5 cm 处二重钳夹输卵管根部及卵巢固有韧带,切断,体侧端用 7号丝线双重缝扎,子宫端用 7 号单粗丝线缝扎。

(13) 切除附件 若附件有病变,应将其切除。有以下两种方法:

1) 用爱利斯钳将附件提起,在其外侧,用 3 把 Kocher 钳,向圆韧带离断处钳夹骨盆漏斗韧带,切断,7 号粗丝线双重缝扎;子宫端用 7 号单粗丝线缝扎(图 2-5-71)。

2) 术者用右手指从阔韧带后叶向圆韧带切断处顶托,寻找无血管区后穿通,用 3 把大弯钳距子宫 2 cm 处钳夹输卵管、卵巢固有韧带及阔韧带前后叶,在靠近子宫的一至二钳间切断,用 10 号丝线双重缝扎,对侧同法处理。如需切除一侧附件,用 3 把大弯钳从盆外侧向圆韧带切口处钳夹骨盆漏斗韧带,于两钳间切断,用 10 号线双重缝扎盆侧端(图 2-5-72~图 2-5-76)。

或宫颈残端用 1/0 肠线行全层间断缝合,从切口浆膜下进针,穿过肌层于宫颈黏膜下出针,再从对侧黏膜下进针至切口浆膜下出针,助手拉紧缝线,使切口对合良好。如肌层较厚,第二层行锁边缝合,以确保残端完全封闭。

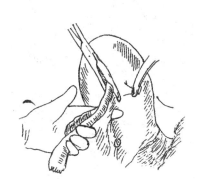

图 2-5-71 切断附件

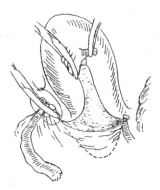

图 2-5-72 钳夹、切断、缝扎子宫附件

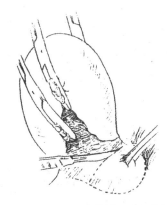

图 2-5-73 平宫颈内口切下子宫

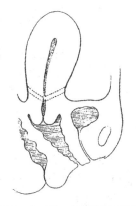

图 2-5-74 楔形切下子宫

用 4 号丝线或 2/0 肠线从一侧阔韧带前后叶断端开始,连续缝合至对侧阔韧带断端处,并贯穿圆韧带及附件结扎处断端,使之包埋并腹膜化。按常规关腹(图 2-5-77)。

(14) 缝合盆腔腹膜 用 0 号肠线连续缝合,或内翻缝合切开的阔韧带前后叶腹膜,并贯穿圆韧带、输卵管及卵巢固有韧带残端,包埋宫颈残端(图 2-5-78)。

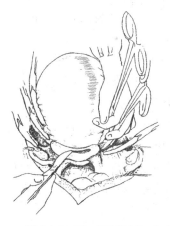

图 2-5-75 切下子宫

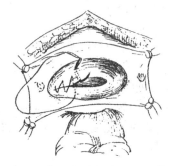

图 2-5-76 宫颈残端厚,第一层行连续缝合

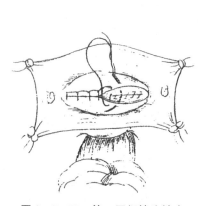

图 2-5-77 第二层行锁边缝合

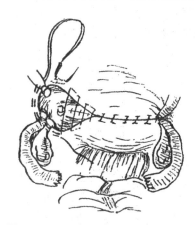

图 2-5-78 阔韧带前后叶内翻缝合

缝合盆腔腹膜时应注意:闭合要严密,缝线松紧应适度,不留粗糙面,以防术后发生粘连。

(15) 缝合腹壁各层 清点器械,认真止血,逐层关闭腹壁各层。

3. 注意事项

1) 术中谨防误伤周围脏器,看清解剖关系后再行处理。

2) 若楔形切下子宫体后,宫颈残端仍有活动性出血,估计缝合后仍不能彻底止血者,应按子宫全切除的方式,将宫颈切除。

附 非常规操作的子宫切除术

子宫肌瘤较大,或宫颈多发肌瘤,或子宫颈肌瘤伴有子宫体部肌瘤时,往往使邻近器官异位,行子宫切除术时,常造成手术困难,用常规方式难以进行常常需要改变手术操作步骤。

1. 剔除肌瘤后子宫切除

(1) 适应证

1) 宫颈或子宫下段肌瘤较大,影响常规手术操作者。

2) 肌瘤伸入阔韧带者。

(2) 禁忌证

有急性炎症时,应控制后进行。

（3）术前准备

肠道准备,其他同腹部全子宫切除术。

（4）麻醉与体位

同腹部全子宫切除术。

（5）手术步骤

1）腹壁切开：见腹壁切开与缝合。

2）切断、缝扎圆韧带：同全子宫切除术,但肌瘤位于子宫下段较大时,常将膀胱和圆韧带展平,应仔细辨清后处理。

3）切开膀胱腹膜反折,推开膀胱,辨清膀胱腹膜反折界限后剪开,向两侧延伸,达圆韧带断端(图2-5-78),推开膀胱。

4）切开肿瘤包膜：于肿瘤最突出处,血管少的部位切口,伸入手指或刀柄,钝性分离,继续向两侧延长包膜切口(图2-5-79),直至肿瘤大小宽度。

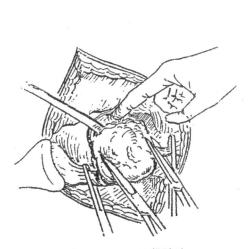

图 2-5-78　下推膀胱

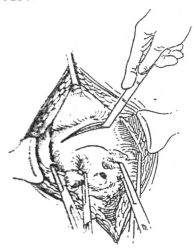

图 2-5-79　切开肿瘤包膜

5）剥除肿瘤：以组织钳夹持肌瘤向外提拉,继续向深部剥离(图2-5-80),如层次清楚,剥离多无困难,至肌瘤基底部,遇有较紧组织,用血管钳钳夹切断(图2-5-81)。

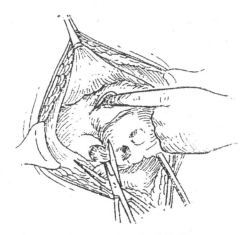

图 2-5-80　剥除肿瘤

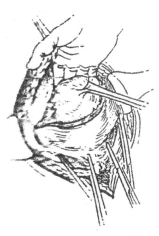

图 2-5-81　继续剥离

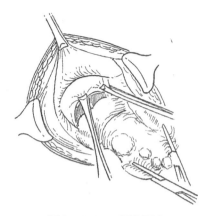

图 2-5-82 切除子宫

6) 切除子宫：肿瘤剥出后,子宫已恢复原有形状,以组织钳夹住空腔边缘,或粗丝线简单"8"字缝合后(图2-5-82),切除子宫,按常规方法进行。

2. 切开阴道后壁的子宫切除术

(1) 适应证 子宫前壁粘连,界限不清,膀胱下推困难或阴道前壁暴露不清时,可先切开阴道后壁进行子宫切除。

(2) 禁忌证

1) 直肠窝严重粘连。

2) 急性盆腔炎症。或慢性盆腔炎急性发作者。

3) 各种类型的阴道炎者。

(3) 术前准备 肠道消毒剂,清洁灌肠,其他同腹部全子宫切除术。

(4) 麻醉与体位 同腹部全子宫切除术。

(5) 手术步骤

1) 从手术开始,处理圆韧带、骨盆漏斗韧带、子宫血管同全子宫切除术,剪开膀胱腹膜反折,下推膀胱时,应仔细辨认,轻巧分离,不可过低。

2) 钳夹、切断、缝扎双侧子宫骶骨韧带,剪开后腹膜,下推直肠,露子宫直肠陷凹,同全子宫切除操作。

3) 钳夹、切断、缝扎双侧主韧带方法同前,此时应特别注意膀胱,钳夹不宜过深。

4) 切开阴道后壁：助手尽量向前提拉子宫,露出较宽广的阴道后壁(图2-5-83),在近穹隆处横切小口,确定进入阴道后,伸入剪刀向前环绕切断阴道壁,尽量贴近穹隆顶部(2-5-84),至前壁时可在直视下剪开,或手进阴道,顶起前壁予以切开(图2-5-85)。随之子宫切除。如粘连严重,亦可在切开阴道壁后处理子宫血管与主韧带(图2-5-86)。

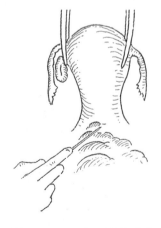

图 2-5-83 切开阴道后壁

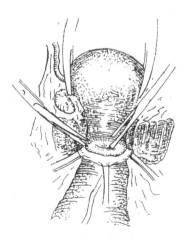

图 2-5-84 穹隆环切阴道

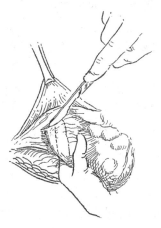

图 2 - 5 - 85　切开阴道前壁

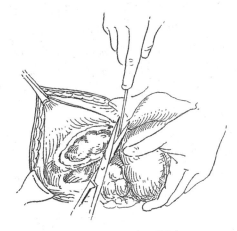

图 2 - 5 - 86　切下子宫

　　5) 一块酒精纱布填入阴道内,用 1 号肠线连续锁边或间断缝合阴道断端。

　　6) 闭合盆腔腹膜

　　认真止血后,用 0 号肠线或 4 号丝线连缝盆腔腹膜切缘,将骨盆漏斗韧带、圆韧带各残端包埋在腹膜外(图 2 - 5 - 87)。

　　7) 常规闭腹:步骤同全子宫切除术。

　　3. 剥出子宫颈肌瘤后的子宫切除术

　　(1) 适应证

　　1) 宫颈或子宫下段肌瘤较大,影响常规手术操作者。

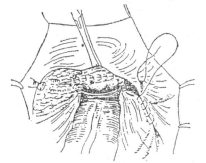

图 2 - 5 - 87　闭合盆腹膜

因子宫肌瘤或其他子宫良性疾病需切除子宫,而子宫颈周围粘连严重,常规切除子宫困难者。

　　2) 肌瘤伸入阔韧带者。子宫肌瘤较大,或宫颈多发肌瘤,或子宫颈肌瘤伴有子宫体部肌瘤往往使邻近器官异位,行子宫切除术时常造成手术困难,用常规方式难进行,故常需要改变手术操作步骤。

　　(2) 禁忌证　有急性炎症时,应控制后进行。

　　1) 各种原因的阴道炎症者。

　　2) 急性盆腔炎或慢性盆腔炎急性发作者。

　　3) 宫颈严重病变,如非典型增生Ⅲ级等宫颈病变。

　　4) 子宫或宫颈有恶性肿瘤者。

　　(3) 术前准备　同腹部全子宫切除术。

　　(4) 麻醉与体位　同腹部全子宫切除术。

　　(5) 手术步骤

　　1) 腹壁切开:见腹壁切开与缝合。从腹壁切开、处理圆韧带、盆漏斗韧带,剪开膀胱腹膜反折,推开膀胱及处理子宫血管同全子宫切除术。但膀胱下推范围比全子宫少。开腹宫颈肌瘤往往将膀胱推向较高部位,切开腹膜时应注意不损伤膀胱。排垫肠管。

　　2) 切断、缝扎圆韧带:同全子宫切除术,但肌瘤位于子宫下段较大时,常将膀胱和圆韧带展平,应仔细辨清后处理。分别处理两侧卵巢血管及圆韧带。处理卵巢血管时用鼠齿钳提拉血管束,仔细检查所提起的组织中确实无输尿管方可以血管夹持。

有时子宫血管也向上移行几乎与输卵管并行而需与卵巢血管一并缝扎;见阔韧带肌瘤节。待处理宫颈组织时仍需重新缝扎子宫血管。

3)切开膀胱腹膜反折,推开膀胱:辨清膀胱腹膜反折界限后剪开,向两侧延伸,达圆韧带断端,推开膀胱。

按子宫切除步骤分离膀胱达阴道穹隆部。如对所分离的膀胱有怀疑时,以手触摸导尿管所在处,以明确膀胱部位。

4)切开肿瘤包膜包壁:推开膀胱后,暴露出肿瘤,于肿瘤最突出处,血管少的部位切口,在肿瘤包壁上做约5 cm长横切口,深度恰好切开包壁全层(图2-5-89)。用刀柄分离包壁与瘤体(图2-5-88)。如无困难则表示深度适当。伸入手指或刀柄,钝性分离。在原切口以弯剪刀继续向两侧延长包膜切口,直至肿瘤大小宽度。暴露肿瘤前面的全长(图2-5-90)。

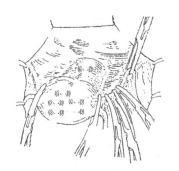 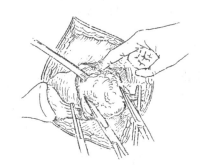 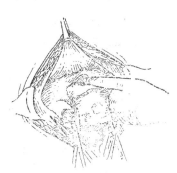

图2-5-88 钳夹、切断、　　　图2-5-89 分离肌瘤　　　图2-5-90 暴露肌瘤
缝扎圆韧带体侧端

5)剥出肿瘤:以组织钳夹持肌瘤向外提拉,继续用手指在包壁与肿瘤之间沿肿瘤球面分离直到整个肿瘤向深部剥离从包壁解脱,如层次清楚,剥离多无困难,至肌瘤基底部,遇有较紧组织,用血管钳钳夹切断。在分离过程如用宫颈钳夹提瘤体更便于肿瘤分离缝扎子宫血管。当肿瘤挽出后子宫血管可在直视下钳夹、切断、缝扎钳夹宫颈旁组织时应紧靠宫颈(肿瘤)边缘进行,以免误伤输尿管(图2-5-91、图2-5-92),一般宫颈旁组织较宽,可分次钳夹。

(6)处理骨盆漏斗韧带　处理附件。

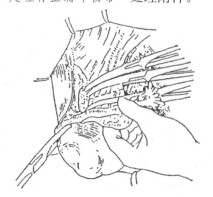 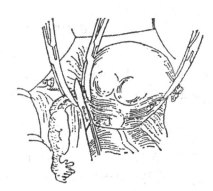

图2-5-91 切除附件:钳夹、切断、双重缝扎　　　图2-5-92 保留附件:钳夹、切断、缝扎
骨盆漏斗韧带内血管　　　　　　　　　　　输卵管根部与卵巢固有韧带

（7）剪开膀胱腹膜反折与阔韧带　膀胱子宫反折腹膜往往处于较高位置。但其与宫颈组织疏松粘连。找到疏松粘连的腹膜剪开,向两侧扩大切口达圆韧带剪断处。或由圆韧带剪断处开始用弯剪刀向中线分离腹膜。同样自另一侧向中线分离,打开全部反折腹膜(图2-5-93)。但膀胱下推范围比全子宫切除浅(图2-5-94、图2-5-95)。

（8）切除子宫　肿瘤剥出后,子宫已恢复原有形状,以组织钳夹住空腔边缘,或粗丝线简单"8"字缝合后,切除子宫,按常规方法进行。

用拇指及示指触摸宫颈的下端,确定切开阴道的部位。

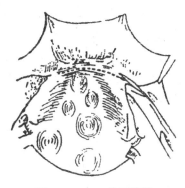

图2-5-93　推开膀胱

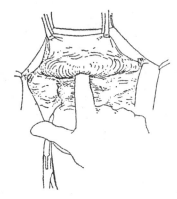

图2-5-94　膀胱下推范围比全子宫切除浅

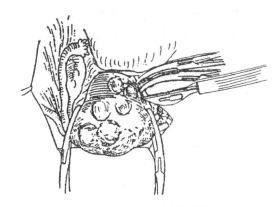

图2-5-95　平子宫内口处钳夹,切断,双重缝扎子宫动脉

（9）处理子宫血管　切除和缝扎方法同全子宫切除术。缝合阴道切口、后腹膜及腹壁各层。缝合后腹膜前清理手术野及止血。

4. 子宫体部切开子宫切除术

采用的是子宫体高位切除术(图2-5-96、图2-5-97)。

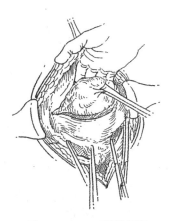

图2-5-96　剥出肌瘤

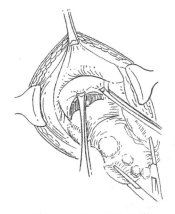

图2-5-97　切除肌瘤

（1）适应证

1）子宫良性病变如功能失调性子宫出血或子宫肌瘤、子宫腺肌瘤等病变仅局限于宫底部，并希望继续月经来潮，而宫颈正常的年轻妇女。

2）子宫下段或子宫颈肌瘤较大，伸入阴道，且粘连严重，无法常规式子宫切除者。

（2）禁忌证　子宫体部亦粘连严重，肌瘤较多者不易进行。

（3）手术步骤

1）腹壁切开：常规开膜，探查盆腔后，肌瘤位于子宫下段，较大，圆韧带可能已展平，应仔细辨清后处理。

2）切断缝扎圆韧带：用两把带齿血管钳，沿宫角直达卵巢固有韧带下方夹持子宫两侧宫角处，或用子宫钳夹持宫底部，上提子宫，以作牵引（图2-5-98）。以组织钳提起右侧圆韧带，在距子宫附着点3 cm处，即于右侧圆韧带内1/3处，用中弯血管钳钳夹、切断。以1号肠线或7号丝线贯穿缝扎残端。

自圆韧带断端起剪开右侧阔韧带前叶。于阔步韧带后叶无血管处打洞，用3把长弯血管钳由内向外并排钳夹输卵管峡部及卵巢固有韧带，钳尖均应穿过阔韧带后叶开孔处。于第1、第2把钳子之间切断输卵管峡部及卵巢固有韧带，用10号或7号丝线贯穿缝扎残端两次（图2-5-99）。同时切除附件，则用三把长弯血管钳由外向内并排钳夹骨盆漏斗韧带，钳尖应穿过阔韧带后叶开孔处。于第2、第3把钳子之间切断骨盆漏斗韧带，用0号或7号丝线贯穿缝扎残端两次。同法处理左侧。

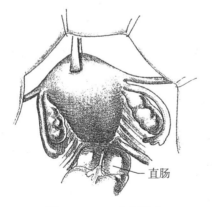

图2-5-98　上提子宫

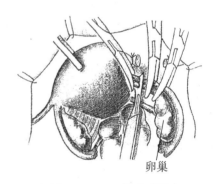

图2-5-99　钳夹附件

3）子宫前壁底部及体部切开：肿瘤较大时，仅见有部分宫体，以带齿血管钳夹持提拉子宫，于体部前壁无粘连处纵行切开，达肌瘤（图2-5-100）。

4）剥离肿瘤：子宫切开后，可见到肌壁间肌瘤的界限，组织钳夹持子宫肌壁切缘，以刀柄或手指伸入进行分离，直达子宫肌瘤的最低部位，有时肌瘤伸至直肠阴道隔，如此在肌壁间分离，不易损伤脏器（图2-5-101）。

5）切除子宫：肿瘤剥出后，子宫缩小，但其伸入直肠阴道膈的部分可以扩张得很长且宽，可将子宫向上牵拉轻轻剥出，或另手进入宫腔支撑进行剥离，直至全部宫壁剥出后，以粗丝线简单缝子宫切口，按常规切除子宫（图2-5-102）。并将圆韧带及附伯残端包埋于缝合口内。

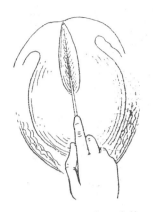

图 2-5-100 切开宫体

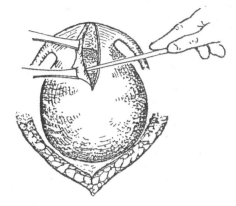

图 2-5-101 剥出肌瘤

6）空腔处理：子宫切除后直肠阴道膈处留有较深较大的空腔，剥离面上的出血应进行电凝或缝扎，然后以 2/0 号肠线或细丝线稀疏间断缝合以关闭空腔。注意缝合线勿穿透阴道、直肠或膀胱壁，以免感染。

（4）术中注意要点

1）上述几种特殊形式的子宫切除方法，多为子宫颈或下段肌瘤较大，粘连严重的患者，因此分离过程应格外注意，防止脏器损伤及出血。

2）切开子宫时应保护手术野和伤口，以防子宫内膜异位发生或感染，手进宫腔操作完毕应更换手套。

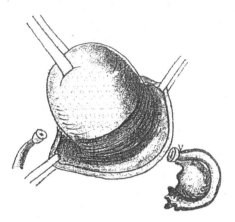

图 2-5-102 切除宫体

3）肿瘤较大，特别伸入至直肠阴道隔时，常分离困难，有时需将肿瘤碎解剥出。操作中不宜硬性撕拉，以免血管断裂造成出血。必要时用血管钳钳夹后切断。

九、腹腔镜下配合阴道操作的子宫切除术

腹腔镜下配合阴道操作的子宫切除术是指从腹腔镜处理圆韧带开始，处理完子宫动静脉后转入阴式手术，并以阴式手术结束。具有安全、快速、相对简单的优点。

1. 适应证

1）子宫肌瘤，子宫小于孕 4 个月。

2）子宫腺肌瘤、子宫腺肌病。

3）子宫内膜增生过长，药物保守治疗无效。

4）子宫脱垂。

5）早期子宫恶性肿瘤如子宫内膜上皮内瘤样病变或子宫内膜癌、宫颈上皮内瘤样病变或宫颈原位癌。

2. 禁忌证

1）严重心血管系统或呼吸系统疾病不能耐受麻醉。

2）Ⅱ度以上的心脏左束支传导阻滞。

3）凝血功能障碍。

4）膈疝。

5）子宫超孕 4 个月大小。

6）盆腔严重粘连。

7）中、重度子宫内膜异位症。

8）阴道狭窄。

9）晚期子宫或附件恶性肿瘤。

10）急性盆腔炎。

3. 准备工作

1）术前阴道冲洗（0.1％碘伏液）或擦洗（0.5％碘伏液）3 d。

2）术前晚肥皂水灌肠。

3）盆腔粘连者需行肠道准备：口服庆大霉素＋甲硝唑 3 d，半流质饮食 2 d＋禁食 1 d。术前晚清洁灌肠。

4）腹部手术野常规备皮、清洁；对需要穿刺的脐孔要进行专门脐部护理。

5）术前留置导尿管，使膀胱在手术中保持空虚状态以免误伤。

6）由于术中可能需要放置举宫器，术前应进行白带常规化验存在急性炎症应治疗后再手术。

7）术前肌内注射阿托品 0.5 mg，苯巴比妥 0.1 g。

8）常规备血。

9）有不规则阴道流血病史或月经紊乱的患者，术前宜行诊刮除内膜病变。

4. 操作步骤

（1）麻醉　气管内插管全身麻醉。

（2）体位　膀胱截石位，头低脚高倾斜 15°～25°，使肠管倒向上部，避免损伤并充分暴露手术野。

（3）消毒铺巾　常规腹部及外阴阴道消毒铺巾，放置举宫器。

（4）切开脐孔　下缘皮肤（横向或纵向均可）约 1 cm，脐孔气腹针刺，进入腹腔后充气，形成 13 mmHg 人工气腹。

（5）脐孔穿刺套管鞘　是为观察孔，拔出针芯后置腹腔镜。初探腹腔、盆腔内有无明显损伤和其他异常。

（6）腹腔镜直视下穿刺左右下腹　（麦氏点及其对称部位）分置 5、10 mm 套管鞘，取左下腹穿刺点与脐孔之间为第 3 个穿刺点，置 5 mm 套管鞘，此为操作孔。穿刺时注意避开血管，尤其是腹壁下动脉。

（7）探查　子宫的位置、大小、形态，与周围脏器关系。

（8）处理子宫圆韧带　于子宫角外侧 2～3 cm 处钳夹左侧子宫圆韧带，双极电凝钳电凝此处约 1 cm，剪刀剪断；对侧同法处理。

（9）剪开子宫膀胱反折腹膜及双侧阔韧带前叶　由圆韧带断端处向阔韧带内注入生理盐水，使之膨胀，随之剪开阔韧带前叶及腹膜反折，以钝性探子下推膀胱，电凝剪断双侧膀胱宫颈韧带，下达宫颈外口，两侧达子宫旁 1 cm，可显露子宫血管。

（10）处理双侧附件　于子宫角外侧 2 cm 处用双极电凝钳电凝左侧输卵管峡部 1～

2 cm后剪断。于子宫角外侧2 cm处电凝剪断左侧卵巢固有韧带。对侧同法处理。

（11）处理子宫血管　以双极电凝钳紧贴子宫峡部电凝子宫血管后切断。或以分离钳游离1～2 cm子宫血管，由子宫向盆壁方向共上3个钛夹，在第一个和第二个之间剪断，残端再次电凝止血；或采用缝扎法，使用2-0腹腔镜专用缝合针线在子宫峡部穿过子宫血管完全缝合，腔外打结，由子宫向盆壁方向共做结3个，在第一个和第二个结之间剪断。

有条件时亦可采用切割闭合器，此时需要穿刺12 mm套管鞘。

（12）处理完附件后转入阴式手术　暴露宫颈，将宫颈向下牵拉，在阴道前壁膀胱沟处及两侧阴道壁黏膜下疏松结缔组织内注射生理盐水，环形剪开膀胱与宫颈交界处筋膜，拇指包裹纱布上推膀胱（图2-5-103）。钝性分离膀胱宫颈间隙，钳夹切断膀胱宫颈筋膜，缝扎。达到膀胱子宫腹膜反折时会有滑动感，剪开反折，进入腹腔后放置S形拉钩。

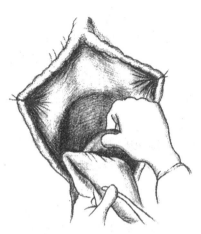

图2-5-103　上推膀胱

（13）将宫颈向前上方牵引　于阴道后穹隆处环形切开，向两侧与前壁切口相连。向下分离直肠宫颈间隙，剪开直肠子宫腹膜反折，放置S形拉钩。

（14）向右上方牵引宫颈　剥离其后侧方的阴道黏膜，暴露宫骶韧带，贴近宫颈钳夹切断左侧宫骶韧带，7号丝线缝扎残端并加固一次。对侧同法处理。

（15）向右下方牵引宫颈　血管钳靠近宫颈，向外侧滑动，钳夹切断左侧主韧带，7号丝线缝扎残端并加固一次。对侧同法处理。也可以钳夹子宫，将子宫从切断主韧带的一边牵出盆腔后再处理对侧主韧带。

（16）在腹腔镜监视下取出子宫。

（17）缝合阴道残端和腹膜　2/0可吸收线连续缝合阴道残端及前后腹膜反折，将各韧带残端留在腹膜外。阴道内填塞活力碘纱布，48 h后取出。

（18）重新形成气腹　生理盐水冲洗盆腹腔，查无活动性出血和内脏损伤，停止进气，排尽二氧化碳气体，拔出套管鞘，缝合皮肤。查无活动性出血，排气，拔管，缝合皮肤。

5. 操作技巧

1）钳夹子宫血管时，宜紧贴子宫。钳夹时宜用3把血管钳为佳，在内中两把钳间剪断，残端缝扎2次更为稳妥可靠。

2）如膀胱子宫腹膜反折难以打开，可以在处理完宫骶韧带，打开直肠子宫腹膜反折后，以手指探入盆腔，向前绕过宫颈，顶起膀胱子宫腹膜反折后再打开。

3）主韧带较宽时可以分2次钳夹处理。

6. 注意事项

1）切开腹膜时，注意避免损伤膀胱。

2）取出子宫时腹腔镜监视，随时对可能滑脱的缝线或钛夹进行紧急处理。

3）缝合阴道残端时需要注意闭合腹膜和阴道残端之间的腔隙。

7. 术后并发症

（1）出血　腹腔内血管残端或阴道残端。

（2）感染　残端感染。

（3）损伤　损伤输尿管、膀胱、肠管。

（4）腹膜后大血管损伤　一旦发生患者预后不良,应立即中转开腹手术止血。

（5）腹壁血管损伤　尤其是腹壁下动脉。

十、腹腔镜子宫体部肌瘤剔除术

1. 适应证

1）浆膜下子宫肌瘤或肌壁间子宫肌瘤向浆膜面突出者。

2）有习惯性流产、不孕症的子宫肌瘤患者。

3）子宫肌瘤产生明显压迫症状,要求保留生育能力的患者。

4）因肌瘤导致月经过多或不规则出血而发生失血性贫血的子宫肌瘤患者,要求保留生育能力。

5）短期内肌瘤明显增大。

6）确诊子宫肌瘤,造成重大心身压力者。

2. 禁忌证

1）子宫肌瘤>3 cm 者超过 4 个,或肌瘤直径>10 cm。

2）子宫超过孕 4 个月大小。

3）子宫肌壁间肌瘤向宫腔方向生长,突出部分>30％体积。

4）超重严重。

5）怀疑腺肌瘤。

6）晚期子宫或附件恶性肿瘤。

7）急性盆腔炎。

8）严重心血管系统或呼吸系统疾病不能耐受麻醉。

9）Ⅱ度以上的心脏左束支传导阻滞。

10）凝血功能障碍。

11）膈疝。

3. 准备工作

1）术前阴道冲洗(0.1％碘伏液)或擦洗(0.5％碘伏液)3 d。

2）术前晚肥皂水灌肠。

3）盆腔粘连者需行肠道准备：口服庆大霉素＋甲硝唑 3 d,无渣半流质饮食 2 天＋禁食 1 天。术前晚清洁灌肠。

4）腹部手术野常规备皮、清洁,对需要穿刺的脐孔要进行专门的脐部护理。

5）术前留置导尿管,使膀胱在手术中保持空虚状态以免误伤。

6）由于术中可能需要放置举宫器,术前应进行白带常规化验,如存在急性炎症应治疗后再手术。

7）术前肌内注射阿托品 0.5 mg,苯巴比妥 0.1 g。

8）常规备血。

9）有不规则阴道流血病史或月经紊乱的患者,术前宜行诊刮排除内膜病变。

4. 操作步骤

1）麻醉：气管内插管全身麻醉。

2）体位：膀胱截石位，头低脚高倾斜 $15°\sim25°$，使肠管倒向上腹部，避免损伤并充分暴露手术野。

3）消毒铺巾：常规腹部及外阴、阴道消毒铺巾，放置举宫器。

4）切开脐孔下缘皮肤（横行或纵行均可）约 1 cm，脐孔气腹针穿刺，进入腹腔后充气，形成 13 mmHg 人工气腹。

5）脐孔穿刺套管鞘，是为观察孔，拔出针芯后置腹腔镜。初探腹、盆腔内有无明显损伤和其他异常。

6）腹腔镜直视下穿刺左右下腹（麦氏点及其对称部位）分置 5、10 mm 套管鞘，取左下腹穿刺点与脐孔之间为第 3 个穿刺点，置 5 mm 套管鞘，是为操作孔。穿刺时注意避开血管，尤其是腹壁下动脉。

7）探查：子宫肌瘤的数目、大小、与子宫的关系、与周围脏器的关系、有无粘连等。

8）剥出瘤体：以单极电凝钩或超声刀在子宫肌瘤最突出处行子宫前壁或后壁纵切口切开子宫肌层，暴露瘤核。

切开前和切开过程中，对包膜上明显的血管应该电凝后再切断，断端再电凝止血。抓钳钳夹瘤核，向外牵拉并旋转，剥出瘤核。可以采用钝性剥离或吸管在肌瘤和包膜之间进行分离。分离至肌瘤基底部时，上提肌瘤，尽量暴露剥离面，对可见的出血点止血，对基底部电凝后切断，瘤核暂时存放在直肠子宫陷凹处。

9）缝合子宫创面：对带蒂的浆膜下肌瘤，只需电灼瘤蒂。对肌壁间肌瘤，提起创面边缘肌层，先对残腔电凝止血，可吸收线连续或间断缝合创面，关闭残腔。

10）取出瘤体：旋切器粉碎瘤体，由腹壁穿刺孔取出。

11）必要时缝合面放置防粘连剂。

12）生理盐水冲洗盆腹腔，查无活动性出血和内脏损伤，停止进气，排尽二氧化碳气体，拔出套管鞘，缝合皮肤。

5. 操作技巧

1）切开子宫时不可损伤双侧输卵管起始部。

2）切开深度要足够以便于暴露解剖层次。

3）切开子宫壁前可以对瘤体注射催产素和生理盐水，减少出血。

6. 注意事项

1）缝合残腔时层次对合严密，不留死腔。

2）缝合残腔时腔外打结为佳，快速而且牢靠。

7. 主要并发症

（1）出血 腹腔内血管残端或阴道残端。

（2）感染 残端感染。

（3）损伤 损伤输尿管、膀胱、肠管。

（4）腹膜后大血管损伤 一旦发生患者预后不良，应立即中转开腹手术止血。

（5）腹壁血管损伤 尤其是腹壁下动脉。

（6）腹腔镜手术相关并发症 气体栓塞、皮下气肿、腹壁血管损伤、腹膜后血管损伤、肠管损伤、肩部疼痛、感染、穿刺口疝等。

第五节　子宫阔韧带肌瘤切除术

一、概述

子宫阔韧带肌瘤分为真性和假性两种。真性阔韧带肌瘤可能来源于 3 处的肌纤维：①圆韧带；②卵巢子宫韧带，卵巢固有韧带；③卵巢或子宫血管的周围组织。

阔韧带肌瘤的处理方法：

(1) 肌瘤挖除术　肌瘤较小，子宫及附件正常，尤其患者年龄在 40 岁以下时。

(2) 肌瘤和子宫一并切除　适用于肌瘤大，血运丰富或粘连重者，切除子宫有利于止血。子宫本身有病变，年龄较大者尤应切除。

二、适应证

1) 肌瘤较大，或产生压迫症状。

2) 肌瘤增长迅速，怀疑退行性变特别怀疑恶变者。必要时同时切除子宫。

3) 年轻患者，需保留生育功能者。

三、禁忌证

1) 怀疑肌瘤恶变者。

2) 合并有子宫内膜疾病。

3) 宫颈有严重病变者。

4) 肌瘤较大，或者数目较多，已经有子女患者。

5) 虽无子女，但肌瘤大，数目多，子宫已无法保留者。

6) 有急性感染。

四、术前准备

1) 术前阴道冲洗(0.1%碘伏液)或擦洗(0.5%碘伏液)3 天。

2) 术前晚肥皂水灌肠。

3) 盆腔粘连者需行肠道准备：口服庆大霉素＋甲硝唑 3 d，无渣半流质饮食 2 d＋禁食 1 d。术前晚清洁灌肠。

4) 腹部手术野常规备皮、清洁。

5) 术前留置导尿管，使膀胱在手术中保持空虚状态以免误伤。

6) 术前肌肉注射阿托品 0.5 mg，苯巴比妥 0.1 g。

五、手术步骤

1) 切开腹壁：见腹壁切开及缝合。

2) 探查肌瘤大小、部位、与子宫和宫颈的关系，子宫上有无肌瘤。辨认输卵管和圆韧带的位置。

3) 切断、缝扎圆韧带(如圆韧带不影响肌瘤剥离,可不切断),于肿瘤表面的中央部位,沿输尿管平行方向剪开子宫阔韧带前叶。以中弯血管钳夹持阔韧带边缘,伸入手指,徐徐进行剥离,使肌瘤与周围组织分离。如肌瘤过大可延长切口至子宫阔韧带后叶(图2-5-104)。分离过程中,注意辨认被挤压的血管和输尿管图保留子宫者应注意不要损伤卵巢和输卵管及其血管以及子宫动脉上行支。操作尽量在直视下进行。遇有小血管分支损伤,应彻底结扎止血。

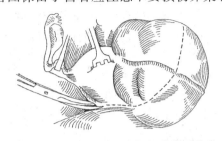

图 2-5-104 剪开子宫阔韧带前叶腹膜

4) 两把中弯血管钳钳夹、切断、结扎圆韧带(图2-5-105A),由断端打开肌瘤表面的阔韧带前叶,向外上方延长达卵巢悬韧带,向内侧经过膀胱子宫腹膜反折,达对侧圆韧带。以手指钝性游离瘤体周边(图2-5-105B)。一般来说这里的组织间隙疏松易于分离,如果组织坚硬不易分离,必须在直视下检查确定不是输尿管或子宫血管时,方可进行下一步操作,尤其是接近子宫颈附近时。如肌瘤过大,则打开肌瘤后方的阔韧带后叶,游离肌瘤后部。以组织钳或布巾钳钳夹瘤体顶端,向前牵拉,同时向两侧进一步钝性剥离瘤体。如肌瘤凸向前下,则打开膀胱子宫腹膜反折,下推膀胱,游离瘤体直到阔韧带底部和宫旁。

5) 充分游离瘤体后,将肌瘤提出盆腔,尽量紧贴瘤体钳夹周围的血管和结缔组织,切断后7号丝线缝扎或结扎止血。逐步使肌瘤完全剥离。

6) 剥除肌瘤后,对剥离面以2/0可吸收线分层连续缝合,彻底关闭残腔,有利于剥离面愈合和减少感染(图2-5-105)。

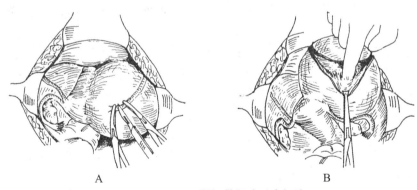

A B

图 2-5-105 阔韧带肌瘤手术切除

注 A.钳、切、缝扎圆韧带;B.剥离肌瘤。

7) 缝合切断的圆韧带。

8) 查无活动性出血,点器械纱布无误,逐层关腹。

六、操作技巧

1) 如输卵管卵巢已被过度牵拉变形,可酌情将其切除。

2) 所有分离操作均应在直视下进行,一边操作一边辨认肌瘤附近变形或移位的输尿管、血管等。

3）阔韧带肌瘤基底部接近子宫血管和输尿管，必须事先查清其位置和走行，紧贴肌瘤分次钳夹、切断和缝扎子宫动静脉，每次处理组织不超过 1 cm，以免造成输尿管扭曲而引流不畅。

4）如剥离瘤体后剩余阔韧带过于冗余，可以视情况切除部分而后缝合。

5）肌瘤较大时，其血管相应增粗，应分别夹住、切断、缝扎，以免撕断出血。

6）如子宫动脉横跨肌瘤，能进行完整游离而不切断则更理想。

7）保留子宫者应该注意不要损伤卵巢和输尿管及其血管及子宫动脉上行支。

七、注意事项

1）剥离肌瘤时应注意子宫角部、输卵管进入宫腔的部位，注意勿损伤或结扎卵巢悬韧带内的血管及子宫动脉上行支。

2）分离过程中遇到的条索状结构，应追踪其行径和探查其硬度辨认清楚后再操作。

3）缝合残腔剥离面缝针不可过深，避免损伤输尿管。

4）如剥离面出血明显，可以施加温生理盐水纱布加压、局部放置止血纱布等措施。

八、术后处理

1）术后保留导尿管 1 d，术后 7 d 拆线。

2）长期随诊注意有无复发肌瘤。

3）加用抗生素防感染。注意外阴清洁。

九、常见并发症

（1）邻近脏器损伤　输尿管、膀胱等。术后留意患者的排尿情况，术后在少尿、腰腹胀痛时要警惕，及时诊断输尿管损伤以便及早处理。

阔韧带肌瘤和输尿管都位于肌瘤包膜的外面，操作时只要在包膜内操作应无危险。有时输尿管会被推向肌瘤的前方，在切开包膜时易损伤输尿管，所以在切开肌瘤包膜时应斜行切开。如果在肌瘤包膜上见到有管状组织，应从骨盆漏斗韧带水平找出输尿管，然后进行输尿管的游离。

（2）出血、阔韧带血肿　缝合留有死腔或结扎不严所致。

阔韧带肌瘤的蒂有时与子宫相连，分离肌瘤后应进行钳夹、切断，然后进行缝扎，切忌粗暴钝性分离，造成子宫动脉撕裂出血。

由于真性阔韧带肌瘤没有独立的血管供应，肌瘤剔除后常有盆腔底部的静脉丛出血，而且不易钳夹，也不宜缝合，此时只能是压迫止血。可以先用热盐水纱布压迫，血止后用止血海绵填压。对压迫止血无效者，可以用碘仿纱条压迫，然后缝合阔韧带前后叶，纱条从腹部伤口侧方引出体外，24 h 后取出。此方法的止血效果较好，一般不引起感染。

（3）感染　残腔积血创面感染，需要积极应用广谱抗生素。

第六章 盆 腔 手 术

第一节 盆腔肿块穿刺抽吸术

在超声引导下穿刺抽吸盆腔肿块行细胞学检查和组织学活检可以避免不必要的剖腹手术;对部分盆腔肿块可以明确其性质,同时起到保守治疗的作用;对性质不明的妇科盆腔包块具有诊断和鉴别诊断的意义。

一、适应证

(1) 单纯性卵巢囊肿　超声表现为卵巢的薄壁圆形规则无回声区域,直径超过 5 cm,保守治疗 3 个月以上囊肿不消失或有增大趋势。行肿块穿刺抽吸可以明确诊断并消除包块。

(2) 卵泡囊肿　成熟卵泡不排卵或闭锁卵泡持续增大,卵泡液潴留而形成卵泡囊肿,直径超过 5 cm,囊肿经观察 3 个月以上仍持续存在。

(3) 卵巢浆液性囊肿　超声表现为单房、薄壁、均匀无回声,直径＞5 cm。

(4) 中肾管、副中肾管囊肿　略。

(5) 卵巢子宫内膜异位囊肿　卵巢因异位子宫内膜周期性出血,血液潴留形成巧克力囊肿。患者可能有痛经史,超声表现为卵巢的无回声区内有光点。

(6) 卵巢黄素囊肿　宫内妊娠流产、异位妊娠保守治疗后卵巢黄素囊肿持续不消失且直径超过 5 cm。

(7) 盆腔脓肿　急、慢性盆腔炎形成的附件脓肿或子宫周围脓肿,可行穿刺抽吸抽出脓液做致病微生物培养加药物敏感性测定,同时可向脓腔内注入抗生素治疗,或同时放置引流管促进脓液排出,减轻症状。

(8) 盆腔包裹性积液　盆腔腹膜因手术或炎症导致粘连形成局限性液性暗区,保守治疗无效。

(9) 怀疑陈旧性宫外孕　根据病史、临床表现、体检和实验室检查无法确定诊断,高度怀疑陈旧性宫外孕者,可经穿刺明确诊断。

上述包块应位置较低,分房不超过 3 个。

原则上对囊实性或实性盆腔包块、或伴有腹水、或肿瘤标志物增高等怀疑恶性包块不做穿刺抽吸,但是如患者高龄或全身状态差不能耐受手术或麻醉时,可慎重考虑超声引导穿刺抽吸包块行细胞组织学检查以作为决定下一步治疗方案的参考。

(10) 晚期恶性肿瘤或恶性肿瘤术后复发者　可在超声引导下行穿刺抽吸细胞学检查明确诊断后注入化疗药物,缓解病情延长生存期。

二、禁忌证

1) 恶性包块可疑。

2) 多次盆腹腔手术史或反复肿块穿刺史。

3）急性盆腔炎或严重盆腔粘连。

4）水、电解质平衡紊乱。

5）心血管系统疾病：重度高血压、心律不齐、心功能不良、新发病或未控制的心力衰竭。

6）呼吸系统疾病：肺部严重感染或肺结核活动期。

7）肾功能不全。

三、操作步骤

1. 经阴道穿刺

1）一般不需麻醉，可根据患者具体情况酌情给予利多卡因局麻或度冷丁镇痛以及鲁米那镇静剂。

2）患者排尿后取膀胱截石位，外阴、阴道消毒，铺无菌孔巾。做双合诊，了解盆腔肿块位置，活动、大小及旁组织情况。

3）将穿刺引导支架安装在阴道探头上，再将穿刺针置于引导架内，注意针尖斜面应与探头斜面一致且不超出阴道探头。将探头置于阴道穹隆内，B超下测量肿块大小，估计穿刺深度。穿刺引导器对准肿块中心，调整进针路线，要注意避开大血管和其他脏器，快速将穿刺针经引导管或者徒手穿刺进入囊肿并达到理想位置。

4）取出穿刺针芯，用 20 ml 注射器连接于穿刺针延长管后开始抽吸囊液。若囊液太黏稠而抽出困难时，可以注入适量生理盐水稀释后再抽，所注入生理盐水体积必须小于已抽出液体积。若囊肿系多房性，可直接刺破隔进入另一房，也可以另行进针穿刺另一房。

5）囊液基本抽尽后，注入无水乙醇凝固囊壁，注入量约为抽取囊液体积的 1/2～1/3，留置大约 10 min 后抽出。若白色沉淀物较多时需再次注入以凝固完全。对于脓肿腔，尽量抽尽囊内容物后注入稀释的抗生素反复冲洗。

6）治疗结束拔出穿刺针后可用无菌纱布置于阴道穹隆穿刺点处压迫止血。

2. 经腹壁穿刺

1）患者取平卧位，常规消毒铺巾，在拟定穿刺点注入利多卡因行局部麻醉。

2）B超探头套上无菌手套后定位并调整进针路线，快速将穿刺针经引导线或徒手穿刺进入肿块中心。若无引导装置而徒手穿刺时需在B超监测下确定肿块距穿刺点最近的部位及扫描出囊液最深部位，将穿刺针紧贴探头侧壁刺入。

3）穿刺针入囊后其余步骤与经阴道穿刺者相同。

四、操作技巧

1）要根据肿块的位置及患者阴道炎症情况等来选定穿刺方式，当肿块位置较高时选择经腹穿刺，较靠近阴道穹隆时则选择经阴道途径，穿刺路径越短越好。当两种途径均可时，最好是选择经腹部穿刺，因其消毒、操作等都较为方便，并且可避免阴道炎症扩散到盆腔。

2）经阴道穿刺时，可将探头适当对穹隆部施加压力，尽量使穿刺点靠近肿块以缩短穿刺路径。

3）若为巧克力囊肿囊液黏稠抽吸费力时，有研究表明用生理盐水稀释至 500 U/ml 的洛欣代替生理盐水稀释囊液的效果好，并且更有利于冲洗干净囊腔凝固囊腔。

4）抽出的液体必须行细胞学检查。若穿刺肿块是脓肿，则需做细菌培养和药敏试验。

五、注意事项

疼痛：注入无水乙醇凝固囊壁时会产生明显疼痛,有些患者不能耐受,可以于注入无水乙醇前先注入生理盐水稀释后的 2% 利多卡因 10 ml 保留 2 min 后抽出。这样既可以减轻疼痛同时又可以使囊壁凝固更充分。

（1）出血　穿刺时应注意避开大血管及周围脏器,穿刺完后可用纱布压迫止血,术后应用止血药。

（2）感染　术后注意阴道清洁,加强抗感染治疗。

（3）恶性肿瘤细胞沿穿刺道扩散　需要严格掌握指征,准确行超声诊断,结合临床肿瘤标志物及患者症状体征等,于术前排除恶性肿瘤可能性。

（4）术后囊性肿物复发　复发率为 11%～67%,其中巧克力囊肿复发率最高,术前应跟患者交代清楚。

六、常见并发症

1）感染。

2）出血。

3）盆腔内脏器损伤。

4）术后复发。

第二节　盆腔粘连松解术

粘连松解是腹腔镜较早介入妇科领域的手术之一,且目前单纯的盆腔粘连松解术一般是在腹腔镜下完成,以下主要介绍腹腔镜下盆腔粘连松解术。

一、适应证

1）慢性盆腔痛经药物治疗无明显效果者。

2）不孕症患者怀疑盆腔粘连者。

3）不完全肠梗阻患者有过腹部手术者。

二、禁忌证

1）严重心肺脑肝肾疾患不能耐受手术者。

2）急性生殖道感染。

3）凝血功能障碍、严重者。

4）严重肥胖、弥漫性腹膜炎、腹壁疝、妊娠等不宜行腹腔镜手术者。

三、术前准备

1）选择月经干净后 2～7 d 手术最为适宜。

2）术前辅助检查：血常规、尿常规、凝血功能、肝肾功能电解质、白带常规、胸片、心电图、血型等,宫颈糜烂严重者行宫颈细胞学检查,疑内膜病变者行诊刮。

3) 术前常规准备：术前禁饮食，备皮，肠道准备，肌注阿托品，上导尿管等。

4) 术前阴道冲洗 3 d，对于附件区压痛或宫体压痛怀疑急性炎症者，应先给予抗感染治疗 1～2 d，有贫血者应尽量及早纠正贫血。

四、操作步骤

1) 患者全麻后，取膀胱截石位。

2) 常规腹部、会阴部、阴道消毒后铺无菌巾，留置导尿管，经阴道置入举宫器。

3) 连接好腹腔镜装置，冲洗吸引系统，电切电凝系统等，穿刺置入 Trocar 及腹腔镜体，保持气腹压力为 13 mmHg。

4) 观察盆腔内粘连整体情况，不能分清脏器界限时，若有内膜异位症病灶，要先烧灼内膜异位病灶，分解粘连。先分离肠管与盆腔内脏器之间的粘连，显露盆腔内脏器，再分离卵巢与陶氏腔或盆壁间粘连，而后游离输卵管。输卵管卵巢都粘连时，最好先分离卵巢周围粘连。

5) 松解卵巢周围粘连时，可以应用有齿钳抓取卵巢固有韧带将其抵在子宫后壁上以便于分离，用抓钳直接夹住粘连进行对抗牵拉，用钝探针或冲洗吸引器滚动分离使卵巢周围粘连分解。提起圆韧带后暴露粘连的输卵管，确定分离平面及无血管区域后分开粘连。对于伞端短粘连，则用无创抓钳提起骨盆漏斗韧带以暴露。伞端粘连一般都是无血管膜性粘连，将伞端悬浮于水中时，粘连很容易看到，可用剪刀、电极电钩或双极电凝剪断。

6) 粘连分解完毕后可给予粘连预防剂喷洒于盆腔内，达到防粘连和止血的功能。

五、操作技巧

1) 粘连松解的关键是将粘连部位绷紧确定分离平面及无血管区域，用抓钳直接夹紧粘连做对抗牵拉，钝探针或冲洗吸引器或剪刀分离粘连。

2) 对于厚的粘连需要用剪刀分离，粘连带中有血管组织时直接剪开会出血，故应先充分凝固后再剪开。对于无血管的膜性粘连，可直接用剪刀剪开，但注意剪刀勿伤及周围器官。

3) 若盆腔有广泛粘连，难以识别脏器界限时，建议生理盐水充盈膀胱了解膀胱界限后再行分离。顺利找到圆韧带，并沿圆韧带找到输卵管，若盆腔内脏器甚至腹腔内脏器之间有致密粘连时，建议先用注射针或冲洗装置行水分离后再行粘连分解。

4) 松解粘连时若出血，最好用双极电凝止血，抓取时，要尽量抓取粘连或卵巢固有韧带，而不要抓取卵巢皮质，输卵管系膜或输卵管以减轻损伤。卵巢皮质发生损伤时用电极电凝止血会极大损伤卵巢组织，可用纱布压迫止血或用双极电凝止血，若出血难止，则建议缝扎止血。若抓取时损伤输卵管系膜出血较多时，可先用肾上腺素盐水纱布条压迫止血，出血减轻后再行缝扎止血。

5) 如在输卵管子宫粘连或子宫后壁肠管粘连时，剪刀最好紧贴损伤后不至于引起严重并发症的子宫壁进行。

六、注意事项

1) 术野出血点一定要完全止血，潜在的感染源要清除，尽量减少合针数。

2) 对于有过剖腹手术史患者行腹腔镜时,一定要考虑瘢痕与肠管大网膜之间的粘连及其隐藏的危险。

3) 松解肠管、膀胱等重要脏器周围的致密粘连时,若发生损伤,应及时修补。

4) 术后患者 1 个月内腹痛较少,但若发生再粘连,腹痛可复发,甚至比以前更严重,术后要注意抗炎止血治疗。

七、常见并发症

1) 膀胱、肠管等脏器损伤。

2) 出血。

3) 感染。

4) 术后盆腔再粘连。

第三节 子宫畸形矫形术

一、子宫纵隔切除术

(一) 经腹子宫纵隔切除术

1. 适应证

1) 子宫纵隔引起不孕或习惯性流产。

2) 欲接受辅助生殖技术助孕者。

2. 禁忌证

1) 急性生殖道炎症。

2) 严重心肺功能不全者。

3. 术前准备

1) B超或子宫输卵管造影或宫腔镜检了解宫腔形态,确定子宫纵隔畸形类型,估计纵隔长度和宽度。

2) 月经干净后 2～7 d 手术最适宜,以免月经周期后半期内膜过厚、盆腔充血等影响术野操作。

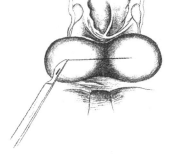

图 2-6-1 横行切开宫底

3) 术前常规准备:术前禁饮食,备皮,肠道准备,肌注阿托品,上导尿管等。

4) 术前阴道冲洗 3 d,对于附件区压痛或宫体压痛怀疑急性炎症者,应先给予抗感染治疗 1～2 d,有贫血者应尽量及早纠正贫血。

4. 手术步骤

1) 麻醉与体位:连续硬膜外麻醉或腰硬联合麻醉,平卧位。

2) 不全纵隔、单宫颈:提起子宫,从一侧子宫角到侧子宫角横行切开达宫腔(图 2-6-1)。探查纵隔与宫腔的位置关系,切除纵隔及其附着的宫底、前后壁,出血点钳夹结扎。以2-0可吸收线连续分层缝合子宫壁断面,4 号丝线间断缝合浆膜层。

3) 完全纵隔:于子宫底部中央横向切开 1.5～2.0 cm 达两侧宫腔,提起纵隔,沿宫壁切除至子宫颈内口处,再用 2/0 可吸收线将两侧子宫壁肌层分两层左右对应缝合,完成两侧子宫腔吻合整形。

4）宫腔镜子宫纵隔切除术见相应章节。

5）关腹前可留置防粘连物质如透明质酸钠等。

5. 操作技巧

1）为防止术中过多出血，可以橡皮管在子宫峡部水平环绕子宫做结，血管钳钳夹结根部，或者子宫肌层注射催产素 10～20 U。

2）术后放置节育环防止宫腔粘连。

3）楔形切除纵隔的底部不低于子宫峡部，完整切除纵隔即可。

4）切开宫壁时，要操作细致，避免伤及双侧输卵管开口及间质部。

5）术中需严密止血，缝合肌层时注意对合整齐，不要穿透子宫黏膜。

6. 注意事项

1）切除纵隔时尽量保留正常组织，范围不牵涉子宫下段和宫颈。

2）缝合时勿穿透内膜。

3）缝合时注意对称逐层缝合，拉紧缝线，不留死腔。

4）不论切开还是缝合都注意勿损及输卵管起始部。

7. 常见并发症

1）出血。

2）宫腔粘连。

3）术后盆腔粘连。

（二）宫腔镜下子宫纵隔切除术

1. 适应证

同经腹手术。

2. 禁忌证

1）前 2 条同经腹手术。

2）宫颈瘢痕、裂伤致扩宫困难者。

3）宫体过倾过屈致宫腔镜不能到达宫底者。

4）子宫恶性肿瘤如宫颈癌、内膜癌等。

3. 术前准备

基本同经腹手术，但有两点需要注意，术前 1～2 d 需行软化宫颈处理，可给予患者口服米非司酮或米索前列醇片，或手术前插入扩宫器并留置一晚。由于宫腔镜下不能准确判断切除深度，故最好是在 B 超或腹腔镜监测下进行操作。

4. 手术步骤

1）患者可采取静脉全麻、连续硬膜外麻醉或气管插管全麻，取膀胱截石位。

2）常规消毒外阴、阴道及宫颈，铺无菌巾，阴道窥器暴露宫颈，再次消毒宫颈及宫颈管，钳夹宫颈前唇或后唇，子宫探针缓慢进入，探子宫方向及宫腔深度。扩宫至 9～11 mm，连接好宫腔镜相关装置后置入宫腔镜。

3）直视下行单极电极电切术或剪刀机械切除术。单极电极电切时，若是不完全纵隔，可直接用切割环或钩状电极从宫颈向宫底沿子宫纵轴方向切割，直至 B 超提示已到宫底部。若是完全纵隔，可先用扩张器扩张宫颈和双侧宫腔，然后经子宫电切镜交换置于一侧宫腔后用切割环或钩状电极对等切除子宫纵膈壁。剪刀机械切除时,宫腔镜操作孔内置入微型手术剪,对侧置入宫腔探针引导在宫颈内口上方横行剪开纵膈,再纵行向宫底部剪切,直到输卵管开口水平时切除完毕。对于不完全纵膈切除方式基本同电切术,只是所用器械不同而已。

5. 操作技巧

1) 宫腔镜下电切子宫完全纵膈时,应注意双侧对等切割,避免切割深度不一致而引起宫腔变形。

2) 宫腔镜下剪刀切除子宫纵膈时,要注意在纵膈的中线纤维化无血管处剪开,初学者应尽量避开子宫前后壁,因子宫纵膈血管多由子宫前后壁进入。剪切最好是从一侧开始,逐渐向对侧进行。当剪开纵膈达宫底肌层可见横行肌束时操作更应该细致,若纵膈底较宽,则剪切至接近输卵管口处即停止以免术后粘连导致输卵管开口狭窄或闭塞。

3) 电切时,电极可达到止血使术野更清晰的效果,而剪刀机械切除时可避免电切时可能发生的子宫内膜及肌层的损伤,所以应该根据患者的具体情况选取合适的手术方式。

6. 注意事项

1) 子宫畸形常可合并泌尿系畸形,若患者有泌尿系症状或怀疑畸形时,手术前应行泌尿系相关检查如泌尿系造影等。

2) 书中应严格止血,操作时要尽量避免造成出血,以减少术后出血的可能。

3) 术后保留宫内节育器一枚,2~3个月后复查宫腔镜并取环。

7. 主要并发症

1) 术中可能出现宫腔镜相关并发症如心脑反应综合征、空气栓塞、水中毒等。

2) 出血。

3) 感染。

4) 术后宫腔粘连。

5) 若损伤内膜较严重时可影响妊娠。

二、双角子宫成形术

1. 适应证

双角子宫影响妊娠如习惯性流产及胎位异常需要矫正者。

2. 禁忌证

同经腹子宫纵隔切除术。

3. 手术步骤

采取连续硬膜外麻醉后患者取膀胱截石位,常规消毒腹部后铺无菌手术巾,取下腹部正中切口,逐层切开腹壁后提起子宫。

(1) 子宫切口　方法1,从子宫颈部自右而左做横形切开,切口直达子宫腔(图2-6-2),适用于子宫的间距较远,而子宫又较扁窄的双角子宫,使整形后的子宫可稍宽厚。方法2,适用于子宫的间距较近,如鞍状子宫,可在子宫中部做V字形切口,尖端朝向宫颈,切口的长、宽度视具体情况而定,原则上使切透宫腔,切除部分子宫体及纵隔缝合后的子宫大小及形态接近正常的子宫(图2-6-3)。

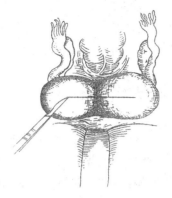

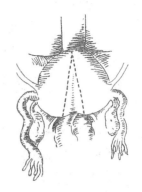

图 2-6-2　子宫切口(方法 1)　　　　图 2-6-3　子宫切口(方法 2)

（2）切除子宫纵膈　子宫横行切开后,用血管钳或镊子提起子宫纵膈,用手术刀切除之(图 2-6-4)。如做 V 字形切口,因纵膈已被切除,可不必再做切除,如纵膈切除不全,可补充切去,缝扎或电凝止血。宫腔内留置节育环一枚后间断缝合子宫肌层及浆肌层。

（3）缝合子宫内层　用 1 号铬制肠线或华利康线连续缝合子宫肌层的内 1/2,为使止血可靠,缝线可通过子宫内膜层,欲避免肠线抽拉过紧而使子宫形态变异,可在子宫前后分 2 段连续缝合,在子宫底部分别打结(图 2-6-5)。

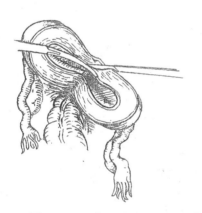

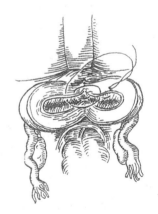

图 2-6-4　切除子宫纵隔　　　　　图 2-6-5　缝合子宫内层

4. 操作技巧

宫底部横切口时,要注意不要伤及双侧输卵管间质部,缝合时尽量不穿透内膜。其余基本同子宫纵膈切除术。

5. 注意事项

术后抗感染止血治疗,禁盆浴及性生活 1 个月。

6. 常见并发症

1）出血。

2）感染。

3）盆腔粘连。

三、残角子宫切除术

(一) 经腹残角子宫切除术

1. 适应证

1)流产、扭转引起腹部剧痛明显症状者。

2)残角子宫积血者。

2. 禁忌证

同经腹子宫纵膈切除术。

3. 术前准备

同经腹子宫纵膈切除术。

4. 操作步骤

1)采取连续硬膜外麻醉后患者取膀胱截石位。

2)常规消毒腹部后铺无菌手术巾,取下腹部正中切口。

3)逐层切开腹壁后良好的暴露子宫、残角子宫及该侧输卵管及卵巢,于残角子宫与对侧子宫交界处切除之,同侧输卵管也需切除,缝合创面并止血。

5. 操作技巧

1)若盆腔有粘连时则需先适当分离粘连,注意不要伤及输尿管膀胱肠管等。

2)术中应严密止血,勿伤及正常卵巢。

6. 常见并发症

1)出血。

2)感染。

3)盆腔粘连。

(二) 腹腔镜残角子宫切除术

1. 适应证

1)残角子宫引起积血、流产或扭转引起急腹症。

2)残角子宫妊娠。

2. 禁忌证

1)急性盆腔炎。

2)严重心血管系统或呼吸系统疾病不能耐受麻醉。

3)Ⅱ度以上的心脏左束支传导阻滞。

4)凝血功能障碍。

5)膈疝。

3. 准备工作

1)术前阴道冲洗(0.1%碘伏液)或擦洗(0.5%碘伏液)3 d。

2)术前晚肥皂水灌肠。

3)盆腔粘连者需行肠道准备:口服庆大霉素+甲硝唑3 d,无渣流质饮食2 d+禁食1 d。术前晚清洁灌肠。

4)腹部手术野常规备皮、清洁;对需要穿刺的脐孔要进行专门的脐部护理。

5)术前留置导尿管,使膀胱在手术中保持空虚状态以免误伤。

6）术前肌内注射阿托品 0.5 mg,苯巴比妥 0.1 g。

7）常规备血。

4. 腹腔镜操作步骤

1）麻醉：气管内插管全身麻醉。

2）体位：膀胱截石位,头低脚高。

3）消毒铺巾常规腹部及外阴阴道消毒铺巾,放置举宫器。

4）脐孔气腹针穿刺形成 13 mmHg 人工气腹。

5）脐孔穿刺套管鞘,为观察孔,置镜。

6）腹腔镜直视下穿刺左右下腹(麦氏点及其对称部位)分置 5 mm、10 mm 套管鞘,取左下腹穿刺点与脐孔之间为第三个穿刺点,置 5 mm 套管鞘,为操作孔。

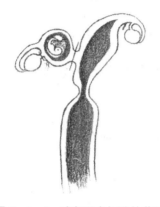

7）探查：确定残角子宫的类型。

8）钳夹残角子宫侧的圆韧带,双极电凝电凝此处后切断(图 2-6-6)。

9）钳夹残角子宫侧的卵巢固有韧带,双极电凝电凝此处后切断。

10）以超声刀或单极电刀沿残角子宫与对侧子宫交界处切除之,同时切除患侧输卵管。

11）1/0 可吸收线缝合创面并彻底止血。

12）生理盐水冲洗盆腹腔,查无活动性出血和内脏损伤,停止进气,排尽二氧化碳气体,拔出套管鞘,缝合皮肤。

图 2-6-6 残角子宫切除的范围

5. 操作技巧

1）如残角与子宫相连的蒂部较宽,电凝止血一定要彻底,必要时腔外打结缝扎断端。

2）当为残角子宫妊娠时,如已发生破裂导致内出血、失血性休克,应先抢救休克后急诊手术,积极应用抗生素防止感染。

6. 注意事项

1）严格止血。

2）如为残角子宫妊娠应尽量彻底切除,不要残留妊娠组织。

7. 常见并发症

1）出血。

2）感染。

3）腹腔镜手术相关并发症：气体栓塞、皮下气肿、腹腔腹膜后血管损伤、肠管损伤、肩部疼痛、感染、穿刺口疝等。

第七章　输卵管手术

第一节　输卵管造口术

一、适应证

1）输卵管伞端破坏或切除术后。

2）输卵管远端阻塞。

3）输卵管壶腹部积水。

二、禁忌证

1）输卵管结核。

2）严重盆腔感染致输卵管丧失功能者。

三、准备工作

1）术前备皮,备血。

2）术前2d阴道冲洗,2次/天。

3）术前晚灌肠。

4）术前晚10点钟后禁食禁水。

四、腹腔镜操作步骤

1）麻醉成功后,患者膀胱截石位。

2）进入腹腔,探查腹腔,输卵管钳提起阻塞输卵管远端,有粘连者先进行分离(图2-7-1)。

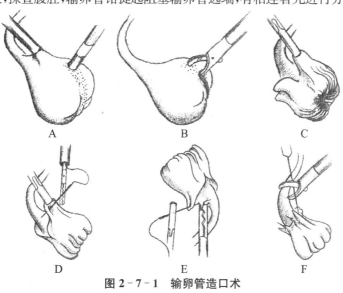

图 2-7-1　输卵管造口术

3）切开输卵管浆膜层,显露正常管腔。

4）将剪开的伞端向浆膜面反折,使伞端黏膜向外暴露 1 cm 左右,6/0 无损伤缝线将伞端固定在输卵管浆膜面,缝合时注意防止管腔狭窄。

5）手术视野局部止血。

6）输卵管通畅试验:经子宫腔注入稀释亚甲蓝液,腹腔镜下观察输卵管的通畅情况。

五、操作技巧

1）若输卵管伞端呈现中央粘连状态,尚有伞端可见,将分离钳插入输卵管内,边张开分离钳边向外分离至输卵管开口;若伞端积水,伞端往往完全关闭,而多不见伞样结构,呈鱼口样剪开伞端,使积水流出。

2）术中轻柔操作,避免损伤周围脏器。

六、注意事项

1）手术结束后,有条件者可以腹腔内注入防粘连药剂。

2）术后抗生素预防感染以及下次月经期抗感染治疗。

七、常见并发症

有术后再发或异位妊娠可能,术后尽快受孕。

第二节　输卵管切开缝合术

一、适应证

1）输卵管伞端基本完好。

2）输卵管外形基本正常。

3）患者有生育要求。

二、禁忌证

1）输卵管结核。

2）严重盆腔感染致输卵管丧失功能者。

3）输卵管严重破坏。

三、准备工作

1）术前备皮,备血。

2）术前 2 d 阴道冲洗,2 次/天。

3）术前晚灌肠。

4）术前晚 10 点钟后禁食禁水。

四、腹腔镜操作步骤

见图 2-7-2～图 2-7-4。

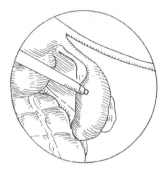 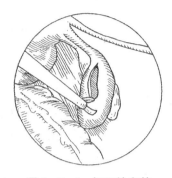 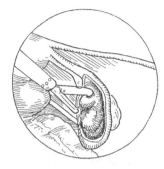

图 2-7-2　穿刺　　　　　　图 2-7-3　切开输卵管　　　　　　图 2-7-4　取出病灶物

1）麻醉成功后,患者膀胱截石位。

2）进入腹腔,探查腹腔,先分离盆腔粘连,充分游离输卵管,输卵管钳提起输卵管远端。

3）切开输卵管病变部位浆膜层,显露管腔。

4）取出病变物,创面止血,以 6/0 无损伤缝线间断将切开部位输卵管浆肌层缝合,缝合时注意防止管腔狭窄。

5）手术视野局部止血。

6）输卵管通畅试验:经子宫腔注入稀释亚甲蓝液,腹腔镜下观察输卵管的通畅情况。

五、操作技巧

1）切开输卵管病变部位浆膜层,创面止血有时困难,甚至需要电凝止血,电凝时要防止破坏过大,可以用分离钳钳夹止血。

2）术中轻柔操作,避免损伤周围脏器。

六、注意事项

1）手术结束后,有条件者可以腹腔内注入防粘连药剂。

2）术后抗生素预防感染以及下次月经期抗感染治疗。

七、常见并发症

有术后再发可能。

第三节　输卵管切除术

一、适应证

1）除间质部以外的输卵管妊娠。

2）异位妊娠手术同时要求绝育者。

3）无生育要求的输卵管积水患者。

4）严重的慢性输卵管炎症,可能再次输卵管妊娠者,同意切除患侧输卵管。

5）绝育术后的输卵管妊娠。

6）输卵管良性肿瘤者的部分切除术。

二、禁忌证

1）严重的心、肝、肾脏疾病不能耐受手术者。

2）急性输卵管炎症或慢性炎症急性发作期,不应做切除术,应先用抗生素控制炎症后再考虑手术。如药物治疗无效,有脓肿形成或发生盆腔腹膜炎时,需开腹探查。

三、准备工作

1）术前备皮,备血。

2）术前 2 d 阴道冲洗,2 次/天,术前晚灌肠 2 次。

3）术前晚 10 点钟后禁食禁水。

四、麻醉

腰麻或连续硬膜外麻醉。

五、操作步骤

（一）腹腔镜操作步骤

1）麻醉成功后,患者膀胱截石位。

2）进入腹腔,探查腹腔,先分离盆腔粘连,充分游离输卵管,输卵管钳提起妊娠输卵管远端,使输卵管系膜展平,用双极电凝由伞端沿输卵管系膜向子宫角方向电凝系膜,再用剪刀剪断电凝组织,切除输卵管,断端再用双极电凝电凝。也可用 2/0 线套扎病变输卵管,切除输卵管,断端再用双极电凝电凝(图 2-7-5)。

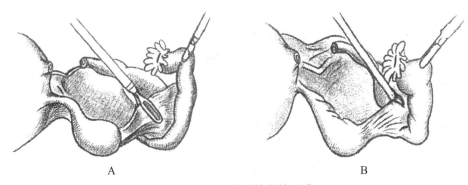

A   B

图 2-7-5　切除输卵管系膜

注　A. 电凝输卵管系膜;B. 剪断输卵管系膜。

3）生理盐水冲洗腹腔,检视无活动性出血,放置橡皮引流管。

4）操作技巧：

A. 分离粘连时注意勿损伤输尿管、膀胱和肠管。

B. 尽量保留正常卵巢，尤其对年轻患者。

C. 若是部分输卵管切除，在输卵管病变部位予以电凝，切断，子宫角再予以电凝并切断；若是输卵管全部切除，将子宫角做楔形切除。

5）注意事项：

A. 失血过多者，术中及术后输血和补液治疗，促进体质恢复和伤口愈合。

B. 预防感染，应用抗生素 5～7 d。

C. 术后 3 d 切口换药，7 d 伤口拆线。

D. 术后禁止性生活及盆浴 1 个月。

6）主要并发症：

A. 可能出现周围脏器损伤，大出血等。

B. 术后可能发生卵巢功能受损的风险。

（二）开腹手术步骤及技巧

1）取仰卧位，下腹正中纵行切口，依层切开腹壁各层。

2）探查盆腔器官解剖关系，病变性质，肿块大小及与周围组织的关系，有无粘连，腹腔有无积液，液体性状。

3）如有粘连先分离粘连（图 2-7-6），用棉纱垫包裹并推开肠管，充分暴露病变部位。以右侧输卵管积水为例，用鼠齿钳夹起输卵管伞端，弯血管钳贴近输卵管，夹住输卵管系膜，此处有卵巢血管的输卵管支通过。于其下再平行夹上一把弯止血钳，在两把止血钳之间，用刀或剪刀切断卵管系膜（图 2-7-7），以 4 号丝线贯穿缝扎。再沿输卵管下缘由外向内依次如上法分段切断、结扎输卵管系膜至宫角。再从宫角处夹住输卵管根部（图 2-7-8），切断缝合结扎，以切断来自子宫方面的血液供应，取下输卵管。将几个缝合断端线头扎在一起，缩小粗糙面。检查无出血后，用圆韧带穿入，沿断端周围做一荷包缝合，再从圆韧带穿出（图 2-7-9），用圆韧带将粗糙面覆盖。也可将子宫角、卵巢固有韧带与圆韧带缝合在一起，包埋输卵管系膜创面（图 2-7-10），防止术后粘连。清洗腹腔，查无出血，依层次关腹。炎症手术应以冷水清洗腹腔，可减少腹膜吸收毒素。

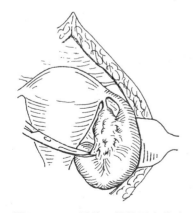

图 2-7-6　用剪刀锐性剥离粘连

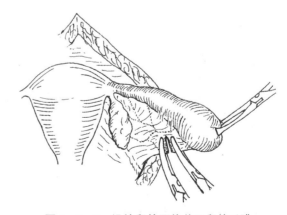

图 2-7-7　沿输卵管下缘剪开卵管系膜

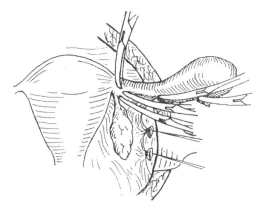

图 2-7-8　依次处理输卵管系膜直达根部

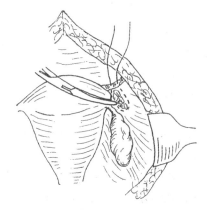

图 2-7-9　绕断端根部做一荷包
缝合由圆韧带穿出

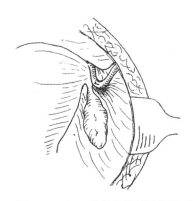
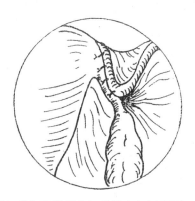

图 2-7-10　将断端粗糙面覆盖或圆韧带与卵巢固有韧带缝合包埋创面

4）术中注意事项：输卵管系膜血管丰富，任何操作切忌伤血管，以免形成血肿，增加手术困难。

5）术后处理：

A. 应用抗生素预防感染。注意外阴清洁。

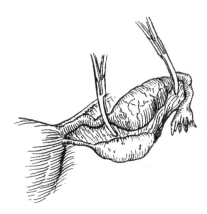

图 2-7-11　输卵管节段切除

B. 术后留置导尿管 1 d。

C. 术后 7 d 拆线，皮内缝合则不需拆线。

D. 术后 1 个月内禁止性生活。

（三）输卵管节段切除术

如图 2-7-11 所示，切除输卵管，需恢复输卵管功能，可在 3～6 个月后再做端端吻合术。

1. 术后处理

同"附件切除术"。

2. 手术并发症

1）输卵管系膜血管丰富，切除输卵管时因系膜较宽，应以分段切断，分次缝扎为妥，以免血管回缩或遗漏造成系膜内血肿。

2）避免卵管切除不全,残留部分的卵管以后有形成输卵管积水的可能。

第四节　异位妊娠手术

一、输卵管壶腹部妊娠切开取胚胎术

1. 适应证

输卵管壶腹部妊娠未破裂或流产不全需保留输卵管者。

2. 禁忌证

1）盆腔及输卵管有明显炎症,粘连,输卵管功能不良者致不能保留输卵管者。

2）输卵管已有明显病变或解剖学改变。

3）严重失血性休克者。

3. 准备工作

1）术前备皮,备血。

2）术前 2 d 阴道冲洗,2 次/天,术前晚灌肠 2 次。

3）术前晚十点后禁食禁水。

4. 操作技巧

1）绒毛取出完整确切,不要有残留。

2）术中止血药充分,防止术后再出血,妊娠处剥离面可能会残留滋养细胞,可以局部用甲氨蝶呤 5 mg,同时术后加用米非司酮 25 mg,一日两次,共 150 mg。在病灶最突出部位纵形切开输卵管,用卵圆钳取出妊娠囊,水压冲洗着床部位,如该处出血,可电凝止血,切缘无需缝合,然后将氨甲蝶啶（MTX）10～20 mg 溶于生理盐水 20 ml 中,腹腔镜直视下注入病灶及其周围组织,预防持续性异性妊娠。

3）缝合管壁时不要使管腔狭窄。

（五）腹腔镜操作步骤

1）麻醉成功后,患者膀胱截石位。

2）进入腹腔,探查腹腔,先分离盆腔粘连,充分游离输卵管,输卵管钳提起妊娠输卵管远端,使输卵管系膜展平,用水分离针在病灶浆膜层注射生理盐水,分离组织,再用单极电凝沿管壁纵切开直达病灶两端,暴露输卵管孕卵着床部位。

3）提起输卵管切口缘的浆膜层,轻轻挤压出血胚,再用弯分离钳取出胚胎组织碎块;若有活动性出血及绒毛残留,可用双极电凝电凝创面。

4）用塑料袋或避孕套取出妊娠组织。

5）3/0 的无损伤可吸收线间断缝合输卵管切口,缝合时注意勿使管腔狭窄。

6）充分冲洗腹腔,预防感染及粘连,检视无活动性出血,放置橡皮引流管（图 2-7-12）。

（六）注意事项

1）术后抗生素预防感染 3～7 d。

2）术后 3 个月于月经干净后 3～7 d 行输卵管通液或造影检查。

3）有持续性宫外孕的可能,术后需随诊血 β-hCG 的变化。血 β-hCG 多于术后 12 d 降

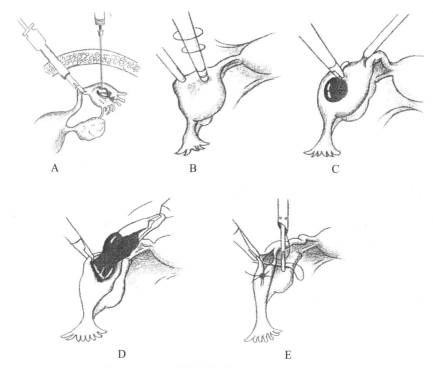

图 2-7-12 输卵管壶腹部妊娠切开取胚胎术

注 A. 分离组织;B. 电凝管壁;C. 切开管壁;D. 取出胚胎组织;E. 缝合管壁。

至正常,若大于 12 d 则可视为持续性宫外孕。血 β-hCG 应随诊至正常水平以确保异位妊娠灶完全吸收。

二、输卵管伞部妊娠造口术

1. 适应证

输卵管伞部妊娠未破裂者,又要求保留该侧输卵管者。输卵管伞端闭锁者。

2. 禁忌证

1) 盆腔及输卵管有明显炎症、粘连,输卵管功能不良者致不能保留输卵管者。

2) 输卵管已有明显病变或解剖学改变。

3) 严重失血性休克者。

3. 准备工作

1) 术前备皮,备血。

2) 术前 2 d 阴道冲洗,2 次/天,术前晚灌肠 2 次。

3) 术前晚 10 点钟后禁食禁水。

4. 开腹手术操作步骤(图 2-7-13~图 2-7-16)

1) 麻醉成功后,患者仰卧位。

2) 打开腹腔,检视腹腔提起患侧输卵管,于孕卵着床部位的输卵管系膜对侧面沿管壁纵行切开输卵管伞端,直达管腔。

3) 用镊子轻轻完整的取出胚胎组织,电凝刀在出血面止血或压迫止血。

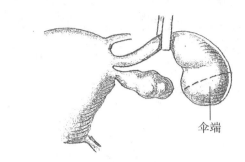

图 2-7-13　切开伞端

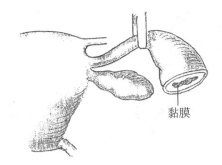

图 2-7-14　暴露输卵管

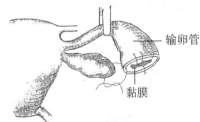

图 2-7-15　缝合输卵管

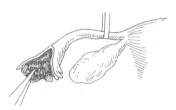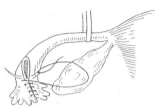

图 2-7-16　缝合伞端

4) 4/0 的无损伤可吸收线间断缝合输卵管切口,或者将输卵管远端袖口样翻转,伞部缝合于近端浆膜,缝合时注意勿使管腔狭窄。

5) 充分冲洗腹腔,预防感染及粘连,逐层关腹。

5. 操作技巧

同"输卵管壶腹部妊娠切开取胚胎术"。

6. 注意事项

1) 术后抗生素预防感染 3～7 d。

2) 术后 3 个月于月经干净后 3～7 d 行输卵管通液或造影检查。

7. 主要并发症

1) 输卵管远端袖口样翻转缝合后,破坏了伞部拾卵功能,日后妊娠效果不佳。

2) 有持续性宫外孕的可能,术后需随诊血 β-hCG 的变化。血 β-hCG 多于术后 12 d 降至正常,若大于 12 d 则可视为持续性宫外孕。血 β-hCG 应随诊至正常水平以确保异位妊娠灶完全吸收。

三、输卵管间质部妊娠手术

1. 适应证

输卵管间质部妊娠(图 2-7-17),由于组织解剖关系,一般发病多在妊娠 3～4 个月时突然发生破裂,出血凶猛,如抢救不及时,会引起不可逆的出血性休克,危及生命。一旦确诊应及时手术。

2. 禁忌证

无绝对禁忌证。需保留输卵管者,禁忌证同输卵管壶腹部妊娠。

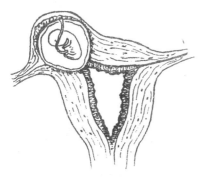

图 2-7-17 输卵管间质部妊娠

3. 准备工作

1) 重症休克立即输血和补液,边抗休克边手术。

2) 术前备皮,备血。

4. 麻醉

连续硬膜外麻醉或腰麻。

5. 体位

平卧位。

6. 开腹手术

(1) 手术原则 妊娠侧附件及宫角楔形切除。

1) 未破裂前即得到早期诊断或病变范围小,破裂口不大或先兆破裂,可仅做局部病灶切除或该侧附件及宫角楔形切除,不需生育者可同时行对侧输卵管结扎术。期望生育者,手术后应避孕 2 年,使子宫上的伤口愈合坚固,否则再次妊娠后有子宫破裂的危险,孕期应加强产前检查及监护,并于临产前行计划性剖宫产。

2) 破裂口大、子宫损伤面积广,应做子宫次全切除术。

(2) 手术步骤 楔形切除间质部病灶:探查腹腔,暴露病变区,于妊娠侧宫角处注入缩宫剂。已破裂者,横行切开子宫浆肌层,以卵圆钳钳夹切口处组织(若病灶已破裂,则卵圆钳钳夹破裂边缘组织),将孕囊完整剥除,楔形切除宫角及患侧输卵管;未破裂者也可以直接行宫角及患侧输卵管切除,可以将孕囊一起完整切除

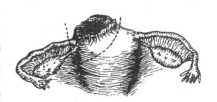

图 2-7-18 子宫角部做楔形切除

(图 2-7-18)。绒毛取出完整确切,不要有残留。

缝合子宫肌层:1 号可吸收缝线间断缝合子宫肌层切口,不穿透黏膜层(图 2-7-19),止血要彻底,然后用 1/0 肠线连续褥式包埋缝合子宫浆肌层(图 2-7-20)或间断缝合浆肌层。充分冲洗腹腔,预防感染及粘连,逐层关腹。

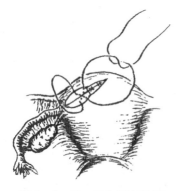

图 2-7-19 缝合子宫肌层

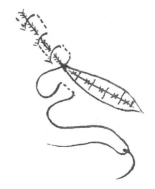

图 2-7-20 缝合子宫浆肌层

7. 注意事项

1) 失血性休克者,根据患者出血情况和症状体征补充足够血容量,纠正电解质紊乱。

2) 术后抗生素预防感染 3～7 d。

3) 术后 3 个月于月经干净后 3～7 d 行输卵管通液或造影检查。

8. 常见并发症

有持续性宫外孕的可能,术后需随诊血 β-hCG 的变化。血 β-hCG 多于术后 12 d 降至正常,若大于 12 d 则可视为持续性宫外孕血 β-hCG 应随诊至正常水平以确保异位妊娠灶完全吸收。

四、继发腹腔妊娠手术

1. 适应证

异位妊娠怀疑继发腹腔妊娠者(图 2 - 7 - 21)。

2. 禁忌证

无绝对禁忌证。

3. 准备工作

1) 术前根据病史、体检、B 超和 X 线片明确诊断。

2) 术前备皮、备血。

3) 术前 2 d 阴道冲洗,2 次/天。

4) 术前晚 10 点钟后禁食禁水。

4. 开腹手术操作步骤

1) 麻醉成功后,患者仰卧位。

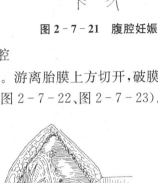

图 2 - 7 - 21　腹腔妊娠

2) 开腹取胎:打开腹腔时注意避免损伤广泛粘连的腹腔脏器。探查腹腔。适当分离粘连,确切止血暴露胎囊和胎盘。游离胎膜上方切开,破膜后吸出羊水,轻轻取出胎儿,于近胎盘处 7 号丝线结扎切断脐带(图 2 - 7 - 22、图 2 - 7 - 23)。

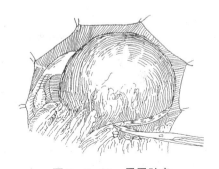

图 2 - 7 - 22　暴露胎盘

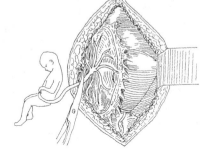

图 2 - 7 - 23　切断脐带

3) 胎盘处理:若胎盘附属于大网膜、输卵管、卵巢、子宫或阔韧带等处,可随同附着器官一并切除;若附着于腹膜、肠系膜、肠管、肝脏或大血管处,可将胎盘留于腹腔,胎盘数月、1 年或更长时间可自行吸收。

4) 充分冲洗腹腔,预防感染及粘连,逐层关腹。

5. 操作技巧

动作轻柔,避免不必要的损伤和大出血。

若胎盘附着于腹膜、肠系膜、肠管、肝脏或大血管处时不要试行剥离胎盘,也不用放置引流和做腹壁袋口缝合,只需将胎盘遗留腹腔即可。

6. 注意事项

1) 失血性休克者,补充足够血容量,纠正水电解质紊乱。

2）术后抗生素预防感染。

3）腹腔内保留胎盘的患者，术后 2～3 d 观察一般情况和生命体征。若突然出现肿块、血压下降、面色苍白等，应考虑胎盘剥离时所致出血。确诊是腹腔内出血后立即 2 次开腹手术。

4）若保留的胎盘发生坏死、感染等，必要时行 2 次开腹手术。

7. 常见并发症

术后加用化疗药可促进胎盘吸收，但是也有肝脏、肾脏损伤的风险。

8. 术后处理

1）预防感染　术后给予大量广谱抗生素预防感染。

2）胎盘残留腹腔内者，可给予中药活血化瘀，促其吸收。

五、宫颈妊娠手术

1. 适应证

一经确诊，应及时终止妊娠。

2. 禁忌证

胚胎较大、有活动性出血，禁止钳刮术；妊娠超过 12 周，活动血量大者，禁止做宫颈切开修复术。

3. 准备工作

1）充分备血，出血多可输血和补液，边抗休克边手术。

2）术前 2 d 阴道冲洗，2 次/天，术前晚灌肠 2 次。

3）术前晚 10 点钟后禁食禁水。

4. 开腹手术操作步骤（图 2-7-24）

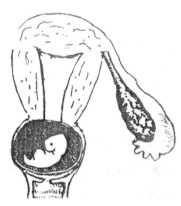

图 2-7-24　宫颈妊娠

1）麻醉成功后，患者膀胱截石位或者仰卧位。

2）全子宫切除术见子宫全切术章节。适用于已有子女、年龄大、孕龄较长或者有出血性休克患者。

3）宫颈切开修复术：先结扎双侧髂内动脉或子宫动脉下支，切颈前壁直视下清除胚胎组织，以 2/0 的肠线连续或者 8 字缝合宫颈。

4）钳刮术：手术前先给予 MTX 或者 5-FU 化疗，使胚胎死亡后部分剥脱流出，宫颈充血改善后，行钳刮术清除胚胎组织，并用碘仿纱条塞宫颈管压迫止血。

5. 操作技巧

1）多数以子宫全切术结束妊娠：若妊娠小于 12 周，出血不多，一般状态稳定，可行钳刮术；若妊娠 8～12 周，有较多出血，但一般状态较好，要求保留子宫者，可行宫颈切开修复术。

2）注意术中患者情况，有休克要抗休克治疗。

3）钳刮要防止搔刮过度；若出血过多或者止血困难，应及时转为开腹手术切除子宫。

6. 注意事项

1）失血性休克者，补充足够血容量，纠正水、电解质紊乱。

2）术后用抗生素预防感染。

3）碘仿纱条于术后 48 h 抽出,必要时可重复填塞,注意观察阴道分泌物和宫颈恢复情况。

7. 常见并发症

最大的风险是出血性休克,尤其是保守性手术时。可先行腹膜外髂内动脉结扎,或者子宫动脉栓塞术,同时做好抢救休克的准备。

六、卵巢妊娠手术

原发性卵巢妊娠罕见,多继发于输卵管妊娠后。卵巢妊娠的症状与输卵管妊娠相似,手术前一般多诊断为输卵管妊娠,手术时才得以明确诊断,有时尚需依据病理检查来确诊。处理方法与输卵管妊娠基本相同,可根据情况,做患侧附件切除,也可只做胚囊及受累的部分卵巢切除或单侧卵巢切除。

七、子宫残角妊娠手术

1. 适应证

子宫残角妊娠多导致妊娠中期(15～16 周)子宫破裂,故一经确诊及早手术。

2. 禁忌证

无绝对禁忌证。

3. 准备工作

1）充分备血,出血多可输血和补液,边抗休克边手术。

2）术前 2 d 阴道冲洗,2 次/天,术前晚灌肠 2 次。

3）术前晚 10 点钟后禁食禁水。

4. 手术步骤

1）麻醉成功后,患者仰卧位。

2）打开腹腔,探查腹腔:在发育不全的子宫残角外侧有正常的输卵管、卵巢以及圆韧带,在输卵管妊娠时圆韧带位于胎盘内侧。子宫的一侧,阔韧带的内侧可见一与子宫相连的肿块(图 2 - 7 - 25、图 2 - 7 - 26)。

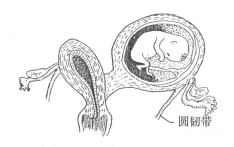

图 2 - 7 - 25 残角妊娠

圆韧带

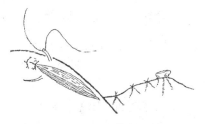

图 2 - 7 - 26 缝扎附件

3）钳夹、切断,缝扎残角子宫的圆韧带以及输卵管、卵巢固有韧带,骨盆漏斗韧带,以 7 号丝线双重缝扎。切除该侧附件。如对侧卵巢异常,可以保留该侧卵巢。

若残角与健侧子宫相连的蒂较细(<1 cm),可以直接钳夹、切断和缝扎;若蒂较粗,可将残角子宫在正常子宫的附着部在贴近子宫处做楔形切口切除。

4）以 1 号可吸收线间断缝合子宫创面,将圆韧带、卵巢固有韧带以及输卵管结扎在一

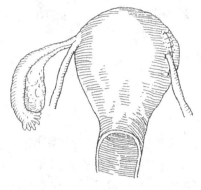

图 2-7-27 缝合创面,包埋残端

起,缝合固定在切除宫角处,并包埋残端(图2-7-27)。

5)充分冲洗腹腔,预防感染及粘连,逐层关腹。

5. 操作技巧

1)胎囊与残端组织一起取出,不要有残留。

2)术中止血要充分,防止术后再出血。

6. 注意事项

1)失血性休克者,根据患者出血情况和症状体征补充足够血容量,纠正电解质紊乱。

2)术后抗生素预防感染3～7 d。

7. 常见并发症

最大的风险是出血性休克,手术同时做好抢救休克的准备。

第五节　输卵管伞端成形术

一、适应证

输卵管伞端完全闭锁或者输卵管轻度积水,伞端比较完整者。

二、禁忌证

1)输卵管结核。

2)严重盆腔感染致输卵管丧失功能者。

三、准备工作

1)术前备皮、备血。

2)术前2 d阴道冲洗,2次/天。

3)术前晚灌肠。

4)术前晚10点钟后禁食禁水。

四、腹腔镜手术操作步骤

1)麻醉成功后,患者膀胱截石位。

2)进入腹腔,镜下探查腹腔,分离输卵管周围粘连,输卵管钳提起患侧输卵管,暴露闭塞的伞端。

3)钳尖端轻轻插入闭塞末端凹陷内,分离伞端粘连,显示输卵管开口。

4)用7/0或8/0的可吸收缝线将伞端黏膜与输卵管浆膜面间断缝合1～3针,使黏膜外翻,伞端成形。

5)经子宫腔注入稀释的亚甲蓝液,腹腔镜下观察输卵管的通畅情况。

6)充分冲洗腹腔,预防感染及粘连,关腹。

五、操作技巧

1)术中操作要轻柔,避免损伤输卵管血管。

2）分离闭塞端要彻底,开口要充分,防止术后伞端再次粘连闭锁。

六、注意事项

1）仔细操作,充分止血。

2）用细针线缝合以减少术后局部炎症反应。

术后下次月经干净后 3～7 d 行通液治疗。液体用生理盐水 20 ml 加庆大霉素 8 万 U 加 α 糜蛋白酶 1 500 U 配制。

3）术后 1 个月以及输卵管通液后一周禁止性生活。

七、常见并发症

因为伞端翻转缝合,破坏了伞端拾卵功能,日后妊娠效果不佳。

第六节　输卵管吻合术

一、适应证

1）输卵管峡部绝育术后 40 岁以下的育龄期妇女。

2）输卵管中、远段堵塞,近子宫端无堵塞者。

二、禁忌证

1）严重的心、肝、肾脏疾病患者。

2）输卵管长度＜4 cm 者。

3）卵巢功能不良,无正常排卵者。

三、准备工作

1）术前备皮、备血。

2）术前 2 d 阴道冲洗,2 次/天。

3）术前晚灌肠。

4）术前晚 10 点钟后禁食禁水。

四、开腹手术操作步骤

1）麻醉成功后,患者膀胱截石位。

2）进入腹腔,探查腹腔,检查输卵管情况,分离粘连。了解结扎部位和结扎方式,周围瘢痕形成情况和有无系膜粘连。系膜下注入生理盐水,使浆膜层与输卵管分离。在结扎部位下方的输卵管系膜处注射血管收缩剂以减少手术中出血。向上提起输卵管阻塞部位,给输卵管一定的张力。于输卵管背侧平行切开系膜,切除瘢痕组织。剪除输卵管阻塞部位,持钳提起被剪除的一端,使之呈一定角度,给输卵管系膜一定的张力,然后沿输卵管下方剪开系膜,切除阻塞的输卵管。剪除的范围应以见到输卵管两断端组织正常为止。

3）端端吻合：游离近、远两侧输卵管的盲端0.3～0.5 cm,切开近端的盲端,根据近端管腔的大小切开远端的盲端,插入支架(图 2-7-27),由支架末端注入少许生理盐水,以了解近端的输卵管及间质部是否通畅。如需保留支架,则以 4-0 肠线或无损伤线将支架固定于伞端浆膜处。按照输卵管的解剖关系将两端对齐,以 7/0 或 8/0 的无损伤缝线于 6 点和 12 点处各缝合一针,作为标记,以免错位。缝线贯穿肌层和黏膜层,依次将管壁缝合,缝合的针距以放大镜下 2~3 mm 为宜。现多用特制的小园柄弹簧持针器吻合(图 2-7-28)。

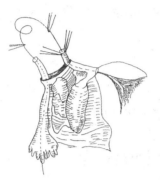

图 2-7-27 插入支架

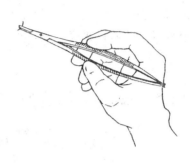

图 2-7-28 小圆柄弹簧持针器

4) 以 4/0 到 8/0 的无损伤缝合线缝合输卵管。缝合时注意避免输卵管扭曲,成角或血运受阻;如浆膜层缺损较多,可取一片腹膜覆盖之。保留支架时则由腹壁引出固定,或盘曲于宫腔内,测量并记录输卵管的长度。

首先,在 6 点处从输卵管肌层外侧进针,不应穿过黏膜,然后从对侧肌层内侧 6 点处进针,打结。第二针在 12 点处缝合,一共缝合 4~6 针,根据吻合部位输卵管直径来决定缝合针数的多少。若两端粗细不一,需要适当调整两端缝合组织的多少(图 2-7-29)。

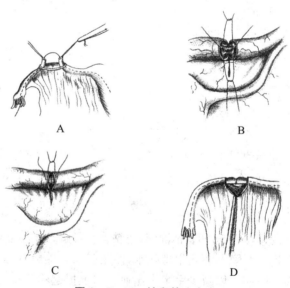

A

B

C

D

图 2-7-29 输卵管吻合术

注 A、B、C、D 图示意参见正文。

5) 去除麻醉导管,从宫腔通入稀释亚甲蓝液体,若吻合成功,可见稀释亚甲蓝液自输卵管伞端流出。

6) 充分冲洗腹腔,预防感染及粘连,关腹。

五、操作技巧

1) 尽量保证两端吻合管腔的口径一致;缝合输卵管肌层时不要穿透黏膜。

2) 保留输卵管长度不应少于 5 cm。

3) 处理输卵管系膜时尽量保留输卵管系膜的血运通畅,缝合时与输卵管长轴垂直。

六、注意事项

1) 广谱抗生素预防感染。

2) 术后第 2 天即可以行输卵管通液治疗,以后每次月经干净后 3～7 d 即可以行通液治疗。液体用生理盐水 20 ml 加庆大霉素 8 万 U 加 α 糜蛋白酶 1 500 U 配制。

3) 术后 1 个月以及输卵管通液后 1 周禁止性生活。

七、主要并发症

术后可能发生输卵管堵塞而导致不孕。

第七节　输卵管移植术

一、适应证

输卵管间质部或者峡部堵塞的患者。

二、禁忌证

1) 输卵管结核。

2) 严重盆腔感染致输卵管丧失功能者。

三、准备工作

1) 术前备皮、备血。

2) 术前 2 d 阴道冲洗,2 次/天。

3) 术前晚灌肠。

4) 术前晚 10 点钟后禁食禁水。

四、操作技巧

1) 宫角楔形切口要适度,切口过大会使子宫受损过多,致输卵管两分叉瓣膜过度牵拉,易影响愈合;切口过小,输卵管两分叉瓣膜堆积受压,易导致粘连堵塞。

2) 保留输卵管长度不应少于 5 cm。

五、开腹手术操作步骤

1) 麻醉成功后,患者取仰卧位。

2) 进入腹腔,探查腹腔,找到输卵管堵塞部位,以硬膜外麻醉导管从输卵管伞端向子宫角部插入,注入稀释亚甲蓝液确定输卵管堵塞部位,尽可能保留健康的输卵管,从堵塞部位中间开始逐渐向外切割达到堵塞部位稍外方,显示输卵管通畅的部分。

3）患侧输卵管相连的子宫角部局部注射缩宫素并做楔形切除或者用打孔器造孔,使宫腔相通。

4）从输卵管近端纵行切开约 0.5 cm,使输卵管断端成为前后两瓣,用 3/0 的可吸收缝线分别与两瓣顶端各缝一针,保留线头,暂不打结。

5）将前瓣的两个线头分别穿针,由宫腔内贯穿子宫肌层缝出子宫前壁,同法将后瓣线头穿出于子宫后壁,分别将前后瓣线头打结,并使两者黏膜对齐,使输卵管管腔与宫腔相通。可将导管插入宫腔以明确。

6）1/0 或 2/0 可吸收缝线连续或间断缝合宫角部,再以 3/0 可吸收缝线缝合输卵管及宫角部浆膜层,以将输卵管浆膜层固定于子宫浆膜层,后取出导管。

7）充分冲洗腹腔,预防感染及粘连,关腹(图 2 - 7 - 30)。

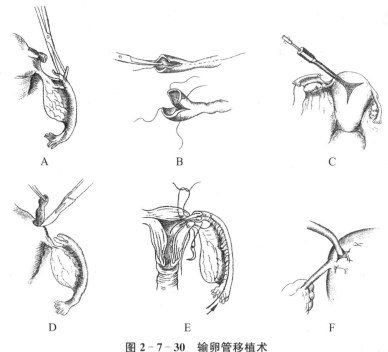

图 2 - 7 - 30　输卵管移植术

注　A、B、C、D、E、F 图示操作参见上文。

六、注意事项

同"输卵管移植术"。

七、常见并发症

术中止血不彻底容易导致术后大出血,术中子宫切口缝合止血要彻底,术毕仔细观察无活动性出血再关腹。

第八章 卵巢手术

第一节 卵巢良性囊肿手术

卵巢良性囊肿手术包括卵巢良性囊肿剥除和在保留输卵管的情况下单独切除卵巢。卵巢良性肿瘤剥除是指完全剥除卵巢肿瘤但保留正常卵巢的切除手术。它与卵巢部分切除及卵巢切除不同。卵巢部分切除是切除卵巢一部分如卵巢楔状切除。卵巢切除是将肿瘤及卵巢全部切除。

一、适应证

1）卵巢瘤样病变如巧克力囊肿、黄体囊肿、单纯性囊肿、卵巢冠囊肿等。

2）卵巢良性肿瘤，如皮样囊肿、上皮性囊腺瘤、卵泡膜细胞瘤等。

3）年轻或未达绝经期的妇女患双侧良性卵巢肿瘤者。

二、禁忌证

卵巢或附件恶性肿瘤及其他不能耐受腹腔镜手术者。

三、准备工作

术前明确囊肿的良恶性，排除卵巢恶性肿瘤的可能。

1）本人有乳腺癌或结肠癌史者或者患者直系亲属有结肠癌、子宫附件恶性肿瘤者，附件肿块的恶性危险性增加时，应选择开腹手术。

2）触诊盆腔肿块固定，粘连，囊实性，边界不清晰，或者出现腹水或上腹部肿块，高度怀疑恶性。

3）B超检查示隔厚＞2 mm，边界不规则或有乳头状突起，或有腹水，或簇状肠管，则恶性可能性大；而单侧，边界规则、囊性、单房的卵巢肿瘤，可行腹腔镜下手术。

4）血清学检查CA125＞35 kU/L且妇女年龄＞50岁时，80％为恶性肿瘤。术前常规测定CA125，并应排除卵巢皮样囊肿、急性与慢性输卵管炎、子宫内膜异位症、子宫腺肌症、子宫肌瘤、妊娠等所致的CA125升高。

四、腹腔镜手术步骤

1. 腹腔镜

1）消毒铺巾。

2）气腹打孔。

3）常规检查盆腔器官。

4）囊肿剥除或囊肿切除。

用有齿抓钳钳夹卵巢韧带，侧面旋转暴露卵巢。用单极钳在卵巢门系膜边缘，卵巢包膜最薄部分切一个小口，以暴露下面的囊肿壁。然后钳夹卵巢包膜边缘，用腹腔镜剪刀将卵巢包膜和囊肿壁剥离，用锐性切割或单极电切将最初的切口扩大，在囊肿的顶端做一个环形的切口。然后助手钳夹卵巢包膜缘，术者钳夹囊壁，轻轻向相反方向牵拉。若在一个部位遇到困难，可在最初切口的另一部分继续操作，直至囊肿完全剥离。将囊肿放在直肠子宫陷凹，检查卵巢出血点，用单极或双极电凝止血，卵巢切口不必缝合。

通过一个 10 mm 套管鞘将标本袋置入腹腔镜内，将囊肿放入袋中，提出袋口，刺破囊肿，用注射器吸出内容物，再将缩小的囊肿壁用 Harrison 钳取出。用生理盐水冲洗腹腔，检查创面并止血。大的卵巢囊肿还可通过腹腔镜下子宫盲肠窝切开，从阴道取出。缝合切口。

2. 操作技巧

1) 如遇巨大卵巢囊肿，且初步判断为良性，可以先将囊肿切一个小口，置入吸引器，将囊液吸尽，有利于手术操作和囊肿切除。如为巨大囊肿达剑突下时，可于脐上 5 cm 处穿刺第一套管针，便于观察和腹腔镜内手术操作。

2) 若囊肿在分离时突然破裂，并已确定其为良性，囊肿可用有齿抓钳钳夹并剥离开卵巢包膜。Semm 描述过一种卷发技术，即用囊肿随着有齿抓钳反复翻卷，使囊壁脱离卵巢包膜。囊壁可直接通过 10 mm 套管鞘取出。

3. 开腹手术步骤

1) 挽出卵巢肿瘤，判定肿瘤性质，看清解剖关系。

2) 肿瘤周围包绕纱布或纱布垫、覆盖其他盆腹腔组织、脏器。

3) 切开包膜：沿卵巢纵轴方向，在靠近正常卵巢组织处、距卵巢门约 3 cm 处切开囊壁，深度要仅透过包膜而又未切开瘤壁，可先切一小口，用血管钳伸入包膜与瘤壁间分离切开或剪开、边分离、边切开包膜（图 2-8-1）。

4) 剥除囊肿：当囊壁切开约 1/2 以上，即用鼠齿钳夹住须切除侧肿瘤的包膜边缘，用刀柄或手指绕以纱布沿囊肿面剥离（图 2-8-2），在继续剥离时边将其余包膜切开，最后将囊肿完整剥除。

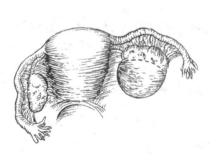

图 2-8-1　切开囊肿包膜

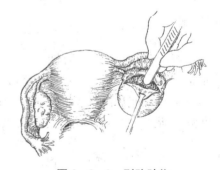

图 2-8-2　剥除肿物

5) 缝合卵巢：如剥离面小而浅，可直接用 1 号丝线连续或间断缝合卵巢创面，若剥离而较大或较深，需先间断"8"字缝合卵巢髓质止血（图 2-8-3）；或用 4-0 聚羟基乙酸线；卵巢包膜边缘以 1 号丝线连续缝合（图 2-8-4）；或连续褥式包埋缝合（图 2-8-5）；或锁边式缝合（图 2-8-6）。

若剥离囊肿后，剩余正常卵巢组织较少，而大部分是被剥离后菲薄的卵巢包膜，可用 1

号丝线将包膜折叠后连续缝合(图 2-8-7),形成新卵巢(图 2-2-8)。

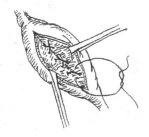

图 2-8-3　缝合卵巢组织

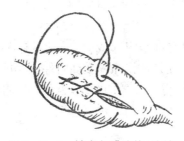

图 2-8-4　缝合包膜边缘(连续)

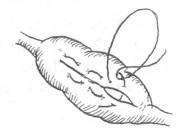

图 2-8-5　连续褥式缝合

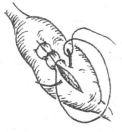

图 2-8-6　锁边缝合

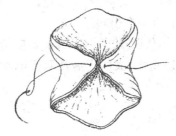

图 2-8-7　折叠缝合卵巢包膜

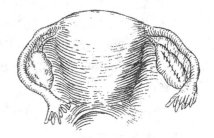

图 2-8-8　形成新的卵巢

4. 注意事项

1) 术中轻柔操作,尽量避免囊肿的破裂。

2) 术中止血仔细,避免术后大出血的发生。

5. 常见并发症

1) 出血。

2) 感染。

3) 粘连。

第二节　卵巢活检术

卵巢活检可以用于多种目的。活检的卵巢标本应该包括卵巢皮质和间质。可以使用活检钳、剪刀、激光等手术器械进行卵巢活检。

一、适应证

1) 对卵巢可疑病变或直径>3 cm 的囊肿,即使为功能性者(如卵巢滤泡囊肿或黄体囊肿),也应取活检。

2) 闭经。

二、禁忌证

已明确为卵巢肿瘤者。

三、腹腔镜手术步骤

1）常规腹腔镜准备,气腹建立。

2）固定卵巢。抓钳将卵巢固有韧带提起或转动,或用有齿钳固定在盆壁或子宫上,若卵巢周围很多囊性附件,也可用无损伤抓钳抓紧囊性附件。亦可在卵巢上剪一个小口,抓钳钳夹剪开的卵巢组织边缘。剪刀剪除所需要的组织,也可以用组织活检钳直接咬合。

四、操作技巧

1）毛虫样活检钳取活检时,取得组织较少,但具有卵巢皮质和髓质,可满足病检要求。

2）此操作较简单,用单穿刺带有操作管道的腹腔镜也可进行操作。

3）选择活检位置时应避开卵巢门,否则会引起过多出血。

4）绝不可提起输卵管或使用钉钳抓住卵巢皮质,尤其不要损伤输卵管系膜。

5）对于卵巢出血,小的出血灶压迫止血,大的出血灶双极电凝止血,尽量不要缝合,以免引起粘连和出血,若出血难以制止的则考虑缝合止血。

6）单穿刺腹腔镜操作时,或者最好置于膀胱截石位,置举宫器,这样便于保留卵巢。

五、常见并发症

1）出血。

2）附件损伤。

3）粘连。

第三节 卵巢囊肿穿刺抽吸术

一、适应证

腹腔镜下判断为有以下情况的良性病变:

1）良性卵巢囊肿。

2）壁薄发亮的蓝色囊肿。

3）绝经前妇女,卵巢囊肿直径<3 cm 的功能性肿瘤。

4）诱发排卵后持续存在的囊肿。

二、禁忌证

1）恶性卵巢囊肿。

2）卵巢囊实性肿瘤。

3）可能引起腹腔种植的卵巢瘤,如黏液性卵巢瘤等。

4）估计为高复发性的卵巢良性肿瘤。

三、手术步骤

1）固定卵巢瘤。

2）穿刺卵巢囊肿。将收集的引流物做细胞学检查,用活体组织钳出囊壁组织样本做组织学检查。然后用双极电凝或热凝固法止血。

四、操作技巧

1）穿刺点应在囊肿壁无血管区的薄弱处穿刺入囊腔,吸出囊内液体。

2）扩大穿刺口将腹腔镜置入囊腔内检查囊内壁。

3）为避免囊内物污染腹腔,应仔细地用生理盐水进行冲洗。

五、注意事项

1）若抽吸液为清晰的血清液,一般提示为良性。

2）若囊内壁非完全光滑,且含有乳头状或固体结构,不能肯定病灶属于良性者,应改剖腹手术;若囊内壁光滑且囊腔小,可不做处理。

3）双极电凝或热凝固法处理伤口边缘,认真止血,但不要缝合,有助于防止粘连形成和囊内容物再聚集。

六、主要并发症

1）出血。

2）感染。

3）粘连。

第四节 卵巢囊肿开窗术

一、适应证

良性卵巢囊肿与周围严重粘连无法剥除者。

二、禁忌证

1）卵巢恶性肿瘤。

2）卵巢畸胎瘤。

3）卵巢黏液性囊肿。

三、手术步骤

1）在囊壁上开 2～5 cm 的窗并取下囊壁组织送病检。

2）通过窗口烧灼囊内壁。

四、并发症

1）出血。

2）感染。

3）粘连。

第五节　卵巢囊肿剥离术

卵巢囊肿剥除是完全剥除卵巢囊肿,保留正常卵巢的卵巢囊肿切除手术。

一、适应证

1) 卵巢瘤样病变如巧克力囊肿、黄体囊肿、单纯性囊肿、卵巢冠囊肿等。
2) 卵巢良性肿瘤,如皮样囊肿、上皮性囊腺瘤、卵泡膜细胞瘤等。
3) 一侧卵巢缺如的良性囊性畸胎瘤及单纯性卵巢囊肿的年轻患者。
4) 可逆性组织缺血的良性卵巢囊肿蒂扭转需保留卵巢者。
5) 年轻或未达绝经期的妇女患双侧良性卵巢肿瘤者。

二、禁忌证

1) 肿瘤过大,或与正常卵巢组织无明显界限。
2) 发生过感染的囊肿与周围有严重粘连,剔除困难。
3) 怀疑卵巢恶性肿瘤。

三、操作步骤

(1) 前三步　同卵巢良性囊肿手术。
(2) 切开正常卵巢组织　避开血管,用注水分离、电凝后剪开或直接剪弄。
(3) 抽吸囊液　若囊肿较大估计直接剥离有困难时,可先抽吸出 2/3 的内容物后再行剥离。
(4) 剥离囊肿　用 1 或 2 把活检钳抓住囊壁,活检钳用“卷”及“扭”的方法将囊壁从所附着的卵巢组织中剥除,切除无内分泌功能的囊壁。
(5) 修理残存卵巢组织　可用 2～3 针内缝合加以重建。如无活动性出血可不必处理,也可在包膜内涂以生物蛋白胶,粘着创面再塑卵巢,尽量不缝合,避免粘连。
(6) 取出囊肿　同卵巢良性囊肿手术。
(7) 冲洗盆腔　充分冲洗盆腔使视野清楚并检查卵巢剥离创面,充分止血。

四、操作技巧

1) 切口选择。尽量位于健康的全层皮质和薄的包围囊肿的皮质交界处,最好与卵巢纵轴平行,并尽可能远离肠管、子宫输卵管以免术后粘连,如囊肿较大可在囊肿基底周围做一环行切口,只保留部分包膜。
2) 剪刀尖不要垂直于卵巢,呈一定角度刺入,若卵巢囊肿向一个方向凸出生长,正常卵巢组织位于囊肿下方,可沿囊肿和正常组织交界处剪开囊肿外的卵巢组织至囊肿周径 2/3 以上。不熟悉者可用注水分离后扩大切口。

五、注意事项

1) 注意囊液性质,如抽吸结果提示囊肿极可能为良性,再行剔出。

2）包膜切开只切开卵巢皮质而不切开囊壁。

3）尽量少缝合,以避免粘连。

六、术后并发症

1）出血。

2）腹腔粘连。

3）感染。

4）肠道损伤。

第六节 卵巢切除术

卵巢切除术是指保留输卵管,单纯切除卵巢(含或不含囊肿)的手术。

一、适应证

1）卵巢良性肿瘤无法剔除者。卵巢良性肿瘤较大,几乎已无正常卵巢组织可供保留者。

2）需卵巢去势者。

3）严重的附件炎性包块、输卵管卵巢脓肿等。

4）年轻的卵巢恶性肿瘤患者需保留生育功能,病变局限在单侧。

5）年龄>50岁的老年患者不需保留卵巢者。

6）生育期直径>6 cm卵巢囊肿的未婚或已婚未生育过并要求保留生育功能者。

7）囊肿完全破坏了正常卵巢或囊肿无法进行剥除者,无法剥除是指囊肿壁与正常卵巢紧密相连,层次不清,剥除时囊肿极易破裂。

8）极少见的仅限于卵巢,或卵巢肿瘤扭转而未涉及输卵管者。

9）卵巢妊娠破裂,或非赘生性囊肿破裂严重,而无法保留卵巢者。

二、禁忌证

1）卵巢恶性肿瘤Ⅱ期以上。

2）年轻妇女的正常卵巢。

三、麻醉

连续硬膜外麻醉、腰麻。

四、体位

平卧位。

五、腹腔镜操作步骤

1）结扎卵巢固有韧带将一根内套圈从需切除卵巢的同侧放入,大抓钳在圈中抓住卵巢,拉紧子宫卵巢韧带及卵巢系膜。如果由于解剖原因不易抓住卵巢,则可先用内套圈套住,将卵巢向大抓钳进入的套管内鞘方向牵引,然后再次钳抓。输卵管常会滑进套圈,可在从对侧插入的无损伤抓钳协助下,将输卵管推开,使结扎位于正确部位。扎紧卵巢蒂部:通过拉紧较长的一端,完成内套圈结扎。安全起见,常采用三道结扎组织蒂部,称为"三套圈技术"。

2) 切下卵巢。

3) 取出卵巢。用大匙状钳抓住卵巢,如它并不太大,可整个经 11 mm 套管鞘取出。如果卵巢太大,可部分剪开组织表面,或行卵巢囊肿穿刺部分抽液缩小其直径及形状以适应套鞘。

六、注意事项

1) 系膜结扎位置正确,将内套圈推至卵巢固有韧带、输卵管系膜的最外侧,内套圈打结。

2) 离断卵巢:用剪刀剪断卵巢系膜,遗留至少 3 mm 的蒂。

3) 如结扎的蒂部较粗、较短时,应把骨盆漏斗韧带单独缝扎或电凝后切断,以防残端套扎滑脱出血。

七、常见并发症

1) 出血。

2) 感染。

3) 粘连。

一般现不主张只切除卵巢而单保留输卵管,以免增加感染或有发生异位妊娠的可能。

八、开腹手术手术步骤

(1) 常规开腹　打开腹腔,腹部切口依据肿瘤大小及位置,做下腹正中或旁切口,切口应足以能使肿瘤完整取出为度,避免因切口太小将肿瘤挤破,如为囊肿,也可穿刺抽液后经小切口提出(图 2-8-9)。

(2) 探查腹腔　判断手术范围及其处理。

检查子宫及双侧卵巢,确定单侧或双侧病变,实性或囊性,有无粘连及其程度,表面性状,初步判断良性或恶性,以决定手术范围及其处理。如可疑恶性,应立即取组织作冷冻病理检查,再根据病理检查结果决定手术范围。分离肿瘤周围粘连。

(3) 提出挽出肿瘤或卵巢　右手伸入腹腔肿瘤下端,托起肿瘤一端或一侧,先从切口推出,再取出整个肿瘤。如囊肿巨大,应用卵巢囊肿穿刺针穿刺放液,缩小体积后再提出肿瘤。注意不要让囊液外溢。

(4) 切断缝扎骨盆漏斗韧带　用 3 把长弯钳平行钳夹漏斗韧带,注意不使卵巢动、静脉遗漏。也可将表面的腹膜剪开,将卵巢动静脉游离后再钳夹、切断。切断前应检查输尿管,避免输尿管被误扎。以 7 号丝线缝扎断端。

(5) 切断、缝扎输卵管及卵巢固有韧带　以两把长弯血管钳钳夹近子宫端输卵管及卵巢固有韧带,血管钳端抵达骨盆漏斗韧带缝扎端,剪断血管钳间组织,以 7 号丝线缝扎,再加固缝扎(图 2-8-10)。骨盆漏斗韧带断端、子宫输卵管及卵巢固有韧带断端,共同再以 7 号或 10 号丝线贯穿或"8"字缝合加固(图 2-8-11)。

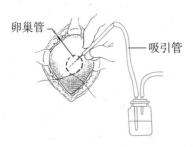

图 2-8-9 抽吸囊肿液体

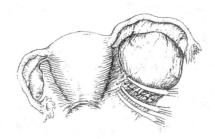

图 2-8-10 切断骨盆漏斗韧带

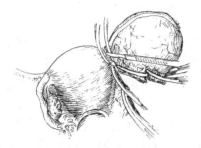

图 2-8-11 切断输卵管及卵巢固有韧带

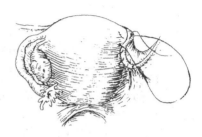

图 2-8-12 包埋断端(连续缝合)

（6）包埋断端　用近子宫端圆韧带覆盖，以 1 号丝线做连续缝合(图 2-8-12)；或做 "U"形缝合(图 2-8-13)；或做阔韧带荷包缝合(图 2-8-14)。

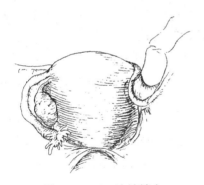

图 2-8-13 连续缝合

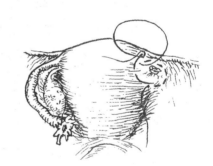

图 2-8-14 "U"形缝合

（7）缝合腹壁　检查无出血，冲洗盆腹腔。关闭腹腔。

（8）术后处理　如有感染可能者，术后应选用有效抗生素。

（9）手术并发症　应在近宫角处切除输卵管，以免残留的部分输卵管以后形成输卵管积水。

附　卵巢肿瘤蒂扭转切除术

卵巢肿瘤蒂扭转是卵巢肿瘤常见的并发症，必须急症处理。患者突然下腹一侧疼痛，或伴恶心，呕吐。疼痛为持续性，妇科检查可触及附件区压痛性肿块，四周有明显压痛，有肌紧张。B超检查可发现附件区肿块。

一、麻醉与体位

硬膜外麻醉,平卧位。

二、手术步骤

1)常规开腹。

2)肿瘤因扭转过紧明显坏死者应行附件切除术,取出坏死肿瘤,不能立即使扭转的肿瘤腹位。先钳夹切断、结扎,以避免可能发生的血栓栓塞及代谢产物进入血循环,产生不良后果。特别是可防止术后血管中栓子游走的发生。以免引发栓塞,然后切除肿瘤(图2-8-15)。

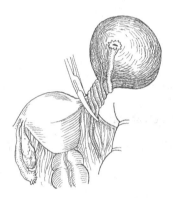

图2-8-15 蒂扭转的钳夹部位

手术技巧:主要是蒂的处理与卵巢囊肿有区别,在切除前,应先用弯止血钳夹住扭转蒂根部的正常组织。再行转回扭转的瘤蒂。也可采用另一种方法,是可先钳夹蒂根部,不用复位,直接切除。

卵巢囊肿蒂扭转者,因静脉淤血有多血栓形成,为了防止血栓脱落进入血循环,手术时不可立即将蒂松解,不应还纳,而应在扭转部位以下蒂的根部用止血钳夹紧后再松解,没有明显的或只有轻度的缺血但复位后 10 min 之内组织缺血有部分改善者,如果为生理性囊肿,复位后穿刺囊内液体;对良性囊肿进行剥除手术;怀疑囊肿是恶性应立即送冷冻病理检查以决定手术方式。

三、术式评价

卵巢囊肿蒂扭转一旦确诊,以往均常规行患侧附件切除术,主要是担心血栓形成,有人对卵巢输卵管扭转较松但有严重缺血,若复位后 10 min 内好转者行保守疗法,发现卵巢功能、输卵管可以完全恢复正常。而且不少患者术后迅速恢复排卵,成功妊娠至足月。近 10 年来保守手术治疗的病例迅速增加,没有 1 例血管栓塞并发症的报道。

第七节　输卵管卵巢切除术

一、适应证

1)卵巢肿瘤的附件切除指征同经腹手术。

2)一侧卵巢存在巧克力囊肿、畸胎瘤,对侧卵巢正常,患者年龄>40 岁。

3)附件炎性粘连或包块经常引起盆腔痛,保守治疗无效者。

4)继发于前次手术粘连的腹痛,子宫切除手术后附件粘连引起的腹痛,特别是分离粘连后仍有腹痛的患者。

5)一级亲属中有卵巢癌、35 岁后切除卵巢者,卵巢癌发病风险是 70∶1,应考虑切除附件。

6)绝经期卵巢恶性肿瘤发病率增加,因此对绝经后的卵巢持续存在的肿块,即使肿块直径<6 cm,也应该进行附件切除。

二、禁忌证

1) 良性卵巢瘤。
2) 年轻妇女的正常卵巢。

三、腹腔镜手术步骤

1. 结扎法

此方法适用于直径在 6 cm 左右的卵巢肿瘤。

(1) 前三步 同卵巢囊肿切除术。

(2) 放入套圈 通过套管鞘放入内套圈,将线圈一侧放在肿瘤下,再用持钳将线圈的另一侧顺囊肿表面滑下至囊肿直径最大处,将套圈稍改小,若输卵管在套圈外,此时将输卵管拉入套圈内(图 2-8-16)。

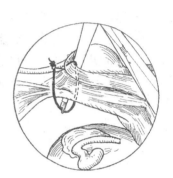

图 2-8-16 放入套圈

(3) 结扎卵巢囊肿蒂部 收紧套圈,结扎骨盆漏斗韧带、输卵管及卵巢子宫韧带。

(4) 切断附件 放入抓钳,提起输卵管峡部,先剪断输卵管,便于提抓附件。放入剪刀在结上方 1 cm 处剪断结扎线。剪除卵巢肿瘤的方法有两种:

1) 若肿瘤蒂部长,在既不剪破囊肿又使结扎上方留有 1 cm 残余组织的情况下可直接剪除。

2) 若肿瘤蒂部短,直接剪除时不容易留有足够的残端,可先在结上方1.5～2 cm 处环形剪开肿瘤外层卵巢组织 2～3 cm,将肿瘤从结上方残余包膜上分离下来,再剪去剩下的连在环形剪开对侧的卵巢组织。

(5) 低电压电凝残端 注意不要将结扎线碰断。

(6) 取出附件 略。

2. 缝扎或双极电凝处理骨盆漏斗韧带

缝扎、双极电凝处理骨盆漏斗韧带,方法同卵巢囊肿切除,依次电凝剪开,分离骨盆漏斗韧带、卵巢固有韧带和输卵管子宫连接部位,将附件切除。也可以先缝扎骨盆漏斗韧带后再电凝剪除附件(图 2-8-17)。

3. 电凝＋结扎法

双极电凝、剪断骨盆漏斗韧带后,再用套圈法结扎输卵管峡部和子宫-卵巢韧带,切除附件。或者先电凝输卵管峡部、卵巢固有韧带及部分输卵管系膜后再用套圈结扎骨盆漏斗韧带。

4. 器械法

使用切割吻合器相继切割吻合骨盆漏斗韧带和输卵管、卵巢固有韧带切除附件。

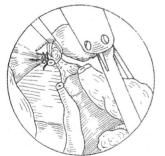

图 2-8-17 缝扎漏斗韧带

四、操作技巧

1）大抓钳穿过内套圈夹住拟切除的输卵管与卵巢,拉向对侧盆腔。

2）三套圈打完后,大抓钳尽量拉紧卵巢,钩剪横行切断附件。

3）输卵管卵巢分离后,经 11 mm 套管取出输卵管,卵巢切成碎块后取出;或用"橡皮手套取出法"取出切下的附件。

4）若为巨大卵巢囊肿,可在进入腹腔后,首先穿刺囊肿或在切除卵巢输卵管后穿刺囊肿。

五、注意事项

1）放入抓钳,提起输卵管峡部,先剪断输卵管,便于提抓附件。放入剪刀在结上方 1 cm 处剪断结扎线,残端要留得大些,线结不容易滑脱。

2）手术中必须首先识到和排除输尿管,避免误伤。

3）粉碎切下的附件,可从其中一腹壁切口取出或切开阴道后穹隆完整取出。

4）施行卵巢切除及附件切除术时,直径<7 cm 直径的肿块,尽量应用"橡皮手套取出法"无"污染"的取出腹腔。

六、常见并发症

1）出血。

2）感染。

3）输卵管损伤。

七、输卵管卵巢切除术　腹部手术

1. 适应证

1）卵巢良性肿瘤。

2）输卵管卵巢囊肿。

3）粘连较重的输卵管妊娠。

2. 麻醉

腰麻或硬膜外麻醉。

3. 手术步骤及技巧

1）以卵巢囊肿为例,做下腹正中纵切口或做横切口,依层次切开腹壁各层。

2）先探查盆腔,如肿瘤不很大,无粘连,可将肿瘤提出腹腔在直视下操作。除非巨大卵巢肿瘤,应尽量将肿块完整切除,以免肿瘤内容物溢入腹腔,引起腹腔种植。

3）用三把弯有齿止血钳靠近囊肿夹住骨盆漏斗韧带,于第一、第二把钳间切断(图 2-8-18),用 7 号丝线双重贯穿缝合、结扎(图 2-8-19)。

4）于子宫角部以三把弯止血钳夹住卵巢固有韧带及输卵管根部,于其间剪断(图 2-8-20),用 7 号丝线贯穿缝合、结扎,结扎线要穿过卵巢固有韧带及输卵管,以免结扎后滑脱出血(图 2-8-21)。

5）将各断端结扎线扎在一起,或将各端缝合在一起,围绕断端在圆韧带与阔韧带后叶上做荷包缝合,用圆韧带包理粗糙面(图 2-8-22)。

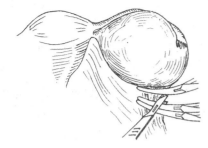

图 2-8-18　切断骨盆漏斗韧带

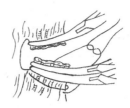

A. 第一道贯穿缝扎　　　B. 第二道贯穿缝扎

图 2-8-19　贯穿缝扎骨盆漏斗韧带

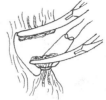

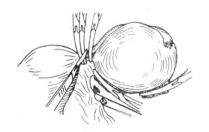

图 2-8-20　分别夹住并切断阔韧带、
卵巢固有韧带及输卵管根部

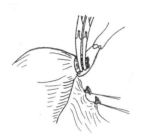

图 2-8-21　贯穿缝合结扎卵巢
固有韧带及输卵管根部

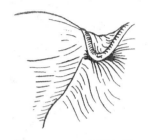

图 2-8-22　用圆韧带
包埋断端

第八节　卵巢冠囊肿(剥)切除术

卵巢冠囊肿看似简单,但有时近子宫侧,位于卵巢血管和子宫血管之间,使手术较为困难,必须认真对待,因为切除一个小的囊肿而引起大出血或影响器官功能是不被医师和患者接受的。

一、适应证

1) 直径>4 cm 的卵巢冠囊肿,易引起附件解剖改变,输卵管往往被拉长,囊肿活动度大会引起扭转导致腹痛。

2) 在任何手术中发现直径>4 cm 的卵巢冠囊肿时,卵巢冠囊肿在 B 超声波检查中易被误诊为卵巢囊肿。

二、腹腔镜手术步骤

1) 腹腔镜常规准备。

2) 固定囊肿。

3) 切开囊肿包膜。

4) 剥离囊肿。

5) 抽吸囊液。

6) 取出囊壁。

若将输卵管一并切除,则在腹腔镜常规准备后,用附件或输卵管的套圈结扎切除法切除输卵管和卵巢冠囊肿。

三、操作技巧

1）仔细辨认解剖结构，由于囊肿活动度较大，往往位于子宫直肠陷凹内，输卵管附在囊肿上、卵巢在囊肿下方（图2-8-23）。

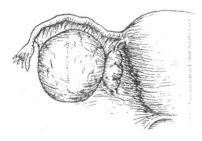

图2-8-23　卵巢冠囊肿

2）行长约2 cm切口，切时避免损伤输卵管。

3）剥离创面，用双极电凝止血，腹膜切口不需关闭。

4）尽可能多保留卵巢组织。

四、注意事项

1）宜在月经干净后3～7 d内手术，如在月经后半期B超检查发现的附件区囊肿，可能为增大未破的卵泡或黄体囊肿。

2）卵巢冠囊肿是良性囊肿，建议尽可能不要伤及输卵管系膜，以免影响卵巢血供。

3）仔细操作，分清解剖结构，避免损伤输卵管。

4）若剥离后的囊腔大，可用4/0可吸收线间断缝合关闭囊腔，关闭前仔细止血。若囊腔小，止血后亦可不缝。

5）若涉及输卵管或患者无生育要求的，可行输卵管与囊肿一并切除，但应保留卵巢。老年人或患侧卵巢有异常者，可行附件或双附件切除。

五、主要并发症

1）出血。

2）粘连。

3）输卵管损伤。

六、卵巢冠囊肿切除术开腹手术

1. 手术步骤

1）常规开腹，探查盆腔，明确诊断。

手术范围需根据囊肿部位、大小、患者年龄等因素而考虑，如囊肿大，患者年龄较大，卵巢与囊肿不易分开，可行一侧附件切除，或输卵管与囊肿切除，保留同侧全部或部分卵巢。

2）用电刀切开包裹囊肿的输卵管系膜，或在囊肿最突出处横行或纵行切开，用电刀切一般不出血如囊肿位于阔韧带外侧可直接用弯血管钳夹住部分阔韧带而切除（图2-8-24）。

3）剥离囊肿：用手指或刀柄或长弯止血钳剥离囊壁间隙至将囊肿完整剥出。如囊壁过大，可剪除一部分（图2-8-25、图2-8-26、图2-8-27）。

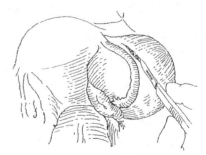

图2-8-24　切开囊肿表面

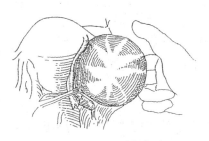

图 2-8-25　剥离囊肿

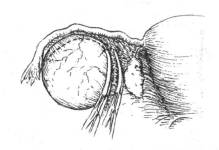

图 2-8-26　于正常卵管组织间切除囊肿

4）缝合囊腔：如剥离后的囊腔大，可用 4/0 可吸收线间断缝合关闭囊腔，关闭前仔细止血。如囊腔小，间隙内如有少量渗血，可压迫或填塞明胶海绵等止血，也可用细丝线缝扎止血。纵行切口，应横行缝合，以防止输卵管扭曲（图 2-8-28），影响功能。

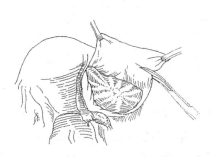

图 2-8-27　修剪多余腹膜

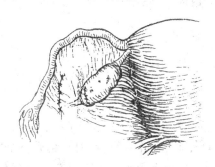

图 2-8-28　缝合囊腔

5）如涉及输卵管或患者无生育要求，可行输卵管与囊肿一并切除，但应保留卵巢。老年人或患侧卵巢有异常者，可行患侧附件或双附件切除。

2. 手术并发症

1）闭合阔韧带间隙时止血要充分，避免出现阔韧带血肿。

2）避免在切除卵巢冠囊肿时误伤或切除部分输卵管及其伞端，术手可能有发生输卵管积水。

3）缝合阔韧带腹膜勿使输卵管扭曲，致术后输卵管不通畅而发生输卵管妊娠。

第九节　卵巢剖开探查术（部视检查）

一、适应证

1）一侧为卵巢肿瘤（恶性或良性肿瘤，如畸胎瘤、子宫内膜异位囊肿等）切除，需要保留对侧卵巢者，即使卵巢外表正常，也应切开卵巢行活检以排除微小病变。

2）多囊卵巢综合征经保守治疗无效，以促使排卵为目的。

3）仅占据一部分卵巢组织的较小肿瘤。

4）稍肿大的卵巢为明确性质者。

5）对有可疑卵巢病变者。

二、禁忌证

双侧卵巢恶性肿瘤。

三、术前准备

1）术前留置导尿管。
2）术前1 d备皮,自剑突下至耻骨联合,两侧达腋前线,剃去阴毛,并清洁皮肤。
3）术前晚肥皂水灌肠1次,手术当天早晨再灌肠1次。
4）术前晚22点钟后禁食。

四、麻醉

腰麻或硬膜外麻醉。

五、体位

仰卧位。

六、手术步骤

用左手食、中指夹持卵巢系膜,上提固定卵巢,使其游离缘向上(图2-8-29)。用手术刀沿卵巢纵轴方向作一纵行切口,剖开整个卵巢,深达卵巢髓质近卵巢门处(图2-8-30)。检查卵巢实质内有无肿瘤。也可在可疑部位沿卵巢纵轴切开皮质进行检查剖面有无病变,必要时作活检或切除病变,送病理检查(图2-8-31)。但不可随意切开破坏卵巢组织。用1号丝线或3/0号肠线间断或连续缝合卵巢切口(图2-8-32)。常规关腹。

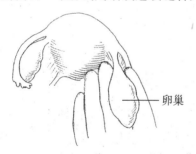

图2-8-29 游离卵巢上缘

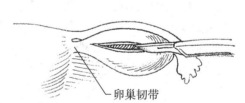

图2-8-30 切开卵巢

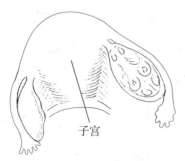

图2-8-31 检查并切取组织

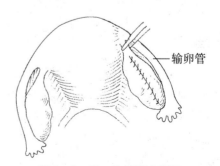

图2-8-32 连续缝合切口

七、注意事项

卵巢皮质切开应至少达到 2/3 深度。

八、术后处理

1）注意外阴清洁，预防性应用抗生素。
2）术后保留导尿管 1 d。
3）术后 7 d 拆线。
4）术后 30 d 内禁止性生活。

九、常见并发症

卵巢损伤。

第十节　卵巢移植术

卵巢移植术根据供体和受体的关系可分为自体移植、同种同系移植及同种异体移植 3 种；根据移植物是否有血管吻合分为卵巢器官移植和卵巢组织移植。

一、适应证

1）年轻的宫颈癌患者，手术治疗后可能追加盆腔放疗，有必要将卵巢移植于远离放射野部位。
2）因双侧卵巢肿瘤或一侧附件切除后对侧罹患卵巢肿瘤又需要切除的年轻患者。
3）卵巢功能早衰的患者。
4）盆腔炎症所致的难治性不育患者。
5）先天性生殖器官发育异常，如先天性卵巢性闭经、先天性畸形如睾丸女性化等。

二、手术步骤

1. 卵巢薄片移植术

以自体卵巢为佳，移植部位可选择在乳房下、股直肌肉、股四头肌内等较表浅的部位。因为此种卵巢组织移植没有进行血管吻合，容易因移植后缺血损伤而导致卵泡死亡，因此有人提出减少移植后的缺血损伤是卵巢薄片移植生殖细胞功能恢复的关键。

将欲植入的卵巢以含有抗生素的液体浸洗后，沿卵巢纵轴在皮质部切取厚 2～3 cm 的薄片。在移植部位造穴成功后，将卵巢薄片展平放置其内。注意移植部位创面应彻底止血，防止后血肿及继发感染，影响卵巢薄片成活。

2. 带血管的卵巢移植

可为一侧或二侧卵巢移植。此种卵巢移植因进行了血管吻合，减少了无血流导致的缺血损伤，从而减少了卵泡的死亡，提高了其存活率。一般认为移植一侧即可，因为卵巢的代偿功能好。手术后作癌的根治术及盆腔淋巴结清扫术，这样可以缩短被切下的卵巢在体外存留的时间，增加其成活机会，另外，又能减少医源性扩散的因素。

（1）卵巢移植术　手术分两组进行。腹部手术组开腹手术步骤按常规进行,检查卵巢是否正常,必要时可行楔状切除部分卵巢组织做冷冻切片,无癌转移后,进行一侧或两侧卵巢移植,先切断卵巢固有韧带,输卵管系膜,游离卵巢动静脉,长度 6～8 cm。

（2）卵巢移位术　游离卵巢动静脉步骤同卵巢移植术。游离长度 8～12 cm,在移位卵巢同位腋前线肋弓下 1～2 cm 纵行切开皮肤,长 2～3 cm,剪开腹外斜肌筋膜,分离腹内外斜肌,剪开腹膜,或从腹腔面切开腹膜,将卵巢由该切口牵出,固定于皮下。目前多认为此种手术方法简单,卵巢存活率高,术后卵巢功能恢复快,是值得提倡的一种手术方法。

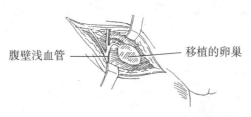

图 2 - 8 - 33　卵巢移植至腹股沟部

带血管的卵巢移植部位以胸外侧和腹股沟区较为理想,因为这两个部位较隐蔽,皮下脂肪组织丰富、疏松,易容纳移植组织。若移植对象为子宫颈癌患者,移植部位以胸外侧区的乳房下为优。因这些患者常有盆腔淋巴结转移,或日后有癌肿复发、转移,需行放疗,而此处远离盆腹腔,放疗不致使移植卵巢遭到破坏。其次,乳房内脂肪丰富,柔软,对卵巢保护好,受压小。利用胸外侧动、静脉作吻合血管,不会影响乳房本身及胸大肌的血液供应(图 2 - 8 - 35)。此外,乳房下移植术后的感染机会较腹股沟区为少。将卵巢移植入腹股沟部优点是手术野接近,在该部位,股动脉及大隐静脉不同口径的分支与属支多,便于选择,手术野表浅,易于操作,有利于缩短卵巢离体时间。若选择腹股沟区为受区,用腹壁浅血管与卵巢血管吻合,卵巢埋于浅筋膜的深处(图 2 - 8 - 34)。

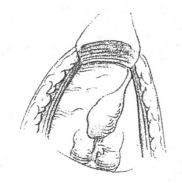

图 2 - 8 - 34　卵巢侧腹上方移植术

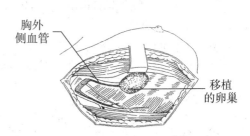

图 2 - 8 - 35　卵巢移植至乳房外侧

（3）年轻的宫颈癌患者　由于手术治疗后追加盆腔放疗,需将卵巢移植于远离放射野部位时选用该术式。具体做法如下:

卵巢移植术中应先断离卵巢

1）供血血管可选择胸壁外侧动、静脉或肩胛下动、静脉。

2）常规开腹后,先切断缝扎卵巢固有韧带和输卵管系膜,然后剪开骨盆漏斗韧带浆膜层,沿卵巢动、静脉走行方向向上延长,小心暴露并游离出卵巢动静脉,注意适当保留血管周围的疏松结缔组织,长度 8～10 cm。将保留的卵巢牵向上腹部,继续进行盆腔淋巴结清除和广泛性子宫切除术,当手术完成后可开始卵巢移植术。

3）若选择胸壁外侧动、静脉作为供血血管,应在乳房外侧腋前线纵形切口,长度约 6 cm,切开皮肤及皮下脂肪组织暴露出胸壁外侧动、静脉。断离卵巢动、静脉后,以每毫升含

25 单位肝素的生理盐水灌洗卵巢血管,保留一条口径与胸外侧静脉相当的卵巢静脉,其他静脉结扎,卵巢动、静脉和胸外侧动、静脉结扎(图 2-8-34),然后切断胸壁外侧动、静脉,在手术显微镜下,用 9/0 无损伤缝线行卵巢动、静脉和胸壁外侧动、静脉端端吻合术。若两端血管口径悬殊较大,可做适当修整或做端侧血管吻合术。当证明被移植卵巢的血液循环已经恢复,将卵巢固定于乳房外侧皮。

4) 若选择肩胛下动、静脉作为供血血管,则在腋下做弧形切口,暴露出肩胛下动、静脉后,再和卵巢动、静脉行端端吻合或端侧吻合,证实卵巢血液循环已恢复,将卵巢移植于乳房外侧皮下(图 2-8-36)。带血管异体卵巢移植方法同自体卵巢移植。选择卵巢供者以孪生姐妹为佳,其次依次为异卵孪生、姐妹、母亲及血缘相关的亲属。

5) 术后除预防感染外,每日静脉滴入右旋糖酐 40 液 500 ml,以改善局部微循环和防止吻合血管血栓形成。

3. 胎儿卵巢移植

胚胎脏器移植具备移植物容易获得;经培养的胚胎组织细胞可继续生长;其表面相容。目前有实验表明可选择腹主动脉、下腔静脉带卵巢动、静脉作为供体血管,为以胎儿为供体的吻合血管的卵巢移植。

4. 卵巢子宫角部移植术

(1) 手术指征 输卵管已全部阻塞,但患者仍迫切要求受孕者。

(2) 手术步骤及技巧

1) 先切除输卵管。

2) 切除子宫角部,开孔直径约 1 cm,注意止血(图 2-8-37)。

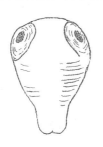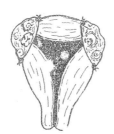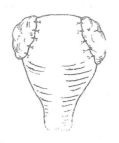

图 2-8-37 卵巢移植到子宫角部

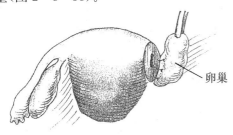

图 2-8-36 卵巢置于腋下切口

3) 移植卵巢,将卵巢游离缘对准子宫角置于开口处,以 1 号丝线间断缝合卵巢与子宫壁(图 2-8-38)。

图 2-8-38 缝合卵巢及宫壁

卵巢

(3) 手术技巧

1) 因卵巢对放射线极敏感,易受损而失去内分泌功能,因此应选择远离直线加速器局部照射的卵巢薄片,移植部位可选择在乳房下、股直肌和股四头肌内等较表浅的部位,带血管的移植部位以胸外侧和腹股沟区较为理想。因这两部位较为隐蔽,皮下脂肪组织丰富、疏松、易容纳移植组织。

2）应选择损伤小、血管少、操作方便、术后无功能障碍及美观问题的部位。

3）选择解剖学上有恒定的血管,口径接近卵巢血管,吻合方便,能保证血供的部位。

4）选择移植后较为隐蔽、不易受压及外伤的部位:对子宫颈癌患者,移植部位以胸外侧区的乳房下为佳。因此这些患者常有盆腔淋巴结转移,或日后有恶性肿瘤复发、转移、需要行放疗。因此处远离盆腹壁,放疗不至于使移植卵巢遭到破坏;其次,乳房内脂肪丰富、柔软、对卵巢保护好,受压小。利用胸外侧动脉、静脉作吻合血管不会影响乳房本身及胸大肌的血液供应。此外,乳房下移植后的感染机会较腹股沟区小。

5）选择局部温度较恒定,不易受外界寒冷影响的部位。

6）术后尽量缩短卵巢组织离体的时间,进行卵巢低温灌注,以防止移植物内血肿的形成,同时可去除卵巢血管内的免疫性细胞和有害物质,降低新陈代谢,保持移植物的活性,延长其活力。

（4）注意事项

1）手术后采用抗凝治疗,防止血栓形成。

2）术中固定卵巢时不可留间隙,防止移植后血肿的发生。

3）术中确保卵巢和血管不发生扭转,以保证血供良好。

4）术中给予防粘连剂以防止移植后的卵巢组织发生粘连。

5）手术后应仔细观察动脉搏动、血流情况及卵巢颜色等,有无漏缝情况。卵巢留置在皮下,无异常时方可缝合手术切口,以免术后吻合处阻塞、移植失败。

（5）常见并发症

1）排斥反应。

2）移植卵巢周围粘连。

3）吻合血管栓塞或卵巢囊肿形成。

第三篇　计划生育手术

第一章 计划生育检查技术

第一节 输卵管通气术

输卵管通气术,是检查输卵管是否通畅的一种方法。通过导管向宫腔内注入二氧化碳,根据压力改变、有无气泡声及患者感觉等判断输卵管是否通畅。

一、适应证

1）不孕症患者,男方精液分析正常,女方疑有输卵管阻塞者。
2）检验和评价输卵管绝育术、再通术或成形术的效果。
3）疏通输卵管黏膜轻度粘连。

二、禁忌证

1）内外生殖器急性炎症或慢性炎症急性发作。
2）月经期或存在不规则阴道流血。
3）严重全身性病症,不能耐受者。

三、术前准备

1）月经干净 3～7 d,术前 3 d 禁性生活。
2）术前 0.5 h 肌注阿托品 0.5 mg 解痉。
3）术前排空膀胱。

四、手术步骤

1）患者取膀胱截石位,常规消毒铺巾。
2）放置阴道窥器,再次消毒阴道穹隆及宫颈,充分暴露宫颈,以宫颈钳钳夹宫颈 9 点方向。
3）沿宫腔方向置入宫颈导管,并使其与宫颈外口紧密相贴。
4）接通气装置,将二氧化碳经通气头徐徐注入,密切观察压力变化。缓慢增加压力,助手用听诊器在患者下腹部两侧听诊,同时观察患者感觉。术者一边打气,一边观察输卵管是否通畅,避免快速注入二氧化碳。

五、结果判断

（1）输卵管通畅的标志
1）当加压至 10.7～13.3 kPa(80～100 mmHg)时,压力迅速下降至 5.3～6.7 kPa(40～50 mmHg)。
2）下腹两侧可听到气泡音。

3）X 线腹部透视膈下可见游离气体。

（2）输卵管不通畅的标志

1）当加压到 21.3～24 kPa(160～180 mmHg)时,压力表不下降。

2）患者腹胀痛但听诊器听不到下腹两侧有水泡音。

3）X 线透视膈下未见游离气体。

六、操作技巧

1）通气应用月经干净的 3～7 d 内进行。过早易引起空气栓塞或感染;过晚则内膜增长,可阻塞输卵管内口,影响试验的准确性。

2）注入气体的压力,一般不应超过 16 kPa(120 mmHg)。

七、注意事项

1）输卵管通气有发生空气栓塞的危险,应严格掌握手术指征,遵守操作规程。

2）检查过程中必须严密观察患者反应,一有胸闷、咳嗽等症状,立即停止操作,置头低脚高位,给予镇静剂,心跳骤停时立即时行抢救。

八、并发症

1）空气栓塞。

2）呼吸、心搏骤停。

3）输卵管破裂。

4）感染。

第二节　输卵管通液术

输卵管通液术是指利用亚甲蓝液或生理盐水自宫颈注入宫腔。再从宫腔流入输卵管,根据推注药液时阻力的大小及液体反流的情况,判断输卵管是否通畅。通过液体的一定压力,使梗阻的输卵管恢复通畅。

一、适应证

1）各种原发或继发不孕症疑有输卵管阻塞者。

2）输卵管成形术后,预防粘连形成,测定手术效果。

3）疏通输卵管轻度粘连。

4）检查和评价各种绝育术后的效果。

5）治疗性通液:于月经后 3～7 d 开始,6 次为一疗程,每月作一疗程。药物为青霉素 40 万 U,链霉素 0.5～1 g(均需先行过敏试验)。透明质酸酶 150 U 溶于生理盐水 10～20 ml 中,3 个疗程后进一步造影检查,以判定治疗效果。

二、禁忌证

1）月经周期紊乱尚未纠正者。

2）行经期或有不规则阴道流血时。

3）生殖器官炎症：急性期或慢性反复发作期，药物治疗尚未控制。

4）盆腔存在生殖器肿瘤。

5）全身状况差，有严重心、脑、肺、肝、肾等重要脏器病变，不能耐受手术者。

6）妊娠者。

7）已明确为男方不孕者。

三、术前准备

1）月经净后 3～7 d。

2）排除生殖器官急性炎症。

3）"三合诊"查清子宫情况。

4）备液、备药：生理盐水 20 ml 及庆大霉素、α 糜蛋白酶、地塞米松或生物蛋白胶。

5）排空膀胱。

6）检查通液装置是否漏液。经各种检查证实未妊娠。术前 1 周禁性生活。

7）术前查白带常规，血、尿常规及体温、血压。

四、麻醉

无需麻醉。

五、体位

膀胱截石位。

六、手术步骤

1）排空膀胱，取膀胱截石位，消毒外阴及阴道，铺无菌洞巾。

2）"双合诊"检查了解子宫大小、方位、质地、活动度、形态及与周围脏器的关系，两侧附件有无异常。

3）安放窥器，暴露宫颈，消毒阴道及宫颈，用宫颈钳钳夹宫颈前唇，向外牵拉，使子宫呈水平位。

4）以子宫探针顺子宫方向轻轻探达宫底，测其深度并证实屈度及大小。

5）检查通液装置完善无漏液。

6）将子宫通液导管按探针检测方向插入颈管，固定于事先选择的深度，用组织钳钳夹宫颈前唇向外牵拉子宫颈，同时向内推进通液导管锥形头，使二者紧密套合。

七、输卵管通液方法

1. 手感通液法

1）以装有 20 ml 溶液的注射器缓推注入液体，若 20 ml 液体顺利注入，无阻力，宫颈外无漏液，患者也无明显不适，表示输卵管通畅。

2）若遇阻力，稍加压力，患者稍有腹部不适即可顺利注入，宫颈外口无漏液，说明原有的粘连已分离或痉挛解除。

3) 通液时,听诊器在下腹两侧可听到液体自输卵管伞端冒出之声音示输卵管通畅。

4) 当感阻力大,阻力明显,有液体回流,液体自宫颈外口溢出,腹部胀难忍,多为输卵管完全不通。则表示输卵管有梗阻。

5) 判断标准:

A. 压力:压力达到 13.316 kPa 时停止注射,压力很快下降至 8～12 kPa 以下或压力增至 20～33.3 kPa,停止注射,压力回降至 8～12 kPa,均说明输卵管通畅;若压力在 20～33.3 kPa 之间缓慢通入,表示输卵管狭窄或伞端周围有粘连;若压力高至 33.3 kPa 仍不下降,说明输卵管梗阻。

B. 注入液时:若 20 ml 液体均注入而无外溢,说明输卵管通畅;若输卵管梗阻则只注入 5～10 ml,患者即感明显下腹疼痛,且液体外溢。

C. 患者感觉:若输卵管通畅,患者可无不适或轻微下腹胀痛;若有梗阻,患者下腹明显胀痛。

2. B 超下通流

生理盐水或 2‰ 过氧化氢溶液 40 ml 注入子宫导管,同时在 B 超配合下观察,横切时如能见白色线条或小气泡沿输卵管方向进腹腔或在子宫直肠窝内出现无回声,则表示输卵管通畅,优点是能分清何侧通或不通。

3. 腹腔镜下通液

直视下观察输卵管形态及通畅情况。

4. 其他

有酚仁或美蓝液通液法。前者利用酚仁进入腹腔后能被腹膜吸收经尿排出,然后测尿中酚仁的含量。后者在术毕行后穹隆穿刺术,了解穿刺液中有无着色的美ˇ液从而判断输卵管道畅否。

5. 治疗性通液术

生理盐水 40 ml 加庆大霉素 8 万 U 或卡那霉素 0.5 g,再加入 α 糜蛋白酶 5 mg(也可加入地塞米松 5 mg)的混合液注入导管内,并将导管末端夹住保留 30 min,每周 1～3 次,4～6 次为一疗程,可治疗输卵管梗阻。

八、操作技巧

1) 插管时动作应轻柔。
2) 通液不可在月经刚刚干净或宫腔仍有血性分泌物时进行。
3) 通液总量不得超过 20 ml,所通液体中可加亚甲蓝。
4) 宫颈外口连接处需套紧,以防漏液。

九、术后处理

1) 通液术后 2 周内禁性生活,以防感染。
2) 术后部分患者阴道出血,可口服止血药。

十、主要并发症

1) 输卵管破裂:如果输卵管完全梗阻,插管后推注压力过大,则可引起输卵管破裂。如果堵塞部位在输卵管伞部,术中出现输卵管破裂出血,术者很难发现。

2）术后给抗菌药预防感染。

第三节　子宫输卵管造影术

子宫输卵管造影术(hysterosalpingography,HSG)是将造影剂经子宫颈注入,以显示子宫颈管、宫腔和双侧输卵管的影像学检查方法。有助于了解某些妇科疾患及宫腔有否粘连、占位病变和畸形,输卵管通畅情况输卵管是否阻塞、阻塞部位和原因,以及盆腔有否粘连等情况的技术。

一、适应证

1）宫颈松弛度或宫颈管狭窄的检查。

2）不孕症检查：是子宫输卵管造影术主要的适应证。包括疑诊宫腔粘连、盆腔或生殖器结核、输卵管炎症、阻塞或积水、盆腔手术后不孕、输卵管性不孕手术后复查等。输卵管通液或通气提示不通或通而不畅,需进一步了解梗阻部位者。

3）复通术前术后检查：术前了解输卵管近子宫段长度、粘连状况,确定是否有机会行复通术。术后了解复通术成功与否。

4）宫腔畸形检查：目的是确定子宫畸形类型,为矫治畸形做准备。

5）宫腔内异物及占位性病变,了解子宫腔大小、形态、子宫壁光滑度、有无畸形、充盈缺损、窦道。宫颈有无狭窄、松弛或畸形。认断宫外孕及腹腔妊娠。

6）输卵管疾病如炎症、积液、结核、外周粘连引起的纡曲。

7）检查生殖器官与邻近脏器、腹壁窦道及异常瘘管之关系,以确定手术范围及方式。

8）碘剂自输卵管溢出后,分布于盆腔,可判断盆腔病变范围。

9）输卵管粘堵术后检查手术是否成功,粘堵位置,盆腔有无药物渗入。

10）其他检查：如生殖器官瘘道的检查。

11）绝育术后输卵管阻断效果鉴定等。

二、禁忌证

1）生殖器官急性炎症,或慢性炎症急性、亚急性发作。

2）患者全身性状况不宜手术者,待治疗好转后手术。全身严重性疾病,发热,生殖道急性炎症、滴虫、霉菌阴道患者,待治疗好转后手术。

3）疑诊生殖器官恶性肿瘤者。

4）阴道出血期月经期或有子宫出血时。

5）妊娠。

6）碘过敏者。

三、术前准备

（1）询问病史　包括月经史、孕产史、剖宫产、人工流产及宫腔操作史、不孕时间及相关检查、生殖器感染史,是否合并严重疾病等。

（2）体格检查　妇科检查的目的是确定子宫大小、形态、位置,有无阴道、盆腔感染等。

（3）化验检查　阴道分泌物滴虫、真菌、血、尿常规,肝、肾功,乙肝两对半,胸透,心电图等。

（4）造影　月经净后 2～7 d 造影,术前行碘过敏试验。

（5）去除大小便的影响　造影前晚服用泻药以解除大便,或检查前 1 h 灌肠;排空膀胱。

四、麻醉

无须麻醉。

五、体位

膀胱截石位。

六、手术步骤

患者仰卧在透视检查台上,造影需在荧光屏下进行,将外阴、阴道消毒,暴露宫颈。钳夹宫颈前唇,探针沿子宫方向探测宫腔深度,按探针探测的方向将子宫造影导管放置宫颈管

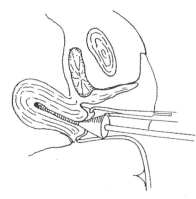

图 3 - 1 - 1　子宫输卵管造影术

内,固定于事先选择好的深度用组织钳钳夹宫颈前唇,向外牵拉子宫颈,同时向内推进造影恃管锥形头,使两者紧密套合,稀释碘伏再次消毒阴道、宫颈。子宫导管插入宫颈,与装有 10 ml 碘油的注射器连接。

安插造影导管　用宫颈钳钳夹宫颈前唇,左手持钳向外牵拉,右手将装满造影剂的造影导管插入宫颈管并固定好(图 3 - 1 - 1)。

1) 缓慢推注造影剂,透视监视宫腔及输卵管充盈后立即摄片。

2) 24 h 后再次盆腔摄片。在 X 线透视上慢慢注入碘剂,注入 6 ml 时子宫及输卵管全部充盈,宫腔大者,量可稍多。一般在输卵管充盈后停止注射,摄取第 1 张片,24 h 后摄取第 2 张片。闭宫颈外口,以免注入造影剂时外溢。

3) 安插好造影管后适当向外牵拉宫颈,以利于摆正子宫位置和宫腔显影,改善摄片质量。然后固定良好,防止滑脱、移位导致造影剂外溢,影响造影效果,必要时重新安插、固定和注入造影剂。

4) 推注造影剂时应缓慢,避免压力过大引起疼痛和造影剂逆入,防止造影剂注入过快刺激子宫、输卵管而发生痉挛,造成宫腔充盈缺损和输卵管阻塞假象。

5) 最好在透视监视下推注造影剂,以便选择摄片的最佳时机。一旦发现造影剂逆入,应停止推注和减压,并及时摄片。无透视条件者可一次注入 10 ml 造影剂,然后摄片并及时洗片,效果良好者即可结束造影;否则,应考虑追加注入造影剂,重复摄片。

6) 24 h 后一定要再次盆腔摄片,了解造影剂进入量和弥散情况。

7) 结果判断:①输卵管通畅情况;②子宫输卵管结构;③子宫肌瘤等。

七、注意事项

1）注入过程中密切注视碘过敏的表现,以便及时发现,立即处理,需带好抗过敏的抢救药物及器具。

2）手术在放射科暗室中操作,需注意无菌技术,防止术后感染。

3）注射前排空气体,推注碘油压力不要过大,透视下若发现有宫旁静脉逆入现象时,立即停止注射。盲目推入、压力过大易形成油栓。

4）若有充盈不良表现时,可暂停注射药物,将患者略加移动或酌情加注药量,同时检查有无漏溢现象(用手电筒照射下操作)。

5）若发现穿孔现象,即导管头穿破宫壁,立即停止注药并退出导管,观察病情变化。

6）若发现宫角部收缩可肌注阿托品 0.5 mg,间歇片刻后继续操作。

7）透视下见碘制剂已到达伞部,推注时阻力过大,伞部膨胀而无碘剂流入盆腔,可立即摄片,停止推注。

八、术后处理

1）术后在观察室卧床休息 1～2 h,特别是术中出现腹胀和疼痛者,以及造影剂逆入或出现过敏反应者,应待症状减轻,一般情况恢复正常后方可离开医院,必要时应留院观察。

2）术后可适当使用抗生素预防感染。

3）术后 2 周内禁止盆浴和性生活。

4）术后 1 周随诊,分析摄片结果,制定诊疗计划。

5）造影后部分患者一过性发热、腹痛,24 h 后可慢慢消失,毋需处理。

九、常见手术失误

1）子宫位置不正,影响子宫影像观察。

2）推注造影剂过快,引起疼痛和逆入,刺激子宫、输卵管而发生痉挛。

3）造影导管与宫颈外口密闭不良致造影剂外溢,影响造影效果。

十、常见并发症及处理

(1) 下腹部坠胀　主要原因是注入造影剂压力过高,引起子宫膨胀,刺激子宫收缩。发生概率较高,但大多数患者症状比较轻,休息后可自行缓解。

(2) 迷走神经兴奋　是由于宫颈受到刺激所致,发生机制与人工流产综合反应相同,但相对较轻,多数患者休息后即可恢复。

(3) 术后感染　主要原因是器械和手术部位消毒不严格,患者本身存在的潜在感染也是术后感染的重要原因之一。应积极抗感染治疗。

(4) 造影剂逆入　主要原因是子宫内膜层损伤,特别是结核病患者;推注造影剂压力过高也是原因之一。一旦发现造影剂逆入,应立即停止推注并减压。同时摄片,观察肺部栓塞征象,如呛咳、呼吸困难等,必要时可给予吸氧、静脉推注地塞米松 10 mg。

(5) 造影剂过敏　主要原因是造影剂逆入,从而引起过敏反应。轻者可有咽喉部发痒、呛咳、心慌等,给予补液和静脉推注地塞米松 10 mg,多数能逐渐缓解;严重者可有喉头水肿、呼吸困难、血压下降、脉搏细速、出冷汗等过敏性休克表现,应积极采取急救措施,如吸氧、建立静脉通道、补液抗休克、静脉推注地塞米松 10 mg、钙剂,必要时气管插管和静脉推注肾上腺素 1 mg。

第四节 B 超监测输卵管通液术

超声诊断是 20 世纪 70 年代以来发展起来的新型科学。由于诊断准确、无痛、无害和使用方便,已成为妇产科临床不可缺少的诊断手段。在传统的输卵管通畅手术原理的基础上,由 B 型超声诊断仪严密监视,自宫颈注入声学造影剂(1.5% 过氧化氢溶液),观察微气泡经输卵管逸出的情况,以判断其通畅与梗阻的程度,大大提高了诊断的准确性。

一、适应证

1)不孕症疑有输卵管阻塞者。
2)输卵管再通术后需要检查者。
3)同输卵管通液术。

二、禁忌证

同输卵管通液术。

三、术前准备

1)月经净后 3~7 d。
2)排除生殖器官急性炎症。
3)备液(生理盐水 40 ml,可加庆大霉素液、α 糜蛋白酶、地塞米松,或 1.5% 过氧化氢溶液 40 ml)。
4)术前 0.5 h 皮下或肌内注射阿托品 0.5 mg。
5)排空膀胱。

四、麻醉

无须麻醉。

五、体位

膀胱截石位。臀部略抬高。

六、手术步骤

1)外阴、阴道消毒,暴露宫颈。钳夹宫颈前唇。
2)探针沿子宫方向探测宫腔深度,放置 14 号气囊导尿管,一般不需要扩张宫颈,如放置困难,可扩张宫颈达 5~6 号,再放置尿管。
3)膀胱截石位,臀部略抬高。不必排空膀胱,使其适度充盈,以在 B 超监测中清晰显示宫底为准。
4)将子宫通液导管按探针监测方向插入颈管,固定于事先选择的深度,用组织钳钳夹宫颈前唇向外牵拉子宫颈,同时向内推进通液导管之锥形头,二者紧密套合。

5) 超声探头于下腹部自左至右扫描,作子宫纵切图像,测子宫径线及宫腔方向,再横形扫查,显示子宫及输卵管图像。

6) 按输卵管通液常规操作,宫颈注入生理盐水 30 ml(内含庆大霉素、糜蛋白酶、氟美松)使宫腔分离,在 B 超监视下,并见宫腔内液性暗区及流体流经输卵管逸出情况,继而注入声学造影剂 1.5%过氧化氢 20 ml,观察宫腔内气体充盈及微气泡经输卵管逸出的情况。并见宫腔内液性暗区及液体自宫角由输卵管向腹腔流动,如所通液体是双氧水,可见到串珠样气体由宫角向腹腔滚动坐位 5 min 后,扫查子宫直肠窝有无积液。

7) 通畅度判断标准:

A. 双侧输卵管通畅:注入生理盐水及过氧化氢无阻力,纵切观察宫腔分离≤0.7 cm,可见液体、微气泡沿输卵管外逸,坐位 5 min,子宫直肠窝见积液。

B. 单侧输卵管通畅:注入稍有阻力,纵切宫腔分离≤1.0 cm,见液体、微气泡沿一侧输卵管外逸,坐位 5 min 后见子宫直肠窝积液。

C. 双侧输卵管阻塞:注入阻力大,停推注射,液体反流。宫腔分离≥1.1 cm,并见液体及微气泡在宫内游动闪烁,子宫直肠窝内无积液。如阻力大无液体流向腹腔,或液体自阴道流出,则为输卵管不通。如图像显示不良,最后可再注入少许空气,观察气体是否由输卵管向两侧喷出。

七、术中注意要点

1) 同输卵管通液术。

2) 术中注意膀胱充盈要适度。充盈过度患者无法坚持,痛苦难忍,充盈不全无法显示子宫及输卵管全貌。

3) B 超诱导下操作,需严格掌握无菌操作技术,以防术后感染。

八、术后处理

1) 通液术后 2 周内禁性生活。

2) 注意观察阴道出血。

九、手术条件

要求术者必须具有足够的经验,诊断必须明确,患者一般情况良好,全身状况能够承受手术。

第二章　计划生育手术

第一节　宫内节育器放置术

宫内节育器放置术是将宫内节育器放入子宫腔内,从而达到避孕的目的。

一、适应证

1) 凡育龄妇女,自愿放置而无禁忌证。
2) 紧急避孕。

二、禁忌证

1) 严重的全身急、慢性疾病不能耐受手术者。
2) 生殖器官炎症:如外阴阴道炎、重度宫颈糜烂、急慢性盆腔炎等,经治愈后可放置。
3) 月经周期紊乱或经量过多,过频或淋漓不净。
4) 严重痛经。
5) 宫腔深度<5.5 cm 或>9 cm(人流术时放置除外)。
6) 子宫颈内口过松、重度撕裂,严重子宫脱垂。
7) 生殖器官肿瘤。
8) 子宫畸形或子宫及附件有肿块,酌情处理。双子宫各放一枚。
9) 正常分娩后未满 3 个月,剖宫产后未满半年,且月经未恢复正常者。

三、术前准备

1) 了解病史:包括月经史、末次月经、生育史、避孕史及以往使用的宫内节育器的情况。
2) 术前测血压、脉搏、体温,体温<37.5℃。
3) 术前做妇科检查,了解盆腔情况、阴道分泌物检查(滴虫、真菌)及清洁度检查。
4) 术前 3 d 内无性生活。
5) 可疑妊娠者应排除妊娠。
6) 术前禁食水 4 h 并排空膀胱。

四、手术步骤

1) 一般不需麻醉,宫颈过紧者可作局部黏膜表面麻醉。患者取膀胱截石位。
2) 常规外阴、阴道消毒,铺无菌洞巾。
3) 阴道检查子宫大小、位置、倾屈度及双附件有无异常。
4) 暴露宫颈,拭净宫颈分泌物,消毒宫颈及颈管。
5) 钳夹宫颈前唇,左手牵拉,右手用探针顺子宫方向轻轻探入宫腔达宫底,测量宫腔深度,并轻轻左右摆动,估计宽度。

6）根据所探子宫腔大小选择合适型号的节育器。用宫颈扩张器扩宫颈口至所需要的大小，置入节育器。放置节育器的具体方法依节育器种类不同而略有不同（图3-2-1、图3-2-2）。

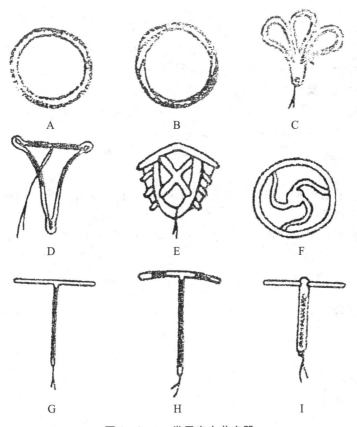

图 3-2-1　常用宫内节育器

注　A. 金属圆环；B. 麻花环；C. 节育花；D. V型节育器；E. 硅橡胶盾环；F. 金属塑环；
G. TCu-200；H. TCu-380A；I. 孕酮 T-IUD。

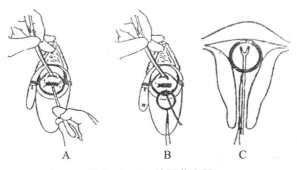

图 3-2-2　放置节育器

注　A. 探宫腔深度；B. 用放环叉放入节育器；C. 将节育器放到宫底后退出放环叉。

7）若放置带尾丝的宫内节育器，则于距宫颈外口1.5～2 cm处剪去多余尾丝，并记录留下的长度。

 8）撤除器械,拭净血液,手术完毕。

五、操作技巧

 1）放置节育器前,让患者看节育器外形,以便脱落时及时发现。

 2）术前检查子宫大小、位置及倾屈度,以便操作。

 3）节育器和进宫腔器械不要接触阴道壁,以防感染。

 4）扩张宫口时不要用力过大,不宜强行扩张。

 5）放置节育器时,放置叉不要转向,以防将节育器放偏或扭曲。

 6）整个手术过程中,动作要轻柔,防止子宫穿孔。

六、术后处理

 1）告之患者术后可能有少量阴道出血及下腹不适,为正常现象。出血多、腹痛严重或伴发热等应及时就医。

 2）告知节育器类型和存放年限。金属节育器可放置 15 年,塑料铜节育器可放置 5 年,嘱其定期更换。

 3）术后休息 2～3 d,禁止性生活与盆浴 2 周。

七、常见并发症

 1）出血。

 2）子宫穿孔。

 3）术后感染。

 4）宫内节育器异位。

第二节　宫内节育器取出术

一、适应证

 1）放置的节育器已到期。

 2）要求再生育。

 3）欲改用其他方法避孕或绝育。

 4）更年期月经周期发生了明显变化,如周期变长或绝经已满半年。

 5）放置节育器后不良反应重,不规则阴道出血持续 1 个月以上或月经量过多(经量增加 2 倍或 2 倍以上)。且持续 3 个周期或 3 个周期以上,经药物治疗无效者。

 6）带环妊娠者(宫内或宫外孕)。

 7）节育器异位或嵌顿者。

 8）无避孕需要(如离异、丧偶等)。

二、禁忌证

1）阴道、宫颈存在急性炎症者于治疗后再取。

2）子宫及盆腔感染时宜应用足量抗生素后再取，严重感染时可在积极抗感染同时取器。

3）全身情况不良，不能胜任手术或疾病的急性期，待病情稳定后再取器。

三、术前准备

1）了解病史，包括取环原因、月经情况和末次月经日期。

2）B超检查以确定节育器存在于子宫内及节育器种类。

3）术前做妇科检查，了解生殖道包括盆腔情况。检查血常规、白带常规。

4）测血压、脉搏、体温、体温<37.5℃。

5）术前3d内无性生活。

6）阴道持续出血者，服用抗生素素3d后。

7）已绝经的妇女，如子宫已萎缩，术前需服用1周雌激素。

8）对宫口紧的患者，术前服用米索前列醇片0.6mg 2h后再手术，效果更满意。

9）术前禁食水4h并排空膀胱。

四、手术步骤

（1）有尾丝的节育器的取法　用止血钳夹住尾丝，向外轻拉出。

（2）无尾丝的节育器的取法　参见图3-2-3。

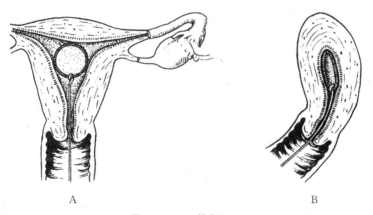

A   B

图3-2-3　钩取 IUD

注　A. 钩取的平面图；B. 钩取的侧面示意图。

1）做B超或x线检查，确定有无节育器及其位置。

2）患者取膀胱截石位，常规消毒外阴、阴道，铺无菌洞巾。

3）阴道检查明确子宫大小及位置。

4）常规消毒宫颈、颈管和阴道。

5）扩张宫口至6号。

6) 置取环钩于水平位,沿子宫后壁缓缓前进,接触到金属物时,稍抬起钩柄,再稍稍前进,然后放下钩柄,缓缓向后退出,多能将环钩住拉出。钩不到环时,可换个方向钩取。

五、操作技巧

1) 探测节育器位置时应手法轻巧,根据术前定位尽量一次性探到异物感,避免多次反复探测损伤内膜,引起出血。

2) 使用取环钩时要十分小心,只能在宫腔内钩取,避免向宫壁钩取,如钩到后有阻力,不能强行牵拉,应退出取环钩,进一步查清原因(图 3 - 2 - 2)。

3) 若环嵌顿确实严重,牵环时阻力过大,可先牵出部分环丝,向上倒,找出环接口,离断,将环拉成线状牵出。

4) 千方百计不能将节育器取出时,不得已可剖宫取出。

六、术后处理

1) 术后休息 1 d,2 周内禁止性生活及盆浴。

2) 取环后阴道可有少量流血或血性白带,一两天就会自然消失,这是由于取环刺激内膜和子宫颈所引起的,是正常现象,如果出血较多或出血时间长要及时就医。

3) 如有发热、腹痛、出血多于月经量等异常情况,及时到医院就诊。

4) 定时服药。

第三节　输卵管绝育术

一、微创腹式小切口输卵管结扎术

1. 适应证

1) 已婚妇女,夫妻双方要求绝育术。

2) 因患有某种疾病,如心脏病、肾脏病、肝脏病、严重贫血或精神病而不宜生育者,可行治疗性绝育术。

3) 重复剖宫产者。

2. 禁忌证

1) 急、慢性盆腔感染、腹壁皮肤感染,呼吸系统感染,泌尿系统感染,需治愈后再行手术。

2) 全身情况差,不能耐受手术者,如产后出血和心、肝、肾等疾病伴有功能障碍者,应待一般情况好转后行手术。

3) 严重的神经官能症。

4) 24 h 内体温两次超过 37.5℃以上者。

3. 术前准备

1) 详细询问病史,并仔细查体。

2) 做妇科检查,了解子宫及双附件情况,并做阴道分泌物检查。

3) 查血、尿常规及肝肾功能。

4）术前常规准备,包括备皮,灌肠,禁食水,给予镇静剂等。

4. 操作步骤

（1）准备　患者排空膀胱后,采用局部麻醉或硬膜外麻醉。取仰卧位,常规消毒铺巾。

（2）腹部切口

1）产后结扎:在宫底下 2 横指,做横切口或纵切口。

2）经后及人流后结扎:在耻骨联合上 2 横指做横切口或向上做纵切口。一般切口大小为 2~3 cm,再逐渐切开腹壁。

3）寻找输卵管,寻找输卵管要稳、准、轻,尽量减少受术者痛苦。牵出输卵管常用的三种方法:

A. 卵圆钳夹取法:用无齿卵圆钳,在手指指引下,或直接从宫底滑向附件处,夹取输卵管。夹住输卵管时有一定阻力,患者有牵拉感。提取过程中无阻力,可能夹住肠管或大网。提取阻力过大,可能夹住圆韧带或阔韧带,应立即松开,重新夹取（图3-2-3）。

B. 指板法:适用于前位子宫。术者将示指从切口伸入腹腔,沿宫底向外触及输卵管,将指板放入腹腔,将输卵管置于手指与指板之间,轻轻向上提出（图 3-2-4）。

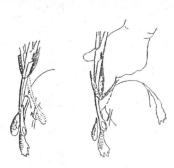

图 3-2-3　卵圆钳取管法

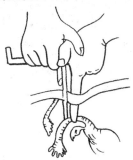

图 3-2-4　指板法取管法

C. 沟取法:适用于后位子宫。钩背朝向受术者头端,向下沿腹腔前凹陷进入腹腔,越过宫底达子宫后壁,略向外旋转 30°勾住输卵管壶腹部,上提（图 3-2-5）。

5. 手术步骤

可以将子宫提出腹腔或在直视下提起双侧输卵管进行绝育术。

（1）改良 Domerog 法　双折结扎切断法。

1）用 Allis 钳夹住输卵管峡部,提起,将输卵管双折（图 3-2-6）。

2）在距离双顶端 2 cm 处用血管钳钳夹,用 7 号丝线穿过系膜分别缝扎两侧输卵管。

3）在结扎线约 3 mm 处,以"∧"形切去输卵管 2 cm（图 3-2-6、图 3-2-7）。

4）用浆膜层包埋管芯或分别再结扎 1 次。

（2）抽心包埋法

1）近端包埋法:

A. 用两把 Allis 钳钳夹输卵管峡部无血管区,两钳相距 3 cm,在钳间浆膜下注入少许生理盐水,使浆膜层与肌层分离。

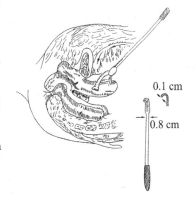

图 3-2-5　输卵管吊钩和取管法

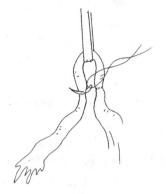
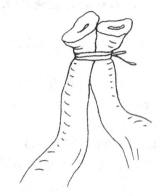

图 3-2-6　提起输卵管峡部　　　　图 3-2-7　剪断提起输卵管

B. 沿输卵管方向切开浆膜层,分离输卵管,钳夹两端,两钳相距 3 cm。钳夹近端时,尽量避开浆膜层,以便于包埋。钳夹远端时,应钳夹部分浆膜层,以免输卵管回缩(图3-2-8)。

C. 剪去钳夹间输卵管 2 cm,用 4 号丝线结扎两端输卵管(图 3-2-9)。

D. 再用 1 号丝线间断缝合切开的输卵管浆膜层,把近端输卵管包埋于浆膜层内,远端暴露于浆膜层外(图 3-2-10)。

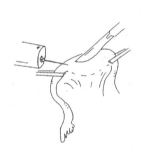
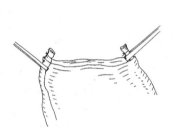
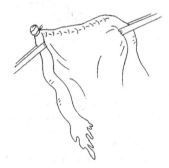

图 3-2-8　切开浆膜层　　　图 3-2-9　剪去钳夹输卵管　　　图 3-2-10　近端包埋,远端暴露

2) 两端包埋法:两端包埋法是将切断的两端输卵管均包埋于浆膜层内,因此就要求在钳夹输卵管时两端均须避开浆膜层,以便于包埋(图 3-2-11)。

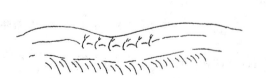
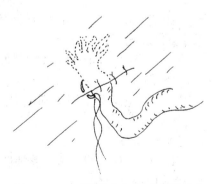

图 3-2-11　两端包埋法　　　　　图 3-2-12　缝扎背部浆膜和伞系膜

（3）输卵管伞端包埋法

1）先在距离伞端 3 cm 处的阔韧带前后叶注入少许生理盐水使其分离，在与输卵管垂直方向的阔韧带一叶做一切口，分离切口内前后叶腹膜约 2 cm。

2）用 1 号丝线在距伞端 0.5 cm 处的输卵管背部浆膜层及伞系膜上各缝 1 针，分别打结并各剪断 1 根线头，另一针头与缝线一起保留（图 3－2－12）。

3）将输卵管上、下两线头上的缝线伸入已经分离的阔韧带内，再穿出打结，将伞端固定于阔韧带两叶间（图 3－2－13）。

4）将阔韧带切口环形间断或连续缝合于输卵管浆膜上（图 3－2－14）。

（4）夹阻断术　夹阻断术就是用特别的钢夹、镍钛记忆合金夹或银夹等在术中夹在输卵管峡部距宫角 3 cm 处，使输卵管横径全部进入夹子两臂之间，夹阻断术有安全有效、不切断输卵管，而且术后吻合复通率高等优点。

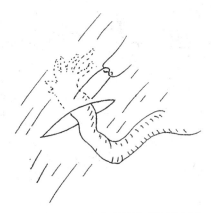
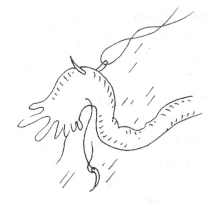

图 3－2－13　将伞端固定于阔韧带内　　　　图 3－2－14　缝合阔韧带切口

6. 操作技巧

1）术中应严格无菌操作，应分离仔细，止血彻底。避免形成血肿及发生粘连。

2）结扎输卵管应松紧适度。过松易造成滑脱或管腔存在一定的通畅度而致再孕。过紧则可使输卵管形成瘘孔，导致绝育失败，要确认是输卵管后再行结扎，勿误扎其他组织。

3）剖宫产术中盆腔血管充血，组织较脆，所以手术操作应轻柔，避免损伤血管引起出血。结扎术不应同时行阑尾切除术，以防感染。

7. 术后处理

1）卧床数小时后可起床活动。

2）1 个月内避免剧烈活动及重体力劳动。

3）常规给予抗生素预防感染。如术后 2 d 体温逐渐升高或腹痛加重，应及时查明原因。

8. 常见并发症

1）出血、血肿。

2）感染。

3）腹腔脏器损伤。

4）绝育失败以致再孕。

二、微创阴式输卵管结扎术

1. 适应证

1）已婚妇女,夫妻双方要求绝育者。

2）因患有某种疾病,如心脏病、肾脏病、肝脏病、严重贫血或精神病而不宜生育者,可行治疗性绝育术。

3）重复剖宫产者。

4）腹壁有感染灶或有严重皮肤病不宜行腹部切口者。

5）对腹部手术有顾虑者。

2. 禁忌证

1）急、慢性盆腔感染、盆腔严重粘连。

2）有盆腔肿瘤者。

3）既往曾行盆腔手术者。

4）会阴部皮肤感染及阴道炎症应经治疗后再行手术。

5）阴道狭窄明显者。

6）严重的神经官能症。

7）24 h 内体温 2 次超过 37.5℃以上者。

3. 术前准备

1）术前 3 d 无渣半流质饮食,服肠道抗生素。

2）检查阴道分泌物。

3）检查有无张力性尿失禁。

4）术前 3 d 阴道灌洗。

5）术前灌肠及外阴部备皮。

4. 操作步骤

（1）准备

1）一般采取腰麻或硬膜外麻醉。患者取膀胱截石位,常规消毒外阴、阴道、下腹下部和大腿的上 1/3,铺无菌洞巾。

2）用窥器扩开阴道,再次消毒宫颈、宫颈管及阴道穹隆。

3）用缝线固定小阴唇于外阴皮肤上。用宫颈钳钳夹子宫颈做牵拉用。

（2）切口

1）宫颈前唇黏膜切口：将金属导尿管插入膀胱内,辨认膀胱后壁在子宫颈前唇的附着点,在此附着点下 1.5 cm 做一横切口长约 3 cm,切开宫颈黏膜。切口位置可影响以后手术的进行。如切口太靠近宫颈,则难以找到阴道间隙。如切口过高,容易伤到膀胱底部。分离膀胱：提起阴道切口缘,用金属导尿管将膀胱壁挑起,看清膀胱下界,剪开膀胱后壁附着于宫颈前壁的疏松组织。找到膀胱与宫颈的间隙,自宫颈中线分离膀胱宫颈间隙。用阴道拉钩向上拉开膀胱,可见两侧膀胱宫颈韧带,贴近宫颈将其剪断分离。继续向上游离达膀胱反折腹膜。分离到腹膜时可感到组织疏松,手指触摸有薄膜滑动感。剪开膀胱子宫反折腹膜：将膀胱向上方拉开,暴露反折腹膜皱襞,将其剪开并向两侧延长。在腹膜切缘中点缝一针丝线作牵拉标记。

2）宫颈后唇黏膜切口：沿宫颈前唇切口两侧向后延长宫颈黏膜切口,环行切开整个宫颈黏膜。紧贴宫颈后壁向上分离宫颈、阴道黏膜,直至子宫直肠反折腹膜。切开子宫直肠窝腹膜：剪开子宫直肠窝反折腹膜,并向两侧延伸。于腹膜切除中点处缝线一针,做牵拉标志。

（3）提取输卵管

1）直接提取法：前穹隆切口将子宫搬至前倾位,后穹隆切口将子宫体推至后倾位,用无齿卵圆钳或无齿长镊子沿宫体向子宫角方向直接钳取输卵管。

2）钩取法：用输卵管钩紧贴子宫前或后壁至子宫底滑向输卵管方向,相当于输卵管的中段,向下钩取即可将输卵管提到切口处。

（4）结扎输卵管　剪断后在近侧端加缝一针。

（5）缝合腹膜切口和阴道黏膜切口　术毕。

5. 操作技巧

1）术前应详细盆腔检查,如粘连不严重,子宫活动度好方可进行手术。术中若发现子宫及双附件粘连严重,手术无法进行时,立即改由腹部施术。

2）术中谨防误伤膀胱或直肠。

3）严格无菌操作；随时擦净切口渗血,防止流入盆腔导致术后粘连。

4）缝合腹膜时,需将腹膜提起在直视下缝合,以防误缝其他组织。

5）缝合阴道黏膜时要将黏膜下组织一起缝合,既可止血又利于愈合。

6. 术后处理

1）留置导尿管 72 h。

2）注意保持软便。

3）术后常规给予抗生素预防感染。

7. 常见并发症

（1）出血　术中出血多因钳夹或结扎线滑脱所致。遇此情况时,应直视下找出出血血管将其结扎,不要盲目钳夹,以免伤及深层组织中的输尿管、尿道及膀胱。残留附件血管的出血,止血极为困难,应充分暴露术野找到出血血管结扎之。如无法止血则需行剖腹止血。术后出血有腹膜内或腹膜后的出血,应行阴道检查及时处理。

（2）感染　此类手术为相对无菌手术,术野残端和泌尿道感染较为常见,感染者常伴有尿潴留。也有个别发生严重的输卵管、卵巢脓肿。

（3）损伤　损伤多为解剖层次不清所致,常见伤及膀胱、直肠,少有伤及输尿管、尿道及小肠等。一旦发生器官损伤,应及时进行修补。

三、腹腔镜下输卵管绝育术

腹腔镜下输卵管绝育术指在腹腔镜下用各种方法切断输卵管峡部,使生殖细胞不能通过输卵管。

1. 适应证

适应证同"微创腹式小切口输卵管结扎术"。

2. 禁忌证

禁忌证同"微创腹式小切口输卵管结扎术"。

3. 术前准备

1）仔细询问病史，进行详细的体格检查。

2）完善血尿常规、肝肾功能、凝血系列等相关辅助检查。

3）做妇科检查，了解子宫及双附件情况，并做阴道分泌物检查。

4）术前常规备皮、灌肠及上导尿管；禁食水 12 h 并给予镇静剂。

4. 操作步骤

1）一般采用全麻。患者取仰卧位，常规消毒腹部皮肤，铺无菌洞巾。

2）沿脐缘行 10 mm 大小弧形切口，将气腹针穿入腹腔，启动气腹机，向腹腔内注入二氧化碳气体，形成人工气腹。在气腹基础上进行脐部鞘卡穿刺，置入鞘管。将腹腔与冷光源、电视摄像系统、录像系统、打印系统连接，并经鞘管插入腹腔。

3）在左右相当于麦氏点部位避开血管，用 5 mm 套管穿刺针进行穿刺，置入鞘管。

4）将患者改成头低脚高位，以暴露视野，常规进行盆、腹腔探查。

5）持钳提起输卵管峡部，保证周围没有肠管。

6）用以下方法阻断输卵管：

A. 双极电凝法：结扎部位选在输卵管峡部。一般电凝 30～40 s 即可，不要产生炭化。间隔 0.5 cm 左右再电凝一次，然后在中间剪断，再电凝输卵管两断端，确保输卵管腔闭合。

B. 内凝法：部位同电凝法。在 100～200℃高温下将输卵管凝固 20 s，使输卵管完全阻塞。内凝后在两次内凝处之间将输卵管剪断。

C. 套圈结扎法：自制直径 2 cm 的套圈，通过套管鞘放入盆腔。在套圈内用持钳提起输卵管峡部。将内套圈在持钳钳夹下方 1 cm 处收紧线圈，结扎两次。在结上剪除输卵管，电凝输卵管断端。

D. 银夹法：Hulka 夹包括两部分，一个有齿塑料夹和一个金属片，金属片滑到塑料部分使塑料夹闭合。塑料夹与输卵管垂直置于峡部。将塑料夹闭合，金属部分滑到塑料夹上，即可将输卵管夹闭。硅环法：将硅胶环环套于输卵管峡部，以阻断输卵管通道。

7）检查无出血，冲洗腹腔，关气腹，术毕。

5. 手术技巧

1）穿刺时应避开皮肤血管。

2）气腹针和鞘卡在脐部穿刺时，患者体位都是仰卧位，不要过早改为头低脚高位。

3）气腹形成过程中，开始注气速度不宜过快。气压设置过高，气体进入速度过快，都容易形成皮下气肿。整个充气过程中，上提脐孔两侧皮肤的巾钳要保持不动，直到鞘卡顺利穿刺进入腹腔为止。

4）双极电凝结扎时，结扎部位最好离子宫 1 cm 左右，以免日后近端输卵管残端形成输卵管积水。

5）电凝或内凝后都应从中间剪断输卵管，否则患者术后可能发生输卵管再通或积水。

6）用银夹绝育法时，为保证整个输卵管被夹住，夹子尖部应夹住一部分输卵管系膜。

6. 术后处理

1）术后常规给予抗生素 3～5 d 预防感染。

2）术后第一天检查腹壁各穿刺口，并进行消毒，更换敷料。

3）术后留置导尿管 6 h 后拔除。

4) 禁食 6 h 后改无渣流食。

5) 尿管拔除后可适当下床活动。

7. 常见并发症

1) 气体栓塞及 CO_2 中毒。

2) 组织间 CO_2 气肿。

3) 出血及感染。

4) 脏器损伤：包括肠损伤、膀胱损伤、输尿管损伤等。

5) 神经损伤。

6) 穿刺口疝。

第四节 无痛人工流产吸宫术

一、适应证

1) 不全流产,延期流产。

2) 因避孕失败或不愿妊娠而妊娠 10 周以内要求终止妊娠而无禁忌证者。

3) 孕妇因患某种疾病不宜继续妊娠者。

4) 发现胎儿有先天性畸形和遗传性疾病者。

5) 葡萄胎。

二、禁忌证

1) 各种急性疾病的急性阶段。

2) 全身情况不良不能耐受手术者,如严重贫血、心力衰竭等,经治疗好转后,方可进行手术。

3) 滴虫、真菌或细菌感染的急性阴道炎、宫颈炎;急性或亚急性盆腔炎。

4) 妊娠剧吐,酸中毒未纠正者。

5) 术前体温>37.5℃。

三、术前准备

1) 术前 3 d 避免性生活。

2) 对阴道或(和)宫腔有感染者,应先行抗炎处理。

四、操作步骤

1) 患者取膀胱截石位。

2) 常规消毒外阴、阴道,铺无菌洞巾。

3) 用宫颈钳固定宫颈上唇。沿子宫体方向将探针送至子宫底以了解子宫大小。

4) 用宫颈扩张器扩张宫颈管,小刮匙能通过宫颈管内口者则不必扩宫。若宫颈管过紧,可用宫颈扩张器按号排列,由小到大号逐渐扩张宫颈管,直至可通过小刮匙。或需放入大刮匙则需扩张宫颈。术者左手提宫颈钳以固定宫颈,右手的拇、示、中指以执笔式用腕力

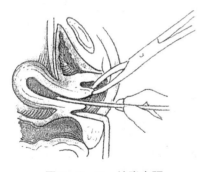

图 3-2-15　扩张宫颈

持宫颈扩张器中下 1/3 处，持扩张器的手应保持有驾驶力，以控制扩张器进入的速度和深度。顺宫腔屈度方向按扩张器顺序按序号排列，由小到大逐号徐徐探入扩张（图 3-2-15），用扩张器先由 4 号开始，扩张每次增加半号不可跳号，逐一扩张宫颈至较吸管大半号至 7 号，以刮匙能顺利通过为度。扩张器以轻、稳、缓送入宫颈内口内 1 cm 左右即可。如需进行宫颈或宫腔手术时，可扩张至 10～16 号。进内口时犹如通过括约肌的紧握感。扩张器越过宫颈口时有失空感，如送入内口阻力大时，不可强行送入，须查明原因。如为内口过紧，可将扩张器来回抽动数次，并停留 2～5 min 以期适应，然后取出，再放入大半号扩张器，再逐渐扩张。直至可通过宫腔吸引器。右手的第四指及小指伸展以制动和保护。左手第四指可触到患者的左臀部以制止扩张器过度伸入而穿破子宫。

5）在无负压下，将宫腔吸引器送入宫腔。然后维持负压，进行反复刮吸。

6）负压吸引将消毒橡皮管一端连接好宫腔吸管，另一端与负压吸引器相接，进行负压吸引试验无误，按孕周选择吸管粗细及负压大小（表 4-4-1）把不带负压的吸管顺子宫腔方向轻轻放入，直送达宫底部，开动负压吸引器，使负压达 67 kPa（500 mmHg），开始吸引，然后稍向回抽吸管至宫腔中部，将吸引头窗口开孔朝向对准胚胎着床部位吸引。一般前位子宫，孕卵着床于子宫前壁，后位子宫，孕卵多着床于后壁，水平位多着床子宫底，或根据 B 超确定的孕卵位置进行吸引。

然后，将吸管头下移，在宫内上下移动，按顺时针或逆时针方向移动或转动吸管，吸引子宫四壁后，再吸引宫底及两宫角。孕 7 周以下，用 5～6 号吸管，按表推算，一般顺时针方向吸引宫腔 1～2 周，即可将妊娠物吸干净。

表 4-4-1　根据妊娠周数选择吸管号与吸宫负压

妊娠周数	宫颈扩张大小（扩张器号数）	选用吸管号	吸宫负压 kPa（mmHg）
＜6	5～6	5	60（450）
6～8	6～7	6	60（450）
9～10	7～8	7	67（500）
11～12	8～9	8	73（550）

待妊娠物吸净时感觉宫腔缩小，吸管紧贴宫壁有包紧感或上下移动受阻时并感宫壁粗糙感时，仅见少量血性泡沫，而无出血，表示已吸净。关闭负压，此时慢慢取出吸管。

吸宫时如遇组织堵塞吸头，应迅速将组织夹取后再继续吸宫。吸宫时要特别注意两侧宫角及宫底部，如感觉仍有组织，可用刮匙搔刮一遍。如感觉到子宫壁已变粗糙及观察到吸瓶内出现血性泡沫，检查子宫显著缩小，意味着子宫内已清空，可结束手术。

五、操作技巧

1）吸宫动作应轻柔、缓慢、仔细。

2）吸管进出宫颈管时不应带有负压,以免损伤颈管。

3）术毕,应常规检查吸出物有无绒毛及胚胎,吸出物的量与妊娠月份是否相符合。

4）吸空时,应注意是否为宫外孕,查血 HCG,做 B 超并严密观察。

5）避免漏吸,以防吸宫后继续妊娠。

六、术后处理

1）观察子宫收缩及出血情况。

2）将刮取物送病理检查。

3）给予抗生素 3～5 d 以预防感染,用宫缩剂帮助子宫收缩。

4）禁盆浴和性生活 1 个月。

七、常见并发症

（1）吸宫不全　略。

（2）宫颈撕裂　常见于未育的女性,一般发生在宫颈两侧。对于此类患者,操作时动作要轻柔。小的撕裂创口可行碘仿纱堵塞止血;对于较大的裂口,应在直视下行缝合止血。如经阴道止血无效,则需剖腹找到出血的血管结扎止血,偶有需做子宫切除者。

（3）子宫穿孔　妊娠和肿瘤（如葡萄胎）均可使子宫壁变得脆弱,清宫术时易造成子宫穿孔。对出血较少的子宫穿孔,可行抗炎、止血等保守治疗;若穿孔较大,并发大出血,则需剖腹探查止血,行穿孔创面的修补,或行子宫切除。

（4）感染　术前准备充分,严格无菌操作,术后预防性抗生素治疗,可减少感染的发生。

（5）术中出血　略。

（6）子宫腔粘连　如清宫时搔刮过度,会出现宫腔粘连,其后果为不孕、流产、闭经、痛经等。可在宫腔镜下分离粘连。

（7）空气栓塞　略。

第五节　无痛人工流产钳刮术

一、适应证

忠有某些严重疾病（如严重的心脏病、慢性肾炎、高血压、活动性肺结核等）或妊娠合并症,不适宜继续妊娠以及避孕失败而妊娠 10～14 周者。

二、禁忌证

1）各种急性传染病或慢性传染病急性发作期、严重的全身性疾病（如心力衰竭、症状明显的高血压、伴有高热的肺结核以及严重贫血等）不能承受手术者。

2）生殖器官急性炎症;如阴道炎、重度宫颈糜烂、盆腔炎等。

3）妊娠剧吐引起的酸中毒尚未纠正者。

4）术前 4 h 内,两次体温在 37.5℃ 以上者。

5）术前 3 天有性生活者。

三、术前准备

1）术前 1 周内应避免性生活。

2）术前充分扩张宫颈管。

四、操作步骤

1）基本步骤同"人工流产吸宫术"，与 1）～3）步骤相同。

2）用扩宫棒扩宫颈至 9～12 号。

3）用胎盘钳夹破胎膜，让羊水流出，之后再将胎盘和胎儿钳出。

4）保留取出的胎盘及胎儿，检查是否完整，大小重量是否符合孕月。

5）观察宫腔内有无活动性出血及宫缩情况。若无，则撤除手术器械，术毕。

五、操作技巧

1）动作应轻柔，术前应查清孕囊位置并仔细操作，以防子宫穿孔，尤其是哺乳期。

2）术中严格无菌操作。有些疾病可能导致刮宫时大出血，术前应输液、配血并做好手术准备。若子宫大、软或出血多，可在宫颈上注射缩宫素 20 U，或静注。

3）钳夹不可用暴力，应避免损伤母体。切忌反复用力刮宫，以免伤及子宫内膜基底层，造成子宫内膜炎或宫腔粘连，导致闭经。

4）刮出物应仔细检查。

六、注意事项

1）手术后休息 2 h，观察子宫的收缩及阴道出血。如有异常应及时处理。

2）术后给予抗生素及宫缩剂，以预防感染，促进宫缩，减少出血。

3）术后要保持外阴清洁，禁盆浴 2 周，禁性交 1 个月，防止阴道上行感染。

4）术后 2～10 d 有少量阴道出血属正常现象，术后有腹痛、发热、阴道出血量多于月经量，或出血时间持续 2 周，应及时就诊。

5）术后按规定休息半个月，休息期间避免繁重体力劳动，加强营养摄入，多食富含蛋白质、维生素食物，促进身体康复。

6）术后应注意避孕。对有生育要求的，也应在 3 个月后怀孕为宜。

七、并发症

1. 近期并发症

（1）内分泌发生紊乱　略。

（2）感染　子宫内膜感染、泌尿道感染。

（3）损伤　子宫穿孔，子宫内膜损伤造成再次怀孕时易发生胎盘置入、粘连，造成难产和胎盘滞留。

（4）子宫出血　略。

（5）不全流产或流产失败　略。

2. 远期并发症

（1）月经不调　人工流产后约有半数患者在术后 22 d 左右恢复排卵功能,少数发生月经周期不规则,经期延伸,月经量增多。若不能自然恢复,就必须按月经不调治疗。

（2）感染引起子宫内膜炎及输卵管炎　导致继发性不孕。

（3）宫腔粘连　术中由于流产吸头反复吸取宫内组织或进出子宫颈口的器械不光滑,均可以加重子宫内膜及子宫基层的损伤。可由此引起宫腔粘连。

第六节　无痛清宫术

一、适应证

1) 不全流产,延期流产。

2) 妊娠早期(12 周以内)人工流产。

3) 葡萄胎。

二、禁忌证

1) 滴虫、真菌或细菌感染的急性阴道炎、宫颈炎。

2) 急性或亚急性盆腔炎。

3) 术前体温＞37.5℃。

三、术前准备

1) 术前 3 d 避免性生活。

2) 对阴道或(和)宫腔有感染者,应先行抗炎处理。

四、操作步骤

1) 一般不需麻醉。对宫颈内口较紧者,酌情给予镇静剂、局麻或静脉麻醉。排尿后取膀胱截石位,外阴、阴道消毒,铺无菌孔巾。

2) 做双合诊,了解子宫大小、位置及宫旁组织情况。阴道窥器暴露宫颈,再次消毒宫颈及宫颈管。

3) 用宫颈钳固定宫颈上唇,沿子宫体方向将探针送至子宫底部,了解子宫大小。

4) 用宫颈扩张宫颈管,直至可通过宫腔吸引器。

在无负压下,将宫腔吸引器送入宫腔,然后维持负压,进行反复刮吸,整个过程动作要轻柔,如感到子宫壁已变粗糙及观察到吸瓶内出现血性泡沫,检查子宫显著缩小,意味着子宫内已清空,可结束手术。

五、操作技巧

1)动作轻柔、准确,术前均应查清子宫位置并仔细操作,以防子宫穿孔,尤其是哺乳期、绝经后及子宫患有恶性肿瘤者。

2）长期阴道出血者,宫腔内常有感染,刮宫能促使感染扩散,术前术后应给予抗生素,术中严格无菌操作。

3）有些疾病可能导致刮宫时大出血,术前应输液、配血并做好手术准备。

4）操作时切忌反复用力刮宫,易伤及子宫内膜基底层,造成子宫内膜炎或宫腔粘连,导致闭经。

六、术后处理

（1）组织送检　将刮取物送病理检查。

（2）预防感染　口服抗生素 3～5 d。

（3）禁盆浴和性生活　禁盆浴 14 d,禁性生活 30 d。

（4）宫颈撕裂　常见于未生育女性,一般发生在宫颈两侧。对于此类患者,操作时动作要轻柔。小的撕裂创口可行碘伏纱布堵塞止血;对于较大的裂口,应在直视下缝合止血。如经阴道止血无效,则需剖腹找到出血的血管结扎止血,偶有需做子宫切除者。

（5）子宫穿孔　妊娠和肿瘤(如葡萄胎)均可使子宫壁变得脆弱,清宫术时易造成子宫穿孔。对出血较少的子宫穿孔,可行抗炎、止血等保守治疗;若穿孔较大,并发大出血,则需剖腹探查止血,行穿孔创面的修补,或行子宫切除。

（6）感染　术前准备充分,严格无菌操作,术后预防性抗生素治疗,可减少感染的发生。

（7）子宫腔粘连　如清宫时搔刮过度,会出现宫腔粘连,其后果为不孕、流产、闭经、痛经等,可在宫腔镜下分离粘连。

第七节　水囊引产术

水囊引产术是将水囊放置在子宫壁和胎膜之间,增加宫内压和机械性刺激宫颈管,诱发和引起子宫收缩,促使胎儿和胎盘排出的终止妊娠方法。其引产成功率可达 90% 以上。平均引产时间大多在 72 h 之内。

一、适应证

1）妊娠 13～24 周要求终止妊娠者。

2）因某种疾患不宜继续妊娠者。

3）晚期妊娠因各种原因需终止妊娠者。

4）阴道清洁度Ⅰ～Ⅱ度以内,无生殖器官炎症,3 d 内无性生活史。

5）体温不超过 37.5℃。

6）可适用于患有肝肾疾病的孕妇。

二、禁忌证

1）急性传染病。

2）慢性疾病的急性发作期(如心力衰竭)。

3）妊娠期反复有阴道流血者。

4）生殖器官炎症或全身其他部位有感染疾病者缓引产,经治疗好转后,可考虑进行。

5）24 h 内体温在 37.5℃ 以上者。

6）有剖宫产史或子宫上有瘢痕者需十分慎重。

7）前置胎盘。

三、术前准备

1）详细询问病史,包括过去史、出血史、肝肾疾病史、月经史、妊娠分娩史和本次妊娠的经过。

2）全身检查和妇科检查,白带常规化验。

3）术前 3 d 每日用 1∶5 000 高锰酸钾液冲洗阴道。

4）测体温、脉搏、血压、验血、尿常规及出、凝血时间、必要时测肝、肾功能、行胸透和心电图检查。

5）严重宫颈炎或分泌物多,需先予以治疗,待病情改善后方可进行;术前给予抗生素预防感染。必要时做分泌物培养及药敏试验。

6）术前口服己烯雌酚 20 mg,每日 3 次,连服 3 d。以下情况术前给米非司酮口服 25 mg,每日 2 次,共 3 次:①妊娠月份大;②宫颈发育不良、宫口小、颈管长者。

7）B 超行胎盘定位,前置胎盘者禁忌。

8）制备水囊:大号阴茎套 2 只套叠,用 16 号橡皮导尿管 1 根,插入双层阴茎套内,顶端接近阴茎套小囊,用手捏挤或旋转捏挤排出阴茎套内气体,用粗丝线扎紧阴茎套口部,注意扎得松

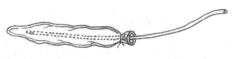

图 3-2-16　制备水囊

紧恰当,过紧可使导管腔阻塞,过松液体易外漏。或用市售特制水囊,均需高压灭菌后备用(图 3-2-16)。

四、手术步骤

1）孕妇排空膀胱,取膀胱截石位,常规消毒外阴及阴道,铺无菌洞巾。

2）扩张阴道,暴露宫颈,再次消毒阴道、宫颈及宫颈管。后穹隆放置消毒纱布 1 块,以避免水囊碰到阴道壁。

3）将已经做好的水囊涂以石蜡油,以长钳夹住囊中段,沿宫壁缓慢送入子宫腔,直到水囊全部放进子宫腔内(放到丝线结扎处)羊膜腔外(图 3-2-17)于子宫壁和胎膜囊之间。如遇到阻力或出血(碰到胎盘),应取出改换方向,从子宫另一侧重新放入。

4）将无菌生理盐水内注入几滴亚甲蓝,再注入囊内,注入液量根据妊娠月份而定,妊娠 4 个月注入 400 ml,5 个月注入 500 ml,但最多不超过 500 ml。注入液量过少影响引产效果,注入液量过多可引起胎盘早剥,甚至子宫破裂(图 3-2-18)。

5）注液完毕,将导尿管末端折叠扎紧,用无菌纱布包裹后塞入阴道内。

6）术毕,测量子宫底高度,观察有无胎盘早剥及内出血征象。

五、操作技巧

1）术时严格执行无菌操作,必要时加用抗生素。

2）在放水囊过程中切勿触碰阴道壁,以防感染。

3）避免反复操作。

4）放入时若有出血、量多,应立即取出停止操作,出血量少可改变方向再放入。

5）注水时遇有阻力,即停止操作。

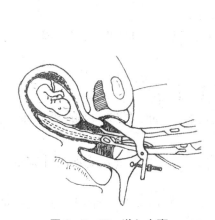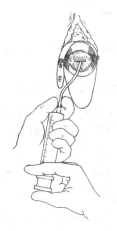

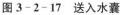

图 3-2-17　送入水囊　　　　图 3-2-18　向水囊内注入生理盐水

六、术后处理

1）水囊插入后应测量并记录宫底高度。水囊放置 24 h 后或有产兆后取出。

2）术后定期听胎心,观察产妇的体温、血压及宫缩。术后体温超过 38℃,应取出水囊,加用抗生素。

3）水囊放置 2～4 小时后即可发动宫缩,水囊脱出后,宫缩减弱者加用催产素静滴或人工破膜,促使分娩。观察宫缩需注意:①宫缩由强变弱时,首先考虑水囊已脱至阴道的可能;②水囊脱落至阴道宫口已开大 2～3 cm,及时取出,行人工破膜必要时加用催产素促产。

4）为增强效果,可采用冰盐水注入水囊内。

5）宫缩过强,颈管不能如期张开时,应立即取出水囊,必要时给予宫缩抑制剂,以防子宫破裂。

6）分娩结束,应常规检查阴道、宫颈穹隆,如有撕裂予以缝合。有胎盘、胎膜残留时应行清宫术。

7）若第一次水囊引产失败后,可重复使用第二次,再失败者,应改用其他方法引产。

五、注意事项

1）引产成功后,至少观察 3 d,酌情使用子宫收缩剂及抗生素。

2）做好避孕指导,休息 1 个月。禁盆浴 2 周,禁性生活 1 个月。

六、并发症

1）胎盘不排出或排出不完全,需及时进行钳刮术。

2）子宫收缩不良引起出血。

3）软产道损伤。

4）子宫破裂。

第八节 羊膜腔内注射药物引产术

药物中期妊娠引产术所用药物以利凡诺(Rivanol)依沙吖啶为主,其他还有天花粉、芫花制剂、前列腺素、高渗盐水、高浓度葡萄糖液、甘遂及尿素及米非司酮芫花和天花粉引产已很少应用。

一、适应证

1) 妊娠 13～24 周要求终止妊娠者。

2) 因孕妇患有某种疾病不宜继续妊娠者。

3) 胎儿畸形或死胎。

4) 生殖道轻度炎症,妊娠期有反复阴道出血或近期内有阴道少量流血,为防止上行感染,不宜经阴道操作引产者。

5) 体温不超过 37.5℃。

二、禁忌证

1) 各种全身性疾病的急性期。

2) 慢性炎症急性发作期,如阴道炎、重度宫颈糜烂、盆腔炎。

3) 妊娠期间有反复阴道出血或 B 超提示有前置胎盘者。

4) 瘢痕子宫。

5) 死胎或过期流产。

三、术前准备

1) 阴道分泌物检查,血尿常规及肝肾功能检查。

2) 术前 3 d 每天用 1∶5 000 高锰酸钾液冲洗阴道。

3) B 超检查胎盘位置及羊水深度,标记定位以便选择穿刺部位。

4) 腹部及外阴备皮,排空膀胱。

5) 配制药物:利凡诺 50～100 mg,溶于 5～10 ml 注射用蒸馏水中。

四、操作步骤

1) 孕妇取仰卧位,查清宫底高度。

2) 碘酒、酒精常规消毒腹部皮肤,铺无菌洞巾。

3) 在子宫底三横指下方中线上或中线两侧,选择囊性感最明显的部位作为穿刺点。

4) 9 号穿刺针从选好的部位垂直进针,通过 3 个抵抗即皮肤、肌鞘、子宫壁后有落空感,用注射器回抽见羊水(图 3 - 2 - 19)。

5) 将准备好的药物缓慢注入羊膜腔内,而后拔出针头,用无菌纱布覆盖穿刺部位,按压3 min。

五、操作技巧

1) 如注射器回抽有血,可能是刺入胎盘,应将针再向深部进针,或略变方向进针,如仍

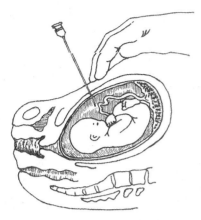

图 3 - 2 - 19　羊膜腔内注药法

有血液,可另换穿刺点,但不得超过 3 次。

2)拔针前后,注意有无呼吸困难、发绀等征象。

3)用药剂量准确,以防过量致中毒,过少致引产失败。

六、术后处理

1)注射药物后,孕妇应卧床。术后 24 h 取出导尿管及纱布。

2)术后 24 h 内,常有轻度体温升高,若孕妇未感不适,无局部感染症状,可不予特殊处理。

3)注射药物后 24 h 若仍无宫缩,可加用催产素静脉点滴。若第 1 次不成功,72 h 后可注射第 2 次或改用其他方法引产。

4)胎儿、胎盘娩出后,仔细检查胎盘、胎膜是否完整,若有残留,需及时清宫处理。

七、中期妊娠引产常见并发症

(1)出血　出血是中期引产常见并发症。出血可发生于给药时。也可发生于流产后,更多见于流产时,出血量平均在 100 ml 左右。各种引产方法包括钳刮术流产时出血量≥300 ml,诊断为引产出血。出血原因:

1)子宫收缩乏力。

2)胎盘滞留。

3)软产道损伤。

4)凝血功能障碍。

5)前置胎盘。

6)胎盘早剥。

7)脐带断裂。

(2)不全流产　略。

(3)子宫损伤　引产过程中由于子宫收缩过强,子宫发育不良或瘢痕子宫,可继发子宫破裂、子宫颈或穹隆裂伤,胎儿可自破口进入腹腔或经后穹隆排出。

(4)感染　略。

(5)引产失败　略。

第九节　小型剖宫产取胎术

一、适应证

1)已有子女,要求同时绝育术者。

2)妊娠 16～24 周,其他引产方法不能奏效而又必须立即终止妊娠者。

3)妊娠期反复阴道出血,B 超诊断中央性前置胎盘。

4) 子宫壁有较大瘢痕(剖宫产史或子宫壁肌瘤剜除术)。

二、禁忌证

1) 各种疾病的急性阶段。
2) 手术部位皮肤感染或严重皮肤疾病。
3) 重度神经官能症。
4) 术前 24 h 内体温 2 次 37.5℃以上者。

三、术前准备

1) 腹部准备同一般开腹手术,术前留置导尿管。
2) 择期手术,手术前晚进流食,当日晨禁食。
3) 术前查血尿常规、血型、凝血系列、肝炎系列、肝肾功能,并做胸透、心电图等相关检查。

四、操作步骤

1) 可选择局麻、腰麻或连续硬膜外麻醉。患者取仰卧位或膀胱截石位。
2) 于宫底下 2 cm 处取下腹左旁正中切口,逐层开腹止血,盐水大纱布垫保护肠管及子宫切口(图 3-2-20)。
3) 探查子宫有无右旋,拨正后于子宫前壁行纵切口 4～6 cm。切开宫壁后用艾利斯夹住子宫切口边缘止血,勿破膜(图 3-2-21)。

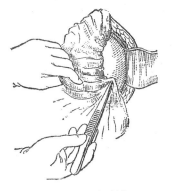

图 3-2-20　保护切口

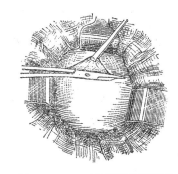

图 3-2-21　子宫下段横切口

4) 娩出胎儿及胎盘:术者以右手示指伸入胎囊与宫壁之间,分离胎囊,直到胎盘全部剥离,完整托出。如不能完整托出,可将胎囊刺破吸净羊水以臀牵引娩出胎儿,如出头困难,可从胎儿枕骨大孔刺入吸脑浆再娩出胎头,此时,向子宫壁注入催产素 20U 促使子宫收缩,依次娩出胎盘、胎膜(图 3-2-22、图 3-2-23)。
5) 清理宫腔,同足月剖宫产术。
6) 缝合子宫切口:用 1 号铬制肠线间断缝合肌层,注意不要穿透内膜,第 2 层连续缝合肌层及浆肌层。
7) 探查双侧卵巢、输卵管有无异常,要求结扎者行双侧输卵管绝育术。

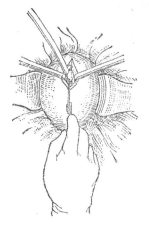

图 3-2-22 切开子宫

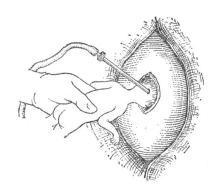

图 3-2-23 刺颅,吸出脑浆

8) 清理腹腔及器械纱布,逐层关腹。

五、操作技巧

1) 注意保护腹壁切口,术中随时吸净宫腔溢出的羊水、血及组织碎块,避免羊水和蜕膜等流入腹腔。

2) 胎盘取出后,勿触及伤口;凡与宫腔接触过的纱布一律不再使用。

3) 缝合子宫切口时,缝线避免穿过子宫内膜。

4) 预防羊水栓塞,切开子宫时勿破膜,钳夹子宫切口后再破膜,娩出胎儿后再注射催产素。

六、术后处理

1) 术后取平卧位,第 2 天改半坐位,2～3 d 后坐起,以利恶露排出。应勤翻身,以防腹腔脏器粘连。

2) 酌情补液并应用抗生素预防感染。

3) 术后 12 h 内应密切注意阴道出血量,并做好产后护理。

4) 术后留置导尿管 24 h。

七、常见并发症

1) 出血。

2) 感染。

3) 周围脏器损伤。

4) 术后发生子宫内膜异位症。

参 考 文 献

［1］ 贝尔杰. 妇产科学［M］. 北京：人民卫生出版社，1996.

［2］ 曹泽毅. 中华妇产科学［M］. 北京：人民卫生出版社，1999.

［3］ 单家治. 臀位改良倒转术［M］. 济南：山东科学技术出版社，1990.

［4］ 董立群，王德智. 对选择性剖宫产的评价［J］. 中国实用妇科与产科杂志，1995，11（2）：73.

［5］ 傅才英. 手术学全集（妇产科卷）［M］. 北京：人民军医出版社，1995.

［6］ 高永良，石一复. 妇科恶性肿瘤［M］. 杭州：浙江科学技术出版社，1995.

［7］ 耿正惠，马楠. 剖宫产术后再次妊娠分娩方式的选择［J］. 中国实用妇科与产科杂志，2000，16：275.

［8］ 韩向阳. 计划生育临床手册［M］. 北京：人民卫生出版社，1998.

［9］ 韩永坚，刘牧之. 临床解剖学丛书（腹盆部分册）［M］. 北京：人民卫生出版社，1996.

［10］ 胡涛. 妇科手术图谱［M］. 广州：广东科学技术出版社，1996.

［11］ 黄醒华. 剖宫产现状与展望［J］. 中国实用妇科与产科杂志，2000，16（5）：259.

［12］ 江森. 关于剖宫产术几个问题的探讨［J］. 现代妇产科进展，1998，7（2）：101.

［13］ 郎景和. 妇科手术笔记［M］. 北京：中国科学技术出版社，2001.

［14］ 郎景和. 腹部横切口［J］. 中国实用妇科与产科杂志，1990，6（2）：105.

［15］ 乐杰. 妇产科学［M］. 4 版. 北京：人民卫生出版社，2001.

［16］ 李巨. 产科理论与手术［M］. 沈阳：辽宁科学技术出版社，1998.

［17］ 凌萝达，顺美礼. 头位难产［M］. 2 版. 重庆：重庆出版社，2000.

［18］ 刘新民. 妇产科手术学［M］. 3 版. 北京：人民卫生出版社，1998.

［19］ 刘新民. 现代妇产科疾病诊断与治疗［M］. 8 版. 北京：人民卫生出版社，1998.

［20］ 张志诚. 临床产科学［M］. 天津：天津科学技术出版社，2000.

［21］ 彭鹏. 妇产科解剖学与腹膜外指分法剖宫产［M］. 上海：第二军医大学出版社，2004.

［22］ 史常旭. 现代妇产科手术与技巧［M］. 北京：人民军医出版社，2004.

［23］ 宋殿宽，朱相志，高风彤. 妇产科急重症抢救［M］. 长春：吉林科学技术出版社，1995.

［24］ 苏应宽，江森. 新编实用妇产科学［M］. 济南：山东科学技术出版社，1995.

［25］ 苏应宽，刘新民. 妇产科手术学［M］. 2 版. 北京：人民卫生出版社，1994.

［26］ 苏应宽，栾铭箴，汤春生. 妇产科临床解剖学［M］. 济南：山东科学技术出版社，2002.

［27］ 苏应宽，徐增祥，江森. 实用妇科学［M］. 济南：山东科学技术出版社，1995.

［28］ 汤春生，苏应宽. 女性生殖器官解剖与生理［M］. 济南：山东科学技术出版

社,1995.

[29] 田孝坤,刘元姣. 实用妇产科手术损伤防治学[M]. 北京:科学出版社,2000.

[30] 王德智. 中国妇产科专家经验文集[M]. 沈阳:沈阳出版社,1994.

[31] 王士仁,赵轩. 剖宫产与临床[M]. 贵阳:贵州科学技术出版社,2000.

[32] 王世阆,徐黎明. 现代妇产科理论与临床(1～6)[M]. 成都:四川科学技术出版社,1994.

[33] 吴香达. 临床产科学[M]. 北京:中国科学技术出版社,1995.

[34] 邢淑敏. 新编妇科临床手册[M]. 北京:金盾出版社,1995.

[35] 杨邦锡. 产科腹部手术[M]. 北京:人民卫生出版社,1994.

[36] 杨鹃. 现代实用剖宫产术与产钳术[M]. 北京:中国医药科技出版社,1994.

[37] 高企贤. 产科手术技术图解[M]. 沈阳:辽宁出版社,2009.

[38] 李爱斌,夏良斌. 妇产科小手术检查技术[M]. 北京:北京科学技术出版社,2010.

[39] 于桂英. 手术解剖学(盆部)[M]. 北京:人民卫生出版社,1994.

[40] 袁耀萼,盛丹青. 妇产科学新理论与新技术[M]. 上海:上海科技教育出版社,1996.

[41] 张士伟,俞霭峰. 女性生殖系统解剖学[M]. 天津:天津科学技术出版社,1994.

[42] 张惜阴. 实用妇产科学[M]. 2版. 北京:人民卫生出版社,2003.

[43] 赵存志,李德珍. 腹膜外剖宫产局部解剖八项正常值的测量[J]. 中华妇产科杂志,1990,76(2):105.

[44] 郑怀美. 妇产科学[M]. 3版. 北京:人民卫生出版社,1990.

[45] 周郓隆,刘棣临. 实用妇产科急症手册[M]. 上海:上海科技教育出版社,1995.

[46] 周郓隆. 高危妊娠的监护与处理[M]. 上海:上海科技教育出版社,1999.

[47] 朱国良. 妇产科手术图解[M]. 北京:世界图书出版公司北京公司,2005.

[48] 糜若然. 实用妇产科手术技巧[M]. 天津:天津科学技术出版社,2000.

[49] 张颖杰,舒明炎. 实用妇产科新型手术图解[M]. 南宁:广西科学技术出版社,1999.

[50] 俞霭峰. 妇科手术学[M]. 天津:天津人民出版社,1994年.

[51] 李爱斌,夏良斌. 妇产科小手术与检查技术[M]. 北京:北京科学技术出版社,2010.

[52] 高企贤. 产科手术技术图解[M]. 沈阳:辽宁科学技术出版社,2009.